HEYNE <

Das Buch

Meister Mantak Chia vermittelt uralte und bewährte Methoden und Techniken des Tao der Liebe. In genau beschriebenen und illustrierten Einzelschritten lernen Sie, die entsprechenden körperlichen und geistigen Praktiken anzuwenden. Durch die Verfeinerung und Transformierung der Sexualenergie werden nicht nur für den Liebesakt, sondern auch für die geistige und spirituelle Höherentwicklung neue, ungeahnte Möglichkeiten erschlossen.
Seit vielen Jahren gilt das vorliegende Buch als der Klassiker schlechthin auf dem Gebiet der taoistischen Liebesschulung – bis heute unerreicht in Vollständigkeit, Detailreichtum, Praxisnähe und Verwurzelung in der uralten, echten Lehre des chinesischen Taoismus und seinen erotischen Geheimpraktiken.

Der Autor

Meister Mantak Chia ist der Begründer des Systems des Universalen Tao (The Universal Tao), das heute in der ganzen Welt verbreitet wird. Bereits im Alter von sieben Jahren lernte er bei buddhistischen Mönchen in Thailand und studierte noch in seiner Jugend u.a. Aikido, Yoga und Tai Chi. Ende zwanzig begegnete er Meister Pan Yu, der ihn in eine Synthese aus taoistischen, buddhistischen und Chan-Lehren einweihte, sowie Meister Chen-Yao-Lung, der ihn geheime Shaolin-Methoden des Umgangs mit der inneren Kraft lehrte.
Mantak Chia lebt und lehrt heute in Thailand, wo er ein weltberühmtes Heilungs- und Meditationszentrum aufgebaut hat. Seine Vortragsreisen führen ihn in alle Erdteile.

MANTAK CHIA

Tao Yoga der Liebe

Der Weg zur unvergänglichen Liebeskraft

Aus dem Amerikanischen von Ralph Tegtmeier

WILHELM HEYNE VERLAG
MÜNCHEN

FSC www.fsc.org
MIX
Papier aus verantwortungsvollen Quellen
FSC® C013736

Verlagsgruppe Random House FSC®-N001967.
Das für dieses Buch verwendete FSC®-zertifizierte Papier
Munkenprint White, liefert Arctic Paper Munkendals AB, Schweden.

Taschenbucherstausgabe 07/2008

3. Auflage

Die Originalausgabe erschien 1984 unter dem Titel »Taoist Secrets of Love. Cultivating Male Sexual Energy« im Verlag Aurora Press, New York, USA.
Printed in Germany 2013
Umschlaggestaltung: hilden_design, München
unter Verwendung einer Abbildung von © Udon Jandee und Thamakrit Thamboon
Druck und Bindung: Kösel, Krugzell
ISBN 978-3-453-70093-2

http://www.heyne.de

Inhalt

Dankeswort

Bis zur Fertigstellung dieses Buches mußten mehr als zehn Jahre vergehen. An erster Stelle möchte ich jenen taoistischen Meistern danken, die so gütig waren, ihr Wissen mit mir zu teilen. Nie hätten sie wohl damit gerechnet, daß es eines Tages an Abendländer weitergegeben werden würde. Das ist Tao.

H. Reid Shaw fühle ich mich besonders zu Dank verpflichtet für die Ermutigung, die er mir nach meiner Ankunft in Amerika zuteil werden ließ, und für seine viele Arbeit an einer ersten Fassung des Manuskripts.

Ich danke auch den vielen Mitarbeitern, die diesem Werk seine endgültige Form gegeben haben: der Künstlerin Susan MacKay, Gunther Weil, Rylin Malone und allen meinen Schülern für ihr Feedback. Ferner danke ich Meister T.K. Shih, Kim Wang und Juan Li für ihre ausgezeichneten künstlerischen Beiträge; Jeffrey Antin und Marcia Kerwit für ihre Ergänzungen; meiner Assistentin Jo Ann Cutreria für die Eingabe des Textes in den Computer und für ihre sonstige unermüdliche Hilfe, Daniel Bobek für die vielen Stunden am Computer und Barbara Somerfield für ihre Geduld beim Verlegen meines Buchs.

Ein besonders herzlicher Dank gebührt Michael Winn für seine selbstlose Mühe und dafür, daß er derart sprachgewandt

Hinweis

Wer an einer Geschlechtskrankheit oder einer örtlichen Erkrankung der Sexualorgane oder der Prostata leidet, sollte zuerst einen Arzt und einen qualifizierten Lehrer des Esoterischen Tao Yoga konsultieren, bevor er die in diesem Buch gelehrten Methoden in die Praxis umsetzt.

und zutreffend auf Englisch ausdrückt, was mein Chinesisch mir nicht gestattet.

Ohne meine Frau Maneewan wäre dieses Buch ein akademisches Werk geworden. Meine Dankbarkeit und Liebe gilt ihren Fähigkeiten.

Über den Autor: Mantak Chia

Mantak Chia wurde am 4. April 1944 in Thailand geboren. Im Alter von sechs oder sieben Jahren lernte er in den Sommerferien von buddhistischen Mönchen die Technik des «Sitzens und der Geistesstille». Freilich war er alles andere als ein passives und stilles Kind. Auf der Mittelschule in Hongkong trat er mit sportlichen Leistungen hervor. In dieser Zeit erlernte er auch das traditionelle Thai Boxen und begegnete Meister Lu, der ihn in Tai Chi Chuan unterwies. Etwas später machte Meister Lu ihn mit Aikido, Yoga und fortgeschrittenem Tai Chi vertraut. Mit der esoterischen Praxis kam er jedoch erst im Alter von achtzehn Jahren nach seiner Rückkehr nach Thailand in Berührung. Dort unterrichtete ihn ein älterer Klassenkamerad, Cheng Sue Sue, ein Schüler des Yi-Eng, in der esoterischen Praxis des Tao bis zur Stufe der Vereinigung von Mensch und Himmel.

In seinen Zwanzigern studierte Meister Chia unter Meister Meugi in Singapur, wo er Kundalini Yoga und Buddhistische Boxtechnik lernte. Mit dieser Methode konnte er schon bald Energieblockaden in seinen inneren Organen beseitigen und bei Patienten, die seinen Meister aufsuchten, kalte, feuchte oder kranke Energie entfernen, wodurch sie gesund wurden. Der junge Mantak Chia spürte dagegen beim Kundalini Yoga, daß eine allzu große Hitze entsteht, die gefährlich werden kann. Später verband er diesen Yoga deshalb mit kühlenden Techniken aus der taoistischen Praxis.

Ende Zwanzig begegnete er Meister Pan Yu, der eine Synthese aus taoistischen, buddhistischen und Chan-Lehren entwickelt hatte, und Meister Cheng Yao-Lung, der Thai Boxen und Kung Fu miteinander zu einem neuen System verschmolzen hatte. Von Meister Cheng Yao-Lung lernte er auch die geheime

Shaolin-Methode des Umgangs mit der inneren Kraft wie auch die Eisenhemd-Technik, die man als «Reinigen des Marks und Erneuerung der Sehne» bezeichnet. Meister Pan Yu unterwies ihn in einer Variante der Kundalini-Praxis und in der Technik des «Stählernen Körpers», die den Körper vor Verfall schützt. Meister Pan Yu praktiziert noch heute in Hong Kong. Er überträgt bei der Behandlung seinen Patienten seine eigene Lebensenergie. Um die Wirkungsmechanismen der Heilungsenergie besser zu verstehen, studierte Chia außerdem zwei Jahre lang westliche Medizin und Anatomie.

Bei all diesen Beschäftigungen arbeitete Meister Chia noch als Manager der thailändischen Niederlassung der Firma Gestetner; er war Verkaufsleiter für Offsetmaschinen und kannte sich genauestens in der Funktionsweise der Kopier- und Druckmaschinen seiner Firma aus. Er ist wohl der einzige taoistische Meister auf der Welt, der in seinem Wohnzimmer einen Computer stehen hat. Meister Chia ist verheiratet und hat einen Sohn. Seine Frau Maneewan ist als Medizinaltechnikerin tätig. Kurzum: Er selbst ist der lebende Beweis dafür, daß die Praktiken, die er lehrt, sehr erdverbunden sind, das Alltagsleben zu bereichern vermögen und keineswegs verlangen, daß man sich als Einsiedler aus der Gesellschaft zurückzieht.

Chias Hauptanliegen ist es, die Lehren von jedem Mystizismus zu entkleiden, wie den vermeintlich nur Gurus zueigenen «Kräften» oder der Abhängigkeit von jenseitigen und magischen Einflüssen. Statt dessen strebt er danach, ein berechenbares und zuverlässiges Arbeitsmodell vorzustellen, das man als wissenschaftlichen Umgang mit Energiesystemen bezeichnen könnte. Er hofft, daß dies mit der Zeit technologische Entwicklungen in Gang setzt, die den Fortschritt auf diesem Gebiet erleichtern oder beschleunigen können. Aus diesem Grunde fordert er auch die medizinische Fachwelt auf, zu untersuchen, was er anzubieten hat. Schon jetzt gibt es eine Reihe von Medizinern, Rechtsanwälten und Computerfachleuten, die an sich selbst die Vorzüge von Meister Chias Methoden erproben konnten. Ihnen und anderen Mitgliedern der wissenschaftlichen Welt obliegt es nun, sich Meister Chia anzuschließen, um die Kluft zwischen Verstand und Seele, zwischen Geist und Körper, zwischen Wissenschaft und Religion überbrücken zu helfen. Dieser Aufgabe hat er sein Leben verschrieben.

Einleitung

Die taoistische «Zweifache Höherentwicklung» und die Suche nach sexueller Liebe

von
Michael Winn

«Welch ein Jammer! Ein Berggipfel, kaum größer als ein Zoll im Quadrat, stellt seit Jahrhunderten die Quelle größter Inspiration und größten Leidens dar.»

Anonymer chinesischer Dichter über die Besessenheit des Mannes von der Sexualität der Frau

Tausende von Büchern sind schon geschrieben worden, um Männern und Frauen dabei zu helfen, die Probleme zu lösen, die auf der endlosen Suche nach der sexuell erfüllenden Liebe entstehen. Was könnte man da noch Neues schreiben?

Dieses Buch ist keine weitere blumige philosophische Abhandlung über die Ekstase orientalischer Liebestechniken. Vielmehr ist es ein pragmatisches Handbuch, das die geheimen Liebeslehren von vier verschiedenen lebenden Tao Meistern zu einem neuen Ganzen verschmilzt; diese Meister suchte Mantak Chia im Verlauf von fünfzehnjährigen Reisen und Studien im Fernen Osten auf. Wie er selbst sagt: «Ich habe ungefähr eine Tonne Bücher gelesen, in denen zwar steht, wie großartig die esoterische Liebeskunst ist, aber in keinem wird präzise erklärt, wie man so etwas macht. Also entschloß ich mich, selbst darüber zu schreiben.»

In den meisten Büchern über taoistische Sexualpraktiken fehlen Hinweise darüber, wie die Samenenergie transformiert wird, nachdem man sie erst einmal einbehalten hat, wo man sie im Körper speichern soll und wie man sie am besten mit einer Frau austauschen kann. Auch das Zurückhalten des Samens wird nur beiläufig behandelt. Chia hat die alten taoistischen Praktiken zu einfachen, aber wirkungsvollen Methoden verbunden, die auch für Menschen des Westens leicht zu erlernen sind. Dieses Buch richtet sich vornehmlich an männliche Leser aus einem ganz einfachen Grund: Die meisten Männer sind sexuell schwächer als Frauen und verlieren durch die Sexualität mehr Energie als diese. Ein späterer Band wird die Sexualpraktiken des Esoterischen Tao Yoga für Frauen beschreiben, zu denen auch das willentliche Anhalten des Menstruationsflusses gehört.

Das sexuelle Ungleichgewicht zwischen Mann und Frau ist offensichtlich: Die Frau kann ihren Mann sexuell so lange in sich aufnehmen, wie sie will, weshalb die Taoisten auch sagen, daß ihre Yin-Essenz schier unerschöpflich ist. Die körperliche Liebeskraft des Mannes dagegen wird durch die Energiemenge begrenzt, die ihm für seine Erektion zur Verfügung steht. Seine Yang-Essenz ermüdet also leichter. Die Frau ist sexuell stärker als der Mann, weil sie dies schon aus biologischen Gründen sein muß: Ihre Fortpflanzungsorgane müssen die Belastung der physischen Erzeugung, des Austragens, Gebärens und Ernährens von Kindern verkraften können. Die Auswirkungen, die dieses biologische Ur-Ungleichgewicht auf den Mann hat, sind sehr weitreichend. Es löst eine ganze Kettenreaktion aus, die männliches Denken und Fühlen auf allen Ebenen durchdringen kann, von der Ehe über das Verhältnis zur Arbeit bis zu den kulturell bedingten Rollen, die wir uns zulegen; auch die geistig-spirituellen Modelle, an denen wir unsere Selbstentfaltung und unser inneres Wachstum orientieren, werden davon berührt.

In der Tiefe ihres Herzens begegnen Männer der unendlichen Sexualfähigkeit der Frau mit ebensoviel Furcht und Entsetzen wie mit Faszination. Im allgemeinen fühlen sie sich dadurch sexuell verunsichert und versuchen diese Unsicherheit wiederum durch andere Stärken zu kompensieren. Vielleicht ist die sexuelle Verunsicherung der Hauptgrund dafür, daß Männer stets danach getrachtet haben, die Frau körperlich, politisch, finanziell, intellektuell und religiös zu unterdrücken. Wird dieses sexuelle Ungleichgewicht berichtigt, könnte uns das gleichzeitig auf dem Weg zur Errichtung einer harmonischeren Gesellschaft helfen. Allerdings waren die taoistischen Sexuallehren vor allem auf die Gesundheit und die spirituelle Erfüllung des Individuums ausgerichtet.

Die Suche nach der sexuell erfüllenden Liebe hat unter Menschen, die zu vorurteilslos oder wissenschaftlich eingestellt sind, um an eine der traditionellen Versionen eines Gottes zu glauben, eine geradezu religiöse Dimension angenommen. Die Triebkraft hinter diesem Glauben an die romantische Liebe, an die äußerste Hingabe an eine einzige Person, ist die Kraft der sexuellen Erfahrung. Sie ist es, die etwas Greifbares anbietet, was man mit einem anderen teilen kann, ein Sakrament, das persönlich und gegenwärtig ist.

Möglicherweise begann der Niedergang der Religion im Abendland zu dem Zeitpunkt, als das Erlebnis der Sexualität stärker und wichtiger wurde als die geistige Erfahrung, die eine Religion ihren Gläubigen durch Gebet oder Brüderlichkeit vermitteln konnte. Die gegenwärtige religiöse Wiederbelebung in den Kulturen des Westens könnte ironischerweise zum Teil auf eine sexuelle Ermüdung zurückzuführen sein, die der sexuellen Revolution nachfolgte. Sex wurde zu einer Droge, zum Opium für Unzufriedene. Doch auch die totale sexuelle Freiheit vermochte dem Menschen nicht jene innere Stabilität zu geben, deren er am meisten bedurfte. Heute wenden sich die Menschen wieder der Ehe oder der Religion zu, um zu einer Erfahrung des Absoluten zu finden.

Die Taoisten bieten weder Religion noch Ehe als Mittel zum Gleichgewicht an, es sei denn die innige Verbindung der subtilen Energien, die sie als Yin und Yang bezeichnen. Sie ermutigen nur jeden Menschen, seine natürliche innere Lebenskraft, das Chi, zu entwickeln. Aus diesem Zusammenhang heraus wurden die sehr verfeinerten Methoden zur Stärkung der sexuellen Vitalität für alleinstehende und verheiratete Männer entwickelt. Von diesen Methoden kann auf verschiedene Art Gebrauch gemacht werden, aber hauptsächlich wird dieses Buch zwei Gruppen von Lesern anziehen.

Die einen suchen weltliches Glück in der Form von körperlicher, emotionaler und geistiger Befriedigung. Dazu gehören alle, die ihre persönlichen Liebesbeziehungen stärken, sexuelle Frustrationen mildern, sexuelle Langeweile vertreiben, Impotenz heilen, feuchte Träume und vorzeitige Ejakulationen verhindern wollen und ganz allgemein ein langes Leben und stabile Gesundheit sich wünschen. Wer diszipliniert ist und die Übungen dieses Buches durchführt, kann all das erreichen.

Die anderen sehen sich auf einem spirituellen Weg und möchten ihre sexuellen Wünsche mit ihrer Meditationspraxis oder ihren geistigen Glaubenssätzen in Einklang bringen können. Die Schüler, die bereits bei Meister Chia lernen, ihre sexuelle Energie zu entwickeln, entstammen einem erstaunlich breiten Spektrum spiritueller Disziplinen. Es enthält fast jede Form des Yoga, wie Kundalini, Hatha, Kriya, Tantra und Siddha Yoga; aber auch die Kampfkünste, die Transzendentale Meditation, Zen, Buddhismus, Sufismus, Hinduismus und Christentum zählen dazu. Die Vermutung liegt nahe, daß doch viele, so zufrieden sie sonst mit ihren spirituellen Grundanschauungen sind, das Bedürfnis verspüren, ihre Sexualität besser in ihre geistige Entwicklung zu integrieren.

Die taoistische Praktik der Entwicklung und Verfeinerung des Chi will die göttlichen oder feinstofflichen Energien in den menschlichen Körper integrieren, um ein dynamisches Gleichgewicht der gegensätzlichen Energien Yin und Yang zu erreichen. Das Tao ist die unbeschreibliche Summe und absolute Urquelle dieser Energien, die sich in immer wandelnder Gestalt manifestieren. Die praktisch gesinnten Taoisten gingen davon aus, daß der Mensch mit der ihm am leichtesten zugänglichen Energie beginnen sollte, nämlich mit der sexuellen Anziehung zwischen Mann und Frau, um diese als Sprungbrett in feinstofflichere Bereiche zu benutzen.

Der Esoterische Tao Yoga ist weder eine Religion noch ein Erlösungsweg. Seine Vision ist sehr weitreichend und lehrt, daß Erleuchtung und physische Unsterblichkeit nur Stufen in einem Prozeß der menschlichen Ganzwerdung darstellen. Trotzdem bleibt er bodennah und praktisch orientiert. Die Grundsubstanz für diese Entwicklung kann jederzeit im gewöhnlichen Leben eines jeden Menschen gefunden werden.

Die taoistische Lehre von der physischen Unsterblichkeit behauptet nicht, daß der Mensch nicht mehr sterben wird. Vielmehr ist damit gemeint, daß er vor dem Tod die Möglichkeit hat, einen «festen» oder substantiellen spirituellen Körper zu entwickeln, den man auch als den «Unsterblichen Körper», als «Sonnenkörper», als «Kristallkörper» und unter anderen Bezeichnungen kennt. Die nächstmögliche westliche Entsprechung zu einem taoistischen Unsterblichen ist vielleicht ein Engel. Anders als jene Schulen, die lehren, daß man das individuelle Ego in der Glückseligkeit der kosmischen Einheit auflösen muß, um zu einem Heiligen zu werden, bestehen die Taoisten darauf, daß jeder Adept seine individuelle Natur in einem Körper bewahren soll, physischer oder geistiger Art. Nur so kann er die Entwicklung seiner Seele verfolgen bis zur endgültigen Vereinigung mit «Wu Chi», dem Nichts, aus dem die Einheit des Tao entspringt. Dieses «Im-eigenen-Körper-Bleiben» bewahrt den Adepten davor, sich einem Guru, einem göttlichen Wesen oder einer sonstigen religiösen Autorität völlig zu unterwerfen. Niemand kann Ihnen Ihre spirituelle Arbeit abnehmen.

Chia sieht seine Rolle lediglich als die des Lehrers, der seinen Schülern hilft, durch die Entwicklung ihrer Chi-Energie selbständig zu werden. Er überträgt nur deshalb Chi (oder *sakti*) auf seine Schüler, um ihnen ein besseres Gespür dafür zu geben, was es zu entwickeln gilt; dagegen weigert er sich, sich auf emotionale Abhängigkeiten einzulassen. Er beschreibt sich selbst als Führer eines Lastwagenkonvois: «Ich kann jedem Schüler eine Landkarte in die Hand geben, einen Satz Werkzeuge und eine Reparaturanleitung für sein Fahrzeug. Wir brechen gemeinsam auf und helfen und lieben einander so weit wie möglich auf dem Weg. Doch letztlich muß jeder allein vorankommen. Manche werden unterwegs zusammenbrechen, andere werden sich verirren oder eine ganz andere Strecke wählen. Manche werden vielleicht auch einen besseren Weg finden als den vorgezeichneten. Als Lehrer kann ich meinen Schülern nicht mehr anbieten als Karte und Werkzeug mit den präzisen Anweisungen für eine sichere Fahrt.»

Die Taoisten setzen voraus, daß nur wenige Menschen je in das Geheimnis der völligen Erschließung der sexuellen Kraft, die tief im Inneren ihres Körpers schlummert, eindringen werden. Für den Durchschnittsmenschen ist es ein revolutionärer Gedanke, eine tiefe, strahlende Freude am Sex zu haben, die beständig den inneren Kern seines Wesens durchdringt, eine Erfahrung, die weit über der des gewöhnlichen Genitalorgasmus liegt. Der von den Taoisten kultivierte verlängerte «totale Orgasmus von Körper und Seele» gilt meistens als außergewöhnliche Gabe besonders leidenschaftlicher und sensitiver Frauen. Er ist sogar zum größten Mythos der westlichen Kultur geworden: die Frau als leidenschaftliches Objekt romantischer Liebe, als Wesen, das die Liebe zu ihrer wahren Zärtlichkeit hinführt. Nach taoistischer Auffassung kann der Mann auf gleiche Weise an der Liebe teilhaben durch ein äußerst feines und vollkommenes Ausgleichen der sexuellen Energien, das so fühlbar ist wie jede körperliche Empfindung des Genitalorgasmus.

Wie wird es nun für einen Mann möglich, sein sexuelles Erleben und damit zugleich seine gesamte Lebenserfahrung derart radikal umzuwandeln? Paradoxerweise läßt sich dieser «höhere Orgasmus» nur dann entdecken, wenn der «normale» oder genitale Orgasmus, der die westlichen Sexologen so beschäftigt, an Betonung verliert. Die drei Grundstufen der taoistischen «Zweifachen Höherentwicklung» der Sexualenergie für Paare sind folgende:

1) Der Mann lernt, seinen Penis so lange erigiert zu halten, wie er wünscht, und dabei kein Sperma zu ejakulieren.

2) Mann und Frau lenken ihre Sexualenergie durch bestimmte Körperkanäle in höhere Regionen des Herzens, des Hirns und der Drüsen um.

3) Der Mann tauscht seine hochgeladene Energie mit der Komplementärenergie der Frau aus.

Für den Mann liegt der Schlüssel darin, seine Gefühle und feinstofflichen Energiekanäle für die Essenz der Frau zu öffnen und sie während des Geschlechtsakts in sich aufzunehmen.

Für Männer ohne Liebespartnerin bieten die Taoisten eine Abänderung dieser Praktik an, die man als «Einfache Höherentwicklung» bezeichnet. Sie zeigt dem alleinstehenden Mann, wie er seine Sexualenergie auf kreative Weise im Alltag umsetzen oder einfach zu guter Gesundheit und Lebensfreude ohne sexuelle Frustration finden kann. Ziel der taoistischen Meister war es nicht, eine Art neuen Mythos vom Super-Macho-Orgasmus zu kreieren, nach dem jeder krampfhaft streben sollte, und damit nur einen neuen Konkurrenzkampf zu erzeugen. Sie wollten vielmehr Männern wie Frauen praktische Methoden in die Hand geben, um sie mit Hilfe ihrer natürlichen Energien tiefer in das größte Geschenk des Lebens eindringen zu lassen, in die Freiheit, zu lieben.

Was hat die Entwicklung und Vervollkommnung sexueller Energie nun mit Liebe zu tun, sei es die persönliche romantische Liebe oder die mitfühlende religiöse? Nach der taoistischen Lehre obliegt es der Verantwortung von Mann und Frau, die Mächte des Himmels und der Erde in sich selbst zu einem harmonischen Gleichgewicht zu bringen. Dies führt wiederum zu Harmonie in anderen Lebensbereichen. Auf der esoterischen Stufe sind alle Akte menschlicher Liebe eine spontane Umwandlung unserer Samen-Essenz. Unsere Samen-Essenz, die Essenz unserer Seele, wird im Körper physisch als Sperma- oder Ovar-Energie gespeichert. Durch unsere Liebe helfen wir nicht nur den geliebten Personen, sondern transformieren etwas von unserer eigenen Essenz auf eine höhere Energieebene. Deshalb betrachten die Taoisten die Sexualität als Primärquelle der Kraft, welche die Liebe auf menschlicher Ebene bewirkt. Wer dem «Pfad des Herzens» folgt – dem spontanen und beständigen Lieben all dessen, was ihm begegnet –, wird feststellen, daß er wesentlich kraftvoller vorankommt, wenn er die taoistischen Erkenntnisse des Gebrauchs der Sexualkraft zu diesem Ziel beherzigt.

Zur gleichen Zeit ist es die größere, unsichtbare, kosmische allgegenwärtige Harmonie des Tao, welche die Erfahrung persönlicher Liebe überhaupt geschehen läßt. Der taoistische Begriff «Harmonie» entspricht wohl am ehesten dem westlichen Konzept der «Liebe» oder des Mitgefühls sowohl auf der persönlichen als auch auf der universalen Ebene. Ziel des Taoisten ist es nicht, das menschliche Ego mit seinen unersättlichen Begierden zu befriedigen. Ego und Verstand sollen besänftigt und beruhigt werden, damit die subtilen Energien im Körper zunächst beobachtet und dann zu einer höheren Bewußtseinsebene weiterentwickelt werden können. So erkennt der Verstand seine wahre Rolle innerhalb einer übergeordneten Ordnung der Dinge und kann auf harmonische Weise daran mitarbeiten, die Kräfte im Gleichgewicht zu halten. Die persönlichen Liebesbeziehungen können in diesem Prozeß eine wertvolle Stufe darstellen, einen Mikrokosmos innerhalb der größeren, feinstofflichen Energiefelder des Universums.

Westliche Sexologen werden diese Methoden zweifellos damit abtun, daß ihnen die statistische oder verifizierbare Grundlage fehlt und von einem solch ungenauen Begriff wie «Energie» ausgegangen wird. Auch die westlichen Religionen werden diese Lehren und Praktiken ablehnen, weil sie selbst gegen sexuelle Freude sind, ebenso die asketischen Schulen des Ostens, die glauben, daß spirituelle Erleuchtung nur durch Entsagung, einschließlich sexueller Enthaltsamkeit, erreicht werden kann. Tatsächlich waren die frühen Taoisten Wissenschaftler, die ihre Praktiken auf der präzisen Beobachtung menschlicher Biologie und Psychologie gründeten. Sie waren weder Hedonisten noch Asketen, sondern suchten nach einem Mittelweg, um die größtmögliche geistige Harmonie zwischen Mann und Frau im Einklang mit den Naturgesetzen des Universums zu schaffen. Die tiefgründigen philosophischen Dichtungen der Taoisten vom *I Ging* bis zu Lao-Tses *Tao Te King* und zum *Geheimnis der Goldenen Blüte* geben Zeugnis von dieser erhabenen Vision.

Daß die taoistischen Sexualpraktiken mehrere tausend Jahre lang in der geheimen, mündlichen Überlieferung überlebt haben, ist der beste Beweis für ihre Wirksamkeit. In Gesprächen mit Dutzenden von modernen westlichen Paaren, die diese

Praktiken anwenden, bestätigte sich, wie wirkungsvoll diese Methoden noch heute für ganz normale Großstadtmenschen sind: für Junge, Alte, Weiße, Schwarze, Chinesen, Verheiratete und Unverheiratete. Schülern mit Erfahrung in Yoga, den Kampfkünsten oder der Meditation fiel es besonders leicht, die Technik der Sameneinbehaltung zu meistern. Viele wußten bereits um die Wichtigkeit der Sexualenergie auf ihrem spirituellen Weg, kannten aber keine Methode, mit der sie ihr beim Liebesakt Ausdruck verleihen konnten.

Die taoistischen Methoden mögen in manchem den tantrischen Sexualtechniken ähneln, die inzwischen im Westen populär geworden sind. Das Prinzip des Ausgleichs von Männlichem und Weiblichem und der Gebrauch des Körpers als Schmelztiegel der Transformation sind im wesentlichen gleich. Wie Nik Douglas und Penny Slinger in ihrem Standardwerk *Sexual Secrets* (Inner Traditions, New York 1980) vermuten, könnte das indische Tantra dem alten Taoismus Chinas entstammen und nach Hunderten von Jahren nach China zurückgekommen sein, um die taoistischen Sexualpraktiken wiederzubeleben.

Der Unterschied zwischen beiden Systemen liegt darin, daß der esoterische Taoismus sich nie in einen Schleier geheimer Rituale und Anrufungen religiöser Gottheiten gehüllt hat, was Indisches Tantra oft so fremdartig und unpassend für unsere Kultur macht. In China wurde die Sexualität weitaus offenherziger betrachtet als eine medizinische Form des Heilens und als natürlicher Pfad zum geistigen Gleichgewicht ohne religiöse Obertöne. Englischsprachigen Lesern kann ich *Sexual Secrets* als Begleitwerk zu diesem Buch sehr empfehlen. Es enthält neue Übersetzungen der klassischen taoistischen Abhandlungen über Sexualität und viele ausgezeichnete Abbildungen taoistischer Liebesstellungen, die in unserem Buch nicht behandelt werden.

Es muß an dieser Stelle betont werden, daß Meister Chia die Methoden der Transformation sexueller Energie nicht getrennt von seiner Meditationspraxis und den anderen taoistischen Künsten wie Tai Chi Chuan und Eisenhemd Chi Kung unterrichtet. Sexuelles Gleichgewicht ist eine sehr wichtige Grundlage für ein gesundes Körper- und Gefühlsleben, aber das taoistische Ziel geht darüber hinaus. Die Primärenergien, die sonst als Antrieb für unsere Begierden, Gefühle und Gedanken dienen, werden gesammelt und verfeinert, um sie in ihren ursprünglichen Zustand reiner Geistigkeit zurückzuführen.

Die alten chinesischen Meister waren keine Narren. Sie wußten, die Liebe zwischen Mann und Frau ist ein Mysterium, das sich nicht unterrichten läßt. Die Sexualität mag zwar nur die Handlangerin der höheren Liebe sein, doch gerade unsere sexuellen Begrenzungen konfrontieren uns oft mit dem Gefühl, daß unsere Partnerbeziehungen oder unser Leben in seiner Gesamtheit unvollständig sind. Die in diesem Buch gelehrten Techniken sind kein mechanistischer Ersatz für die Liebe. Die geheimen taoistischen Liebespraktiken sollten zunächst gemeistert werden, um dann beiseite gelegt zu werden, wenn die Transformation der Sexualenergie als natürliche, schöpferische Kraft des Menschen erfahren wird und ihm so leicht fällt wie Gehen, Sprechen oder Denken. Dann kann die Freude der Sexualität ekstatischer werden als der Orgasmus, kann die Liebe eine Zärtlichkeit erlangen, wie man sie sich nicht vorzustellen vermag.

Im Juni, 1984 Michael Winn

Michael Winn ist Gesamtherausgeber der *Esoterischen Tao Yoga Enzyklopädie* und Lehrer am Healing Tao Center in New York. Er wurde 1951 in San Francisco geboren und besuchte das Dartmouth College. Als Journalist, Photograph, Expeditionsleiter und kultureller Beobachter machte er Reisen durch über sechzig Länder. Seit fünfzehn Jahren befaßt er sich mit verschiedenen Formen der Meditation, mit Kundalini Yoga, Chi Kung und Tai Chi. Die Methoden dieses Buches hat er über einen längeren Zeitraum selbst ausprobiert, zunächst im Zölibat und später mit einer Partnerin. Erst nachdem er von ihrer Wirksamkeit in beiden Situationen überzeugt war, erklärte er sich zu einer Zusammenarbeit bereit. Die Hauptgedanken dieses Werks sind die von Mantak Chia, wie sie ihm von seinen taoistischen Lehrern übermittelt wurden.

Chinesisches Sexual-Kung Fu: Seine praktische Eignung für den Westen

von
Gunther Weil, Ph.D.

Das Amerika der 80er Jahre ist von der Sexualität in gleichem Ausmaß fasziniert wie verwirrt. Wir brauchen die Freuden des Sex, aber wir wissen nicht, wie wir mit den emotionalen Schmerzen und Verwicklungen, die oft daraus entstehen, umgehen sollen. Alle haben wir irgendwann die Erfahrung gemacht, daß unsere sexuellen Aktivitäten und Verpflichtungen zu Konflikten und Schuldgefühlen geführt haben. Woher kommt es, daß die Sexualität eine solche *Macht* über unser Leben ausübt?

Es steht ohne Zweifel eine biologische Forderung dahinter, der Selbsterhaltungs- und Fortpflanzungstrieb der menschlichen Art. Weniger klar, aber nicht minder entscheidend ist die Art, wie sexuelle Gefühle in das komplizierte Gewebe unserer Kultur eingefügt sind. Allmählich werden kulturbestimmte Sexualgewohnheiten zu Faktoren, die uns unbewußt stark beeinflussen. Die meisten von uns tragen bereits derart lange an dem Ballast der Sexualgebräuche unserer Epoche, daß sie ganz vergessen haben, wie schwer diese Last ist.

Die sexuellen Experimente der 60er Jahre entstanden aus dem kulturellen und sittengeschichtlichen Erbe der judäo-christlichen Ethik. Der durch diese Ethik bedingte neurotische und unfruchtbare Lebensstil vergangener Generationen war einer der Hauptauslöser der sexuellen Revolution. Von der sexuellen Heuchelei abgestoßen und den offensichtlich zerstörerischen Auswirkungen sexueller Unterdrückung alarmiert, suchten immer mehr Menschen nach neuen, aufrichtigeren Möglichkeiten, ihren Bedürfnissen Ausdruck zu verleihen. In den vergangenen zwanzig Jahren konnten wir beobachten, wie die sexuelle Revolution einen vollen Entwicklungskreis durchlief: Was vorher illegal oder verboten war, wurde mit der Zeit zu etwas Alltäglichem, Banalem. Manche versuchen dieses Dilemma zu lösen, indem sie sich zurück zur alten Moral wenden, andere sehen ihr Heil im Zölibat, wieder andere suchen weiter.

Heute, da Konflikte und Unglücklichsein zwischen Mann und Frau nach wie vor verbreitet sind, werden die Auswirkungen der sexuellen Revolution und die sie begleitenden Befreiungsbewegungen kritischer betrachtet. Die Suche nach einer «neuen Grenze» der Sexualität, die sich in den Massenmedien nun abzuzeichnen beginnt, stellt im Prinzip eine Reaktion auf diese mißglückten Moralexperimente dar. Die Menschen hatten geglaubt zu wissen, was sie wollten. Als sie es dann erhielten, mußten sie erkennen, daß ihnen immer noch etwas fehlte. So fragen wir als Einzelne und als Gesamtkultur von neuem nach der Bedeutung unserer Sexualität und nach dem tieferen Sinn unserer Liebesbeziehungen.

Aus der New Age Bewegung kommen viele neue Ideen und Vorstellungen zu diesem Thema, z.B. das Konzept von der «Hohen Monogamie», bei der die Herausforderung und das Aufregende bewußter, über die Zeit und den romantischen Egoismus hinausgehender Beziehungen betont wird. Auch das neuerwachte Interesse am indischen und tibetischen Sexualtantra ist ein Beispiel dafür. Andere Richtungen befassen sich mit den Vorzügen des Zölibats. Wieder einmal verändert sich das sexuelle Paradigma. Währenddessen müssen wir staunend mitansehen, wie die «moralische Mehrheit» die alten Repressionen und neurotischen Muster wiederbeleben will, die uns dazu getrieben haben, nach Befreiung zu streben.

Viele möchten die Bedeutung des Konflikts zwischen der alten und der neuen Sexualmoral verstehen. Sie fragen sich, wie man die Stolperstricke sowohl der repressiven als auch der «befreiten» Sexualmoral vermeidet, mit denen man inzwischen nur zu vertraut ist, und wo man Führung finden kann, um zu eigenen, wirklich individuellen Antworten zu kommen.

Leider werden unsere Ansichten zur menschlichen Sexualität ständig von Moden und Vorlieben der Wissenschaft und der gängigen Volksmeinung geprägt und geformt. Diese Trends, die von Dr. Spock bis zur Angst vor Herpes und AIDS reichen, beeinflussen uns ebensosehr wie die tatsächlichen biochemischen

Vorgänge in unserem Körper und Geist. Das «Wissen» darum, wer und was wir sind, beziehen wir eher aus unserer Lektüre oder aus dem Fernsehen als aus der wirklich tieferlebten Erfahrung unserer selbst. Wir sind nicht einmal in der Lage, unsere eigene gesellschaftliche Konditionierung klar und unparteiisch zu sehen. Unsere Selbstkenntnis stammt aus der Welt der bekannten Experten, aus Büchern, Filmen, Fernsehsendungen und aus Illustrierten statt aus dem geduldigen Verständnis unserer tiefsten Körpergefühle oder unserer Intuition.

Die Macht dieser kulturellen Einflüsse wird deutlich, wenn wir die in den Massenmedien zyklisch auftauchenden und sich oft widersprechenden wissenschaftlichen und psychologischen Sexualtheorien genauer betrachten. Daraus läßt sich leicht schließen, daß wertbeständige, dauerhafte und praktische Richtlinien für das körperliche, seelische und geistige Wohlergehen des Menschen kaum zu finden sind. Dies gilt zwar für die meisten unserer gesellschaftlichen und persönlichen Probleme und Schwierigkeiten, besonders aber für das Gebiet der Sexualität. Wir erfahren aus den wissenschaftlichen und den populären Medienquellen nur sehr wenig über die Wirkungsweise der Sexualität, was über die üblichen Fortpflanzungs- und «Lustprinzip»-Argumente hinausgeht, die das Denken von Freud bis hin zu den heutigen Soziobiologen geprägt haben.

Leider wird unser Leben durch diesen Verlust persönlicher sexueller Selbsterkenntnis erheblich beeinträchtigt. Als Gesamtgesellschaft haben wir beschlossen zu ignorieren, was die großen spirituellen Traditionen über die Sexualenergie und ihre Rolle bei der Transformation des Individuums und seiner spirituellen Entwicklung wußten. Das einstige Wissen wurde durch die institutionalisierten judäo-christlichen Religionen zersplittert und verfälscht, damit es in neuer Gestalt dazu dienen konnte, uns zum Götzendienst an der gesellschaftlichen, politischen und persönlichen Kontrolle und Lenkung des Menschen zu verpflichten. Die institutionalisierte Religionstradition hat bei uns westlichen Menschen den Sexualinstinkt unterdrückt und verzerrt. Daraus sind viele persönliche und soziale Pathologien entstanden. Das Endergebnis dieses Vorgehens ist eine völlige Loslösung der Sexualität von ihren spirituellen Grundlagen.

In dieser Hinsicht hat die westliche Psychoanalyse die große Rolle der unterdrückten Sexualität bei individuellen Neurosen richtig erkannt. So beschränkt das psychoanalytische Menschenbild auch sonst sein mag, dieses Zugeständnis muß man Freud und seinen Erkenntnissen machen. Wilhelm Reich und C.G. Jung kannten die gewaltige Kraft befreiter Sexualenergie und verstanden auch ihre Verbindung zum größeren spirituellen Universum. Jung protestierte zu Recht dagegen, daß Freud Krankheit als Modell für Gesundheit ansah, und seine Kritik an Freuds engem Verständnis des Spektrums und der Wirkung des Unbewußten war ebenfalls berechtigt. Er betonte statt dessen richtigerweise die schöpferische und transzendentale Wirkungsweise der Sexualenergie für das spirituell aufgeschlossene und sich entwickelnde Individuum.

Alle diese Psychologen und ihre Nachfolger haben jedoch auf die eine oder andere Weise das eigentliche Ziel verfehlt. Es stimmt zwar, daß der Sexualinstinkt den Menschen sowohl befreien als auch versklaven kann, aber um wirklich befreiend zu wirken, muß er in eine völlig andere Richtung kanalisiert werden. Nur in Verbindung mit dem Bedürfnis nach geistiger Transformation kann die Sexualität wahrhaft befreienden Charakter bekommen.

Weil er nichts über die großen spirituellen Überlieferungen wußte, war Freud unfähig, diesen Punkt zu erkennen. Wilhelm Reich, dessen Arbeit die körperzentrierten Therapien des Human Potential Movement so nachhaltig beeinflußt hat, führte Freuds Erkenntnisse zu einem logischen, kühnen Schluß. Er erkannte deutlich, daß aus der Unterdrückung individuelles Unbehagen und schließlich politischer Faschismus folgen.

Doch in seinem Eifer, die destruktiven Wirkungen sexueller Repression zu beleuchten, entging ihm die geistige Transformationsfähigkeit der Sexualenergie. C.G. Jung wiederum stand vor dem entgegengesetzten Problem: Er legte den Schwerpunkt auf die spirituelle und transzendentale Perspektive des Sexualinstinkts und übersah ganz die zentrale Rolle des Körpers bei dieser Entwicklung. Das machte es fast unmöglich, Jungs ausgefeilte Denkmodelle auf die alltäglichen Probleme der Sexualität anzuwenden.

Innerhalb der westlichen Psychologie suchen wir vergebens nach praktischen Disziplinen und Prinzipien, die uns helfen könnten, uns den Konflikten im sexuellen Bereich zu stellen. Dieses Dilemma ist normal und einfach. Schwieriger wird die Situation, wenn wir unsere sexuellen und Liebesbeziehungen mit unseren spirituellen Zielen in Einklang bringen wollen. Immer und immer wieder erweist sich die Sexualität als störender, ablenkender Einfluß, der Konflikt und Gespaltenheit in unser Leben bringt. Es ist nicht verwunderlich, daß so viele weltliche Menschen, die einen spirituellen Weg gehen wollen, im Zölibat mittlerweise eine bestechende Alternative zur Sexualität erblicken.

Auch das Verhalten der Gurus, Swamis und anderer Lehrer innerhalb spiritueller Kreise der New Age Bewegung gibt uns keine Orientierung. Die zahllosen, scheinbar im Zölibat lebenden spirituellen Lehrer, die in den puritanischen, traditionellen Kulturen des Ostens aufgewachsen sind, um dann in die «neue Moralität» des heutigen Amerika ausgesetzt zu werden, bieten ein gleichzeitig trauriges und komisches Schauspiel. Wie oft hören wir von dem einen oder anderen Guru oder Meister, der der Versuchung, mit seinen Anhängern sexuelle Beziehungen einzugehen, erlegen ist. Skandale in Ashrams und Dojos gehören fast zur Tagesordnung. Man braucht kein Zyniker zu sein, um zu erkennen, daß der Sexualtrieb sich zwangsläufig auf ziemlich prosaische und vorhersehbare Weise Luft verschaffen wird, unabhängig davon, was das offizielle spirituelle Dogma gebietet oder verdammt. Dies galt in der einen oder anderen Form schon immer, ob wir nun die institutionalisierten judäo-christlichen Kirchen betrachten oder die spirituelle Szene der New Age Bewegung, die sich in ihrem Lebensstil stark am Buddhismus und am Hinduismus orientiert. Im Hinblick auf die Sexualität haben uns also die institutionalisierten Religionen, ob neu oder alt, nur wenig anzubieten.

Am Beispiel des Sexualtantra wird die Kluft zwischen Theorie und praktischem Wissen vollends deutlich. Man hört und liest viel von den wunderbaren und ekstatischen Vorzügen tantrischer Beziehungen. Doch was ist das wirkliche Ziel esoterischer Sexualität, und wo findet man in den vielen Publikationen zu diesem Thema echtes Wissen und praktische Hinweise zu seiner Umsetzung? Wie können diese Rituale in eine Form gebracht werden, die auch für unser Alltagsleben und seine Beziehungen realistisch und brauchbar ist? Und wieviel verstehen wir denn wirklich von den esoterischen Lehren, wenn wir sie losgelöst von dem religiösen und rituellen Kontext ihrer hinduistischen und buddhistischen Tradition sehen?

Unter esoterischer Sexualität verstehen wir das Studium und die Beherrschung der sexuellen Energie im eigenen Körper ohne die Notwendigkeit äußerlicher Rituale einer bestimmten Kultur. Dazu bedürfen wir praktischer Methoden, die vom westlichen Verstand begriffen werden und die anwendbar sind.

Man kann sie in den kulturellen und spirituellen Überlieferungen der Menschheit finden, die viele essentielle, lebensbejahende Aspekte der Sexualität enthalten. Dabei ist sorgfältig darauf zu achten, nur das zu nehmen, was wir tatsächlich brauchen, um uns im Reich der Sexualität zurechtzufinden und uns nicht wieder in veralteten Denk- und Lebensmustern zu verlieren.

Die Tradition des Taoismus, die den Kern der chinesischen Kultur darstellt, zeigt uns einen praktischen Zugang, wie wir ihn nur wünschen können. Die alten chinesischen Meister stellten fest, daß die Sexualität des Menschen in enger Verbindung zu seiner körperlichen und geistigen Gesundheit steht und gleichzeitig die Basis für die Entwicklung höherer geistiger Fähigkeiten bildet. Die wirkungsvolle Bewahrung der Lebenskraft und ihre stufenweise Transformation in eine Art geistig-materielle Substanz ist Geburtsrecht und Verpflichtung der Menschheit zugleich.

Innerhalb der Klostertradition des religiösen Taoismus war die Bewahrung und Pflege der Sexualenergie zum überwiegenden Teil eine Sache des Zölibats. Doch in ihrer Weisheit sorgte die taoistische Tradition auch noch für eine andere praktikable Möglichkeit. Dies ist der Pfad des Sexual-Kung Fu, den man auch als «Samen- und Ovar-Kung Fu» bezeichnet. Diese Praktik bot dem verheirateten Mönch und den Laien männlichen wie weiblichen Geschlechts die Möglichkeit, das Tao (den «Weg») auch im Rahmen eines weltlichen Lebens zu verwirklichen. Weil die taoistische Tradition sich allen Fragen der Gesundheit und des Lebens auf äußerst praktische Weise näherte, behandelte sie auch die Geschlechtsbeziehungen zwischen den Menschen auf direkte und realistische Weise.

Das taoistische Sexual-Kung Fu war und ist nach wie vor eine Methode der Lebensverlängerung und Gesundheitspflege, bei der die Beziehung zwischen den Geschlechtern harmonisiert und als Mittel zur spirituellen Transformation eingesetzt wird.

Abgesehen von einigen historisch bedingten Verzerrungen, bei denen diese eigentlich auf Gleichberechtigung beruhende Praktik durch Kaiser und Aristokratie zu einer Methode der männlichen Ausbeutung der Frau herabgewürdigt wurde, liegt die Grundbedingung des Sexual-Kung Fu in der spirituellen Entwicklung und dem Gleichgewicht der männlichen und weiblichen Energien.

Durch unsere Gewohnheit, den Bereich der Sexualwissenschaft durch die Brille unserer religiösen, wissenschaftlichen und kulturellen Beschränkungen zu sehen, fällt es uns schwer, die wirkliche Bedeutung des «Sexual-Kung Fu» zu begreifen. Zwar ahnen wir einen vagen Zusammenhang mit asiatischen Kampfkünsten, doch erscheint uns die Vorstellung von einem sexuellen Kung Fu komisch, wenn nicht sogar lächerlich.

Wörtlich heißt «Kung Fu» soviel wie «Methode», «Praktik» oder «Disziplin». Sexual-Kung Fu ist demnach eine bestimmte Methode oder praktische Disziplin, Sexualität ohne Ejakulation zu erleben. Gleichzeitig erkennt die taoistische Tradition das Vorhandensein eines gewissen Konflikts zwischen den Geschlechtern an. Er wird allgemein als natürliche Gegensätzlichkeit und als dynamisches Spiel zwischen Yin und Yang dargestellt. Diese naturgegebene Gegensätzlichkeit spielt sich auf dem «Schlachtfeld» sexueller Beziehungen ab und wird im spielerischen Kampf zwischen den geschlechtlichen Gegenspielern ausgedrückt. Übrigens handelt es sich dabei um einen Konflikt, in dem der Mann schwächer ist als sein «starker Feind». Das Kung Fu der Ejakulationsbeherrschung wurde entwickelt, um dieses Ungleichgewicht sexueller Kraft ins Gleichgewicht zu bringen.

Auch im Westen kennen wir die Vorstellung vom Geschlechterkampf. Doch ist es ein großer Irrtum, zu glauben, daß dies dasselbe bedeutet wie der taoistische Begriff. Dies ist nur ganz oberflächlich der Fall. Unser westliches Konzept vom Krieg zwischen den Geschlechtern spiegelt die Morbidität und die Frustration der vielen sexuellen Tragödien wider, die unsere heutige Vorstellung von Partnerbeziehungen so stark beeinflussen. Das hat nur wenig mit den spielerischen und transformativen Aspekten der Sexualität zu tun, wie sie in der taoistischen Tradition verstanden wird.

Erst wenn wir auf der Ebene der «sexuellen Energie» zu denken beginnen, können wir lernen, Sexualität richtig zu verstehen und sie in den Dienst geschlechtlicher Harmonie und Gesundheit zu stellen. Nach taoistischer Auffassung ist der Mann von seiner Konstitution her der Frau unterlegen, was seine sexuelle Leistungsfähigkeit betrifft. Er verausgabt seine Energien sehr leicht, und mit zunehmendem Alter vermindert sich seine Energiekapazität erheblich. Dieser Faktor ist gleichzeitig einer der Hauptgründe für die Konflikte zwischen Mann und Frau, und er ist es auch, der einem Großteil heutiger Sexualberatung und -therapie zugrunde liegt.

Aus unserer heutigen Sicht erscheint die Vorstellung von einem sexuellen Kung Fu vielleicht merkwürdig und ein bißchen revolutionär. Doch der wachsende Austausch zwischen östlicher und westlicher Kultur und Medizin, der auch die Sexualwissenschaft nicht unbeeinflußt läßt, wird es erleichtern, die Prinzipien und Methoden des Samen- und Ovar-Kung Fu allmählich bei uns zu akzeptieren.

Die westliche Sexualforschung ist eine noch junge Disziplin. Man kann sie vergleichen mit der Verwirrung eines Heranwachsenden, der seine Sexualität zu erleben und zu erforschen beginnt. Die taoistische Tradition ist dagegen über achttausend Jahre alt und hat sowohl theoretisch als auch praktisch ein vollkommen ausgereiftes System anzubieten. Beide Traditionen befassen sich mit der Beherrschung desselben mächtigen Urtriebs. Ob taoistisches Sexual-Kung Fu in die westliche Gesellschaft Eingang findet, wird nicht zuletzt davon abhängen, wie es westlichem wissenschaftlichem Denken und westlicher Psychologie nahegebracht wird. Gleichzeitig wird seine Annahme von der Bereitschaft des westlichen Menschen abhängen, sich nach der Weisheit der taoistischen Meister zu richten.

Die alten Tao Meister würden dieses Spiel gegensätzlicher Kräfte als unausweichliche Manifestation des Tao begrüßen. Ein junger taoistischer Meister hat den kühnen Schritt gewagt, dieses geheime System dem Westen zu enthüllen. Nun liegt es beim Leser, seinen Wahrheitsgehalt zu prüfen.

Überblick über die taoistischen Grundlehren zur Höherentwicklung der Sexualenergie

1. Das Universum besteht aus verschiedenen Arten dynamischer Energie oder «Chi». Das Tao, oder «der Weg», eines jeden Menschen besteht darin, seine eigene Energie auf schöpferische Weise im Laufe seines Lebens zurück zu ihrem Urzustand harmonischen Gleichgewichts zu transformieren. Die Sexual-Essenz, das sogenannte «Ching», ist eine kraftvolle, vitale Energie, die unaufhörlich im menschlichen Körper erzeugt wird. Der Geschlechtstrieb aktiviert die Evolution des Menschen auf biologische Weise, indem er dafür sorgt, daß die genetische Erblinie erhalten bleibt. Emotional gesehen harmonisiert er die Liebe zwischen Mann und Frau, während er spirituell gesehen ein greifbares Verbindungsglied zwischen den «gewöhnlichen» schöpferischen Fähigkeiten des Menschen und dem ewigen Schöpfungsprozeß des Kosmos darstellt. Indem der Mensch – zusammen mit einem Partner oder allein – sein eigenes Gewahrwerden der Sexualenergie verfeinert, gelangt er auf einfachste Weise zurück zum Reinen Bewußtsein und zur Erfahrung der verborgensten Lebensrhythmen. (Kapitel 1 und 2)

2. Der Samen ist der Speicher männlicher Sexualenergie. Jede Ejakulation enthält zwischen 200 und 500 Millionen Samenzellen, von denen jede ein potentielles menschliches Wesen darstellt. Bei einem einzigen Orgasmus werden genügend Spermatozoen vergeudet, um die gesamten Vereinigten Staaten von Amerika damit zu bevölkern, vorausgesetzt, daß jede dieser Zellen eine Eizelle befruchtet. Die Erzeugung einer solch kraftvollen Samenflüssigkeit erfordert bis zu einem Drittel des täglichen Energieverbrauchs des Mannes, was vor allem das Drüsen- und Immunsystem belastet. (Kapitel 3 und 4)

3. Die Bewahrung der Sexualenergie ist das erste Grundprinzip der taoistischen Sexuallehre. Vergeudung des männlichen Samens zu anderen Zwecken außer dem Zeugen von Kindern bedeutet einen empfindlichen Verlust kostbarster Energie. Auf lange Sicht führt dieser Energieverlust zu einer gesundheitlichen Schwächung des Mannes und kann bei ihm einen unbewußten Zorn gegenüber Frauen auslösen; darüber hinaus raubt er dem höheren geistigen Ich des Mannes die Kraft, sich selbst zu erneuern. Aus diesem Grund verlangen viele traditionelle geistliche Orden auf der ganzen Welt vom Mann das Zölibat. Die Taoisten betrachten die geschlechtliche Liebe als etwas Natürliches und Gesundes, wissen aber, daß die kurze, vorübergehende Freude des Genitalorgasmus mit Ejakulation völlig oberflächlicher Art ist, wenn man sie mit der tiefen, intensiven Ekstase vergleicht, die sich bei Vermeidung des Samenverlusts erreichen läßt. Es ist das Geburtsrecht eines jeden Mannes, volle Beherrschung über seine Körperfunktionen zu erlangen und diesen Samenverlust verhindern zu lernen. Die taoistischen Geheimmethoden der Versiegelung des männlichen Glieds zur Bewahrung des «Ching» werden in den Kapiteln 5 bis 8 beschrieben.

4. Die Transformation der Sexualenergie ist das zweite Grundprinzip der taoistischen Liebespraktiken. Während der sexuellen Erregung dehnt sich die in den Hoden gestaute Sexual-Essenz, das «Ching», schnell aus, und ein gewisses Quantum an Energie strömt zu den höheren Zentren im Herzen, im Gehirn, in den Drüsen und im Nervensystem. Dieser Aufwärtsstrom wird durch das Ejakulieren des Samens (nach außen) unterbrochen, so daß die meisten Männer sich nie der vollen Kraft ihrer Sexualität bewußt werden. Die taoistische Methode vervollkommnet diese nach oben gerichtete Transformation der Sexualenergie, indem sie subtile, feinstoffliche Kanäle öffnet, die von den Geschlechtsorganen die Wirbelsäule entlang zum Kopf und auf der Vorderseite hinunter zum Nabel führen. Die sich ausdehnende Sexualenergie wird in diesen «Kleinen Energiekreislauf» hineingelenkt, so daß sie an allen lebenswichtigen Organen vorbeiströmt und die ätherischen Energiezentren des Körpers harmonisiert, die von den Taoisten «Tan Tiens» und von den Hindus «Chakras» genannt werden. (Kapitel 7 und 8)

5. Die Harmonisierung der Polarität der weiblich-männlichen (Yin-Yang) Kräfte ist das dritte Grundprinzip der taoistischen Höherentwicklung der Sexualenergie. Ist die Sexualenergie erst einmal bewahrt und emporgeleitet worden, so kann der partnerlose Mann mit Hilfe der Meditation die männlichen und weiblichen Pole, die in jedem männlichen Körper existieren, in ein Gleichgewicht bringen. Bei der Praktik der «Zweifachen Höherentwicklung» gleicht das Paar dieses Energiefeld aus, indem beide ihre feinstofflichen Energien miteinander teilen und kreisen lassen. Dadurch wird die Liebesbeziehung zum Ausgangspunkt der Transformation sexueller Anziehung in persönliche Liebe und schließlich in spirituelles Bewußtsein und Dienen. Nach und nach verschwindet dann der Machtkampf zwischen den Geschlechtern, und es verringern sich die unterschiedlichen Auffassungen über Arbeit, Familie, Liebe und den Sinn des Lebens, um schließlich zu Gleichgewicht und tiefer Harmonie zu führen. Das Ausgleichen dieser innersten sexuellen Polarität eines Paares ist die wahre «Tiefen»psychologie, da es Mann und Frau zutiefst stärkt. Im Kapitel 9 wird die Methode des «Tal-Orgasmus» beschrieben, bei der die Yin- und die Yang-Energien während des Geschlechtsakts miteinander ausgetauscht werden. Auf einer weiteren, höheren Stufe wird die Energie ohne sexuellen Kontakt ausgetauscht. Der Orgasmus findet im eigenen Inneren statt; dies muß jedoch bei einem Meister erlernt werden. (Kapitel 18)

6. Sie sollten die physische Sexualität in Ihrer täglichen Übung nicht überbetonen. Es kann leicht geschehen, daß man sich nur in der Freude verliert, ohne die höheren, feinstofflichen Energien zu erfahren. Die Verfeinerung der sexuellen Kraft stellt nur einen Bruchteil des reichen, alles umfassenden Tao dar. Befinden sich Ihr Chi (die allgemeine Vitalenergie), Ihr Ching (die Sexual-Essenz) und Ihr Shien (der Geist) nicht in einem ausgewogenen Verhältnis zueinander, so wird es Ihnen schwerfallen,

Ihr Einssein zu erreichen und sich ganz und von Frieden erfüllt zu erfahren. Die Höherentwicklung der Sexualenergie ist wichtig, um ihren Geist zu stärken, doch ohne richtige Diät, Körperübungen, Meditation, tugendhaftes moralisches Verhalten und Liebe ist sie unmöglich. Andererseits sollten Sie die Sexualität aber auch nicht ignorieren und sich zu intensiv auf die höheren geistigen Zentren konzentrieren; denn wenn das Fundament nicht stark ist, stürzt das Dach leicht ein. Tao ist die Ganzheit von Himmel und Erde. Die wahre Harmonie des Menschen ist der Mittelweg dazwischen, in der ausgewogenen Integration ihrer feinstofflichen Energien.

7. Vermeiden Sie Sexualität ohne Liebe. Sie führt zum Ungleichgewicht Ihrer physischen, mentalen und spirituellen Energien und behindert Ihre wahre Entwicklung. Die taoistischen Techniken sollen praktisch angewandt werden, aber nicht mechanisch. Frauen suchen bei ihren Liebhabern nach Zärtlichkeit und fühlen sich abgestoßen von Männern, die sie übermäßig bedrängen oder sich ausschließlich auf die rein mechanische Meisterung esoterischer Liebespraktiken konzentrieren. Die «Zweifache Höherentwicklung» ist unmöglich, wenn die Frau sich nicht voll und ganz beteiligt, da sie die in ihren Eierstöcken gespeicherte Yin-Essenz dabei transformieren muß. Sehen Sie in der Frau, die Sie lieben, mehr als nur einen starken Generator von Yin-Energie: Zunächst und vor allem ist sie ein Mensch, der Ihre ganze Liebe und Ihre Achtung verdient.

8. Sie benötigen nicht unbedingt eine Ehefrau oder eine Freundin, um Ihre Sexualenergie höherzuentwickeln. Am Anfang ist es sogar leichter, das Beherrschen der Ejakulation allein zu üben, ohne von der Erregung und der Hitze einer Frau abgelenkt zu werden. Es ist auch von größter Wichtigkeit, daß Sie Ihrer Liebespartnerin stets erklären, was Sie tun und sich ihres Einverständnisses versichern. Für Frauen gelten dieselben Grundprinzipien taoistischer Höherentwicklung der Sexualenergie, wobei sie ihre Sexual-Essenz aus den Eierstöcken (Ovarien) ziehen und dieses «Ching» nach oben lenken, um es dort in ein höheres

Bewußtsein und in Herzensempfindung zu transformieren. Viele Frauen wissen bereits intuitiv um diesen Vorgang, sie haben ein Gespür dafür. Das empfängliche Wesen der Frau gestattet es ihr, das Tao der Liebe sehr schnell zu lernen, vor allem dann, wenn der Mann diesen Prozeß in seinem eigenen Körper bereits gemeistert hat.

9. Jeder Mann, der sich durchschnittlicher Gesundheit erfreut, kann die taoistischen Methoden der Höherentwicklung der Sexualenergie, wie sie in diesem Buch gelehrt werden, meistern. Wenn Sie sich impotent fühlen oder vorzeitig ejakulieren, sollten Sie zuerst die Verjüngungsübungen in Kapitel 15 lernen, bevor Sie die Technik des Großen Emporziehens versuchen, die in Kapitel 7 geschildert wird. Die Grundprinzipien der Höherentwicklung der Sexualenergie sind zwar einfach, verlangen aber nach beständiger Aufmerksamkeit. Es ist wie bei der Gartenpflege – wenn Sie jeden Tag ein bißchen hacken und jäten, sorgt die Natur für den Rest. Eines Tages erhalten Sie dann üppige Blüten und Früchte. Ungeduld tötet jeden Fortschritt. Fühlen Sie sich nicht schuldig oder ärgerlich, wenn Sie Ihren Samen doch einmal verlieren – es kann Jahre dauern, bis Sie das Tao der Liebe wirklich gemeistert haben. Der Schlüssel zum Erfolg ist Entspannung, Freude und beständiges Üben.

1. Teil

Die Grundvoraussetzung: Sexualenergie lässt sich in geistige Energie umwandeln

1. Kapitel

Männliche Sexualenergie wird im Samen gespeichert

«Es gibt keine Medizin, kein Nahrungsmittel und keine geistige Erlösung, die das Leben eines Mannes verlängern können, solange es ihm nicht gelingt, die Harmonie geschlechtlicher Energie zu verstehen oder zu praktizieren.»

P'eng Tsu, Leibarzt des Kaisers

Über achttausend Jahre lang blieb die chinesische Praktik des «Sexual-Kung Fu», des Zurückbehaltens der Samenflüssigkeit während des Liebesakts, ein strenggehütetes Geheimnis. Ausschließlich der Kaiser und sein engster Kreis praktizierten diese Methode, die sie von den Weisen an ihrem Hof gelernt hatten. Diese weisen Männer behaupteten, daß die von ihnen vermittelte Fähigkeit früher allen Menschen von Natur aus zur Verfügung gestanden habe. Der Kaiser bedurfte dieser Methode, um Impotenz und Krankheit abzuwehren. Unzulänglich erzogene Monarchen verausgabten sich schon im frühen Alter durch die sexuellen Anforderungen ihrer Frauen und Konkubinen. In den Adelsfamilien wurde dieses Wissen stets nur vom Vater an den Sohn weitergegeben, während Ehefrauen, Töchter und andere Familienmitglieder von der Überlieferung ausgeschlossen blieben.

Sexual-Kung Fu ist eine innerliche Praktik, mit der Männer ihre Körpersekrete einbehalten können. Diese sind eine Quelle unvergleichlicher Energie, wenn sie richtig gespeichert und in die höheren Lebenszentren zurückgeführt werden. Man vermeidet den Verlust dieser biochemischen Energie, indem man den Samenerguß verhindert. Doch darf man die Vermeidung der Ejakulation nicht mit dem Verhindern des Orgasmus verwechseln! Tatsächlich bietet die Methode des Sexual-Kung Fu eine einzigartige und allem anderen überlegene Form des Orgasmus, der sich über lang ausgedehnte Perioden des Liebesaktes wiederholt. Das Geheimnis ist einfach: Während des Orgasmus gibt es keinen Verlust der Samenflüssigkeit.

Der Samen wird dadurch einbehalten, daß man bestimmte Muskeln, Sehnen und Faszien des Unterleibs beherrschen lernt und dem Druck in den Genitalien gestattet, sich auf den gesamten Körper auszudehnen. Zur gleichen Zeit erbebt man vor Seligkeit und erlebt Freuden von unendlicher Vielfalt, die mit dem gewöhnlichen körperlichen Vergnügen kaum noch etwas gemein haben. Die Intensität einer solchen Erfahrung ist so stark, daß sie manchmal zu einem spirituellen Erwachen führt.

Ein Mann, der diese Methode gemeistert hat, wird feststellen, daß sein Sexualempfinden sich so steigert und damit eine gewaltige Veränderung in seinem Leben stattfindet. Das Liebespaar wird zu einem «Dynamo», der große Mengen elektromagnetischer Energie erzeugt. Man kann mit dieser Methode wesentlich häufiger den Liebesakt ausführen als zuvor, und zugleich ist sie sehr gesundheitsfördernd. Sexual-Kung Fu stimuliert die Erzeugung kostbarer hormonaler Sekrete, anstatt sie zu erschöpfen, wie dies meistens bei der Ejakulation der Fall ist.

Alle Lebensfunktionen werden gestärkt und belebt, weil sich keine Lebensenergie mehr durch die Geschlechtsorgane entlädt. Wirkliche sexuelle Erfüllung besteht nicht darin, das Leben aus dem Körper entweichen zu lassen, sondern im gesteigerten Gewahrsein des Lebensstromes, der durch die Lenden fließt. Darüber hinaus wird der Körper durch eine Methode der «Verdampfung», bei der die Lebensenergie von den Sexualzentren zum Gehirn und den höheren Zentren wie Herz und Scheitel emporgeleitet wird, mit subtilerer Energie erfüllt. Dieser lebensstärkende Energieprozeß wird dadurch vervollkommnet, daß man nach der Erzeugung dieser hochgeladenen Sexualenergie mit dem Liebespartner während einer Phase entspannter Meditation Energie austauscht.

Diese gewaltige Freisetzung und das gegenseitige Schenken

der Vital- oder Lebenskraft ist es, was Menschen in Liebe miteinander verbindet. Erweckt man diese dynamische Energie, so erfährt man dadurch auch die eigentliche Triebkraft der biologischen und spirituellen Evolution des Menschen, bekannt unter der Bezeichnung «die aufsteigende Kundalini».

Die unvergleichliche Kraft des Sexual-Elixiers

Die Weisen des Ostens haben schon seit Urzeiten Methoden gesucht, um den Verlust der Samenflüssigkeit zu verhindern. Sie haben ausnahmslos die ungeheure Bedeutung des Geschlechtsakts erkannt: Wird er diszipliniert und von Liebe erfüllt durchgeführt, so kann er ruhende, noch schlafende Kräfte in Körper und Geist erwecken. Das gilt besonders für das Nerven- und das endokrine Drüsensystem. Den heilenden Wert des Liebesaktes hatte man schon lange entdeckt, doch die taoistischen Meister wollten darüber hinausgehen und die Grundlagen physischer Unsterblichkeit in ihm entdecken. So entstanden viele Schulen, die unterschiedliche Wege gingen, um das geheime Elixier der Sexualität zu erlangen.

Jeder, der den üblichen Ejakulationsgeschlechtsakt genau begreift, weiß, daß jede Drüse und jedes Organ rücksichtslos ausgebeutet wird. Durch die Ejakulation wird der innere Lebenstrieb aus dem Körper ausgestoßen, was bei manchen sexbesessenen Männern dazu führt, hinterher gerade noch genügend Lebenskraft übrig zu haben, um die Zeitung zusammenzufalten, das Essen durch die Därme herauszupressen – und sich zum Psychiater zu begeben.

Für die alten Weisen enthielt jeder Tropfen Samen soviel Lebenskraft wie hundert Tropfen Blut. Die Heiligen des Hinduismus beziehen sich immer wieder auf «Amrita», das Lebenselixier; dies soll eine verjüngende Substanz sein, die beim verlängerten Liebesakt ohne Ejakulation entstehen kann. Die Erzeugung dieses Elixiers, das man im Westen vielleicht als «gesteigerte Hormonalsekretion» bezeichnen würde, verlangt nach einer sexuellen Technik, bei welcher die Ejakulation verhindert wird, damit der Körper zu immer höheren Energiestufen vordringen kann.

Wird der Samen zurückgehalten und seine Kraft im Körper emporgelenkt, können sich außergewöhnliche Kräfte entwikkeln, wie die Gabe des Heilens oder des Hellsehens. Viele dafür begabte Leute glaubten, daß, sofern man nur diese Säfte sein ganzes Leben lang bewahrte, der Körper nach dem Tod nicht verfallen würde. Die Heiligen – ob christliche, buddhistische, islamische oder taoistische –, alle verwendeten die lebenspendende Kraft aus dem Samen, um «Wunder» zu vollbringen.

Abbildung 1

DAS GEHEIMNIS ALLER GEHEIMNISSE

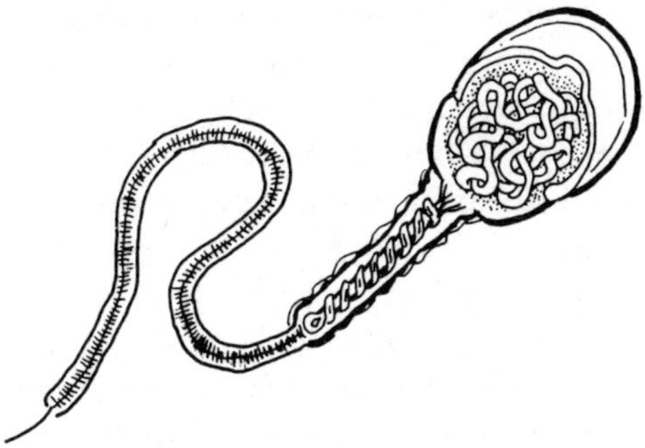

Viele esoterische Sekten haben ihre Mitglieder dazu ermahnt, die Samenflüssigkeit durch Verspeisen wieder zu sich zu nehmen, um dadurch die sexuelle und körperliche Leistungskraft zu steigern. Diese Praktik ist zumindest ebenso vernünftig wie der Kauf von Vitamintabletten. Wissenschaftliche Analysen haben ergeben, daß im männlichen Samen eine wahre Schatzkammer aus Vitaminen, Mineralstoffen, Spurenelementen, Hormonen, Eiweiß, Ionen, Enzymen und anderen lebenswichtigen Nährsubstanzen enthalten ist.

Eine weitere Eigenschaft im Samen, die wichtiger als jedes Vitamin ist, entzieht sich allerdings den Analysen der heutigen Wissenschaft.

Es ist die sogenannte «Lebenskraft». Sie läßt sich mit keinem wissenschaftlichen Instrument messen und ist doch alles andere als imaginärer Natur, immerhin ist sie es, die den Lebenden vom Toten unterscheidet. Auch die Ginsengwurzel weist in der chemischen Analyse keine besonderen Eigenschaften auf, und doch sind ihre lebenserneuernden Kräfte inzwischen allgemein anerkannt. Der Liebesakt ist ein kraftvolles, heilsames Tonikum, weil man dabei die menschliche Lebenskraft miteinander austauscht, und dies ist wirksamer als jedes Kraut oder jede Medizin.

Chinesische Adlige und Adepten, die nach den höchsten Stufen der Erfüllung strebten, wußten schon vor langer Zeit, wie man die Samenenergie in das Gehirn und die Vitalzentren des Körpers zurückleitet. Der Durchschnittsmensch unserer Gesellschaft kennt bis heute keine Technik, um diese gewaltige Lebenskraft wieder in den Körper zu integrieren. Die meisten Männer empfinden die Verlockungen der Sexualität als unwiderstehlich und verlieren dabei freudig ihren Samen, ohne um die gesundheitlichen Konsequenzen dieses Tuns zu wissen. In der Regel ahnen sie nicht einmal, daß ihnen Alternativen zur Verfügung stehen.

Häufiges Ejakulieren führt schließlich zu einem Vitalitätsverlust. Der große Verschwender verliert seine Lebenskraft, seine Sehfähigkeit läßt nach, die Haare fallen aus, er altert vorzeitig. Am Anfang wird er sich noch nicht erschöpft fühlen, doch nach Jahren des Mißbrauchs werden seine Fähigkeiten in bedrohlichem Ausmaß nachlassen. Werden die hormonalen Sekrete aus den Geschlechtsdrüsen regelmäßig verbraucht, wird der Körper an seiner Wurzel angegriffen. Je nach Konstitution des einzelnen kann es binnen weniger Monate oder erst nach Jahrzehnten zu einer Verminderung der schöpferischen und sexuellen Fähigkeiten kommen, und die Widerstandskraft gegenüber Erkrankungen und den Gebrechen des Alters wird deutlich herabgesetzt.

Um seine versiegenden Kräfte neu zu beleben, wird der große Verschwender der vitalen Samenenergie dann verzweifelt versuchen, sich woanders Wohlergehen auszuborgen: durch Hormonspritzen, Aufputsch- oder Beruhigungsmittel, Alkohol, Megavitamine, Halluzinogene oder Aphrodisiaka. Wird der

Körper mit diesen Substanzen vollgestopft, kann es sogar den Anschein haben, daß sie eine Zeitlang helfen. Mancher versucht auch, seine schwindende Sexualkraft durch persönliche Macht zu überdecken, die er sich mit Geld oder politischem Einfluß erkauft. Befindet er sich auf einem spirituellen Weg oder in einer liebevollen Gemeinschaft von Freunden und Familie, wird die Empfindung des Verlusts der Lebenskraft vielleicht gemildert. Doch solange die großzügige Energieverschwendung anhält, bleibt der Niedergang unvermeidlich. Die Verdauungsorgane können nicht mehr ausreichend Nährstoffe verarbeiten, um die durch die Ejakulation unwiderbringlich verlorengegangenen Lebensenergien zu ersetzen.

Die taoistische Methode der Höherentwicklung der Sexualenergie führt die Hormone, Eiweiße, Vitamine, Enzyme, Mineralstoffe und die elektrisierenden Energien des Samens wieder zurück in den Körper. Wer sie bewahrt und transformiert, kann sich eines wundervollen Liebeslebens erfreuen, besserer Gesundheit, tiefen inneren Gleichgewichts und wachsenden spirituellen Bewußtseins.

Die taoistische Liebesmethode stimuliert regelrecht die Erzeugung ungewöhnlich hochwertiger hormonaler Substanzen. Man lernt, während des Liebesaktes die Energie auf die endokrinen Drüsen zu konzentrieren. Werden sie in dieser Energie gebadet, kommt es zu gesteigerter Hormonausschüttung. Was aber noch wichtiger ist: Die Qualität der Sekrete selbst wird ebenfalls erhöht. Auf den höheren Stufen dieser Praktik entwickeln die Hormone dann höchst außergewöhnliche Eigenschaften.

Die Methode des Sexual-Kung Fu erzeugt und bewahrt mehr Nerven und Hormonenergie, als für das normale Funktionieren des Organismus nötig ist. Diese überschüssige Vitalität kann kanalisiert werden, um den Körper zu stärken und die geistigen und spirituellen Fähigkeiten zu steigern. Wenn sich die Liebenden umarmen, entstehen Wirbel von subtilen Yin- und Yang-Energien vom Sexualbereich bis hinauf zum Kopf, wo sie schließlich die ganze Zeit verbleiben.

Warum die spirituelle Kraft der Sexualität bisher geheimgehalten wurde?

Der Menschheit ist endlich die Notwendigkeit bewußt geworden, sorgfältig und sparsam mit den Reserven der Natur umzugehen, wenn sie sich nicht dem völligen Ruin ausliefern will. Wasser, Boden, Wald, Kohle und Erdöl müssen geschont, Nahrungsmittel auf wirtschaftlichere Weise produziert werden, Baumaßnahmen und Transportmethoden dürfen nicht mehr so zerstörerisch und verschwenderisch sein. Schon jetzt haben wir zum großen Teil die uns unmittelbar zugänglichen Reichtümer des Planeten Erde ausgebeutet.

Man ist also eifrig bedacht, die natürlichen Ressourcen pfleglich zu behandeln, doch nur wenige denken daran, die wertvollste Kraftquelle von allen zu schonen: die eigene Lebensenergie. Das sorgfältige Hegen und Speichern der im männlichen Samen enthaltenen Energie wäre ein wahrhaft vernünftiges Energiesparprogramm! Doch dieser Aspekt des Umweltschutzes wird völlig übersehen.

Ein Grund liegt wohl in der allgemeinen Unwissenheit über die uralten und streng geheimen Methoden, die in der Vergangenheit Anwendung gefunden haben. Die taoistischen Meister haben ihr Wissen in Jahrtausenden des Forschens nach dem Geheimnis der Belebung der Materie entdeckt. Die hier vorgestellten Methoden sind die Frucht der inspirierten Suche von vielen Generationen weiser Männer, ergänzt durch meine Beobachtung des modernen Lebens. Dieses Buch stellt das Ergebnis meiner eigenen Erfahrungen mit diesen Lehren dar.

Die Tao Meister pflegten ihre machtvollen Geheimnisse nur auserwählten Jüngern zu enthüllen, solchen, die ihre Hingabe an die Ideale des Meisters durch jahrelange selbstlose Aufopferung und durch Dienen unter Beweis gestellt hatten. Warum fühlten sich die Meister verpflichtet, ihr ungeheures Wissen vor der Öffentlichkeit zu verbergen?

Für den westlichen Menschen ist das nicht ohne weiteres verständlich. Die Massenmedien haben zu einem Denken geführt, bei dem alles jeden etwas angeht: Die intimsten Einzelheiten des privaten Sexlebens werden am gierigsten verschlungen. Werbefachleute versichern ihren Kunden, daß sich «nichts verkaufen läßt, wenn es nicht sexuell anziehend wirkt». Diese Mentalität hat den Sex zu einer bequemen Ware werden lassen. Das macht es uns schwer, in unserem eigenen Privatleben die Sexualität als eine intime Freude zu erleben, die zu immer intensiveren Stufen entwickelt werden kann. Häufig wird Sex einfach konsumiert und danach fortgeworfen, sobald der Liebespartner alt oder lästig wird. Selbst den Frauen in den Harems der chinesischen Kaiser und Aristokraten ging es besser, denn ihnen wurde für ihre sexuelle Gunst immerhin eine lebenslange materielle Absicherung zuteil. Zwar bevorzugte die höfische Gesellschaft die Stellung des Mannes, doch achtete und ehrte man wenigstens die weibliche Sexualenergie für ihre heilenden Fähigkeiten, und weil sie für die spirituelle Entwicklung des Mannes notwendig war.

Eine klassische taoistische Erzählung berichtet von einer Frau, die den Prozeß der sexuellen Transformation kannte und ihre Yin-Energie mit der Yang-Energie ihres Geliebten austauschte, wodurch sie die Unsterblichkeit erreichte. So wurde sie zur kaiserlichen Beraterin in allen Liebesdingen. Es gibt dazu ein historisch belegtes Ereignis: Im Jahre 690 n.Chr. wurde eine Palastzofe nach dem Tod des Kaisers zur Kaiserin gekrönt. Die Kaiserin Wu, die wegen ihrer Meisterung der Kunst des Liebens hochgeachtet war, regierte das Land weise mehrere Jahrzehnte bis zu ihrem Tod.

Die alten taoistischen Meister waren alles andere als abergläubisch. Sie waren Natur-Wissenschaftler, welche die Weichen für die erstaunlichen technischen Fortschritte in der Medizin, der Chemie, der Biologie, der Navigationskunde und in vielen anderen Bereichen stellten, die im Westen erst zweitausend Jahre später entdeckt wurden. Ihr Wissen betrachteten sie auch nicht als ihr Eigentum. Sie hatten Gründe für ihre Geheimhaltung, und diese Gründe waren zu ihrer Zeit durchaus berechtigt. Die Meister waren die Hüter von Lehren, die ihnen von ihren eigenen Meistern weitergegeben wurden, und sie befürchteten einen möglichen Mißbrauch der gewaltigen Kraft, die in diesen

Geheimlehren eingeschlossen war. Vielleicht wollten sie auch die Menschheit vor der Neigung bewahren, die reinsten und hehrsten Lehren zu verzerren und zu verfälschen, damit sie ihren niederen Instinkten dienen konnten. Im ländlichen China, das damals weitaus weniger menschenreich war als heute, hätte jemand mit einem solchen esoterischen Wissen mühelos zum Anführer oder König aufsteigen können, und jeder Krieger hätte mit dieser Kraft seine Gegner zu vernichten vermocht.

Die Tao Meister hielten es für gefährlich, ihre Lehren allzuweit zu verbreiten, so daß sie sie meist erst vor ihrem eigenen Tod an ihre engsten Schüler weitergaben. Um ganz sicherzugehen, daß diese Geheimnisse nicht zu selbstsüchtigen Zwecken mißbraucht wurden, gaben sie jedem ihrer Schüler oft nur einen Teil des Wissens weiter. Erst wenn sich die Schüler zu einer Gruppe zusammenschlossen und ihr Wissen miteinander teilten, konnten die höchsten Kräfte in ihnen befreit werden. Behielt jemand auf selbstsüchtige Weise sein Wissen für sich, konnten sie nie die ganze Wahrheit erfahren. Im Laufe von vielen Generationen verwechselte man immer öfter kleine Bruchstücke der geheimsten Lehren mit dem ganzen Lehrgebäude. Mein Anliegen ist es, diese vielen Einzelteile und Bruchstücke zu einem organischen Ganzen zusammenzufügen, von dem ich glaube, daß es den ältesten, vollständigen Lehren am meisten entspricht.

Weshalb wird das Geheimnis heute enthüllt?

Warum verwerfen wir heute die traditionelle chinesische Lehrmethode und vertrauen der Allgemeinheit diese so wirkungsvollen Prinzipien an? Die Antwort ist einfach: Es ist an der Zeit! Der Zustand der Menschheit ist schon zu katastrophal, als daß sie noch länger darauf verzichten könnte, Zugang zu der gewaltigen Lebensenergie zu erhalten. Wird die Menschheit nicht möglichst bald mit frischer Energie versorgt, die ihr hilft, auf harmonischere Weise zu leben als in den letzten zweitausend Jahren, dann droht uns allen, den irdischen Meistern und den gewöhnlichen Sterblichen, ein unerträglich hartes Leben, wenn nicht völlige Vernichtung.

Es gibt viele versierte Experten auf dem Gebiet der Computerforschung, der Aktienmärkte, der Chemie und des Massensports, doch nur wenige Meister der Lebenskunst. Die Menschheit benutzt ihre kurze Lebensspanne, um sich mit Statistiken, stinkenden Chemikalien und, vor allem, leeren Worten zu beschäftigen. Die Mehrzahl der Amerikaner verbringt täglich über sechs Stunden in einer hypnotischen Trance vor einem Glaskasten, in dem farbige Schatten umherhuschen. Diese Maschinen sind, ohne daß wir es gewollt hätten, zu Instrumenten unserer eigenen Vernichtung geworden: Ein vom Fernsehen programmierter Geist ist kein freier Geist. Viel zu wenig Menschen verwenden auch nur eine einzige Sekunde darauf, tief in den großen Lebensstrom einzutauchen, der sich in ihrem eigenen Inneren verbirgt. Und doch ist all die technologische Energie, der wir hinterherlaufen, nicht mehr als eine äffische Nachahmung der elektrisierenden Ekstasen, die innerhalb des Körpers und des Geists strömen.

Doch es gibt auch positive Zeichen; nach taoistischem Denken führt jeder Exzeß schließlich sein Gegenteil herbei. Trotz der Mittelmäßigkeit unserer Massenkultur gibt es gewaltige Kräfte, die die Rasse einem erweiterten Bewußtsein entgegentreiben. Es ist offensichtlich, daß die Ursache für den chaotischen Zustand auf diesem Planeten im revolutionären Fortschritt des menschlichen Bewußtseins liegt. Um es einfach auszudrücken: Die Wasserstoffbomben schweben nur deswegen so bedrohlich über unseren Köpfen, weil wir intelligent genug waren, sie heraufzubeschwören. Im Haß steckt der Keim der Liebe. Wir haben die Krise geschaffen, damit wir eine Lösung entwickeln, um das harmonische Gleichgewicht miteinander und mit der Natur wiederherzustellen.

Zu den wichtigsten Auswirkungen dieser Anhebung des Bewußtseins gehört die Tatsache, daß der Durchschnittsmensch zu Geheimnissen des Lebens und des Denkens zugelassen wird, die früher wenigen Auserwählten vorbehalten blieben. Der französische Wissenschaftler Schwaller de Lubicz führt dazu aus: «Es ist eine Gewißheit, daß eine solche Revolution im Denken ... nicht das Ergebnis einer bloßen Laune ist. Es ist vielmehr eine Frage der kosmischen Einflüsse, denen die Erde, wie alles, was sie enthält, unterliegt. Eine Phase der Schwangerschaft des planetaren Partikels Erde in unserem Sonnensystem ist beendet worden ... Nun muß eine neue Periode beginnen, und diese wird angekündigt durch erdbebenartige Bewegungen, klimatische Veränderungen und, vor allem, durch den Geist, der den Menschen belebt.» Nicht nur Schwierigkeiten zwingen das Bewußtsein dazu, sich weiterzuentwickeln; ein verändertes Bewußtsein sprengt die Fesseln der bestehenden Ordnung.

Ich hoffe, daß die hier vorgestellten taoistischen Praktiken der Höherentwicklung männlicher Energie zu noch größerer Vervollkommnung gelangen, wenn sie erst einmal dem Schock konträrer Vorstellungen, wissenschaftlicher Untersuchungen und persönlicher Experimente ausgesetzt worden sind. Im heutigen China ist es gesetzlich verboten, nützliche und heilsame Praktiken geheimzuhalten: Alles Wissen, das dem Gemeinwohl dient, muß offengelegt werden. In Zukunft werden vormals eifersüchtig gehütete Rezepturen für Heilkräuter, Wurzeln, mineralhaltige Wässer, Rinden, Schlamm, Blüten, Edelsteine und Gifte ebenso wie Yoga- und Meditationspraktiken schneller vervollkommnet werden, indem sie der Allgemeinheit dienstbar gemacht werden.

Die Enthüllung der taoistischen Sexualgeheimnisse stellt folglich einen Beitrag zur Menschheitskultur dar. Ihr tatsächlicher Einfluß wird sich vielleicht erst nach geraumer Zeit offenbaren. Wo früher nur wenige große Geister tätig wurden, ist heute der kollektive Genius der menschlichen Rasse gefordert, um die Welt vor den Gefahren ihrer eigenen Auswüchse zu retten.

2. Kapitel

Was ist Chi-Energie?

«Essenz, Chi und Geist sind die drei Kleinodien des Lebens.»

Buch der Wandlungen und der Unwandelbaren Wahrheit
Meister Ni Hua Ching

Die taoistische Kultivierung der Sexualenergie läßt sich nur verstehen, wenn man sich über das chinesische Konzept vom Chi im klaren ist. Chi ist auch bekannt als «Prana», als «warmer Strom», als «Kundalini» oder elektromagnetische Lebenskraft. Diese Lebensenergie läßt sich sehr schwer beschreiben, weil sie unsichtbar ist. Dennoch kann man sie empfinden. «Chi» ist das chinesische Wort für «Atem». Auf der physischen Ebene ist es die Luft, die wir ein- und ausatmen, die uns vitalisiert und am Leben hält. Jede Sekunde unseres Lebens hängt an einem seidenen «Atem-Faden», und dieser besteht aus scheinbar «leerer» Luft.

Wir transformieren diese Roh-Luft, indem wir sie mit verschiedenen Nährstoffen vermengen und sie zu einer anderen Art von Energie weiterentwickeln, die feste Gestalt annimmt. Sie wird zu unserem Blut, zu Fleisch und Knochen, verliert jedoch nie ihren inneren Rhythmus, der jede Zelle pulsierend durchströmt. Unsere lebenswichtigen Organe, wie Herz, Leber, Nieren und Drüsen, verfeinern diese Energie ihrerseits und senden Chi-Kraft in die höheren Funktionsbereiche des Gehirns, wo unsere Gedanken, Träume und Emotionen entstehen. Auch der menschliche Wille, zu leben und zu sterben, die Kraft, zu lieben und über diesen atmenden Planeten, der im Vakuum des Alls schwebt, nachzudenken, wird dort hervorgebracht. Da das Chi einem immerwährenden Kreislauf folgt, ist sein Rhythmus derart natürlich, daß wir ihn kaum wahrnehmen. Fragen Sie sich einmal, wann Sie zum letzten Mal innegehalten und über die bloße Tatsache gestaunt haben, daß Sie atmen und Ihr Herz schlägt.

Die alten Tao Meister verwendeten viel Zeit darauf, den Strom dieses Chi zu beobachten, den sie als Atem des Universums erkannten, der alles durchdringt. Chi ist die Verbindung, der «Leim», zwischen Körper, Geist und Seele, das Bindeglied zwischen unserer Wahrnehmung der inneren und der äußeren Welt. Da die Taoisten in engem Kontakt mit der Natur lebten ohne die Ablenkungen der modernen Zivilisation, gelang es ihnen, die Wirkungsweise der Chi-Energie in allen Einzelheiten darzustellen, wie es sowohl im menschlichen Körper strömt, als auch die ganze Welt durchdringt. In späteren Zeiten machten die Taoisten unzählige Unterscheidungen zwischen den verschiedenen Arten von Chi und ihrer Wirkungsweise, so daß die heutigen Erben dieses Wissens in China – nämlich die Akupunkteure und Kräuterheilkundigen – bis zu 32 verschiedene Chi-Funktionen im menschlichen Körper kennen.

Die Chinesen machten sich nie die Mühe, genau zu analysie-

Abbildung 2

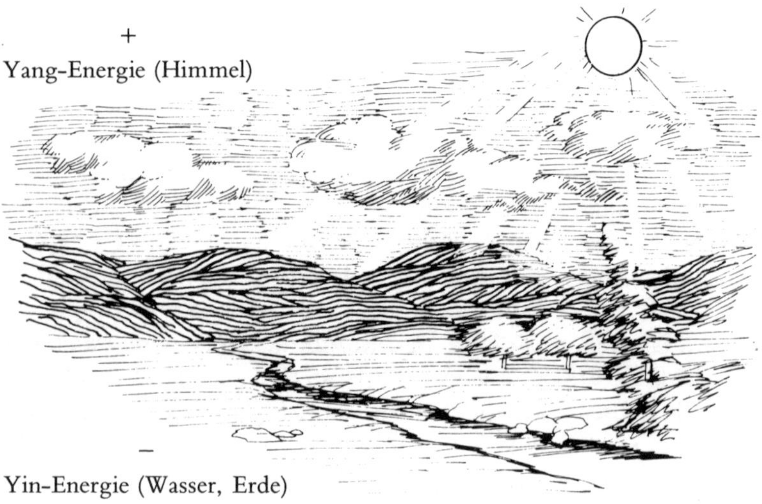

ren, was dieses Chi eigentlich ist. Ob es sich dabei um Materie oder Energie oder um einen Veränderungsprozeß zwischen beiden handelt, ist irrelevant. Wichtig ist nur, was es bewirkt. Will man Licht in seinem Zimmer, drückt man auf den Lichtschalter, die Elektrizität beginnt zu fließen, und das Licht scheint. Man analysiert nicht den Vorgang, sondern betätigt einfach den Schalter. Wenn ein Akupunkteur die Nadel auf einen Punkt des Leber-Meridians setzt, schaltet er ganz ähnlich das Leber-Chi ein, damit es kräftiger strömen kann.

Chi: Die Elektrizität des menschlichen Körpers

Die moderne Wissenschaft beginnt die Welt auf ähnliche Weise zu beschreiben, wie es schon die alten Taoisten taten – als Interaktion zwischen positiv (Yang) und negativ (Yin) geladenen Chi-Energien. Lesen wir, wie das Wissenschaftsmagazin von Time-Life vor kurzem die Elektrizität beschrieben hat:

> «Die Elektrizität ist mit Sicherheit das wohl am schwersten erfaßbare aller Alltagsphänomene: Sie lebt in den Wänden unserer Wohnungen und regelt das Leben unserer Zellen. Als Blitz jagt sie vom Himmel herab und sprüht von unseren Fingern, wenn wir eine metallene Türklinke berühren, nachdem wir über den Türvorleger gegangen sind. Sie strukturiert die Materie, macht Plastik formbar, Öl zähflüssig und Leim klebrig. Sie treibt elektrische Eisenbahnen an, aber auch das menschliche Gehirn ... Licht ist elektromagnetische Strahlung – und dazu zählt alles, vom sichtbaren Licht bis zu Röntgenstrahlen, Mikro- und Radiowellen. Der Magnetismus eines Eisenmagneten entsteht, weil zahllose Elektronen sich wirbelnd in derselben Richtung drehen. Ebenso wird das Magnetfeld der Erde höchstwahrscheinlich von Strudeln elektrischer Ströme im geschmolzenen Metallkern des Planeten hervorgerufen.
>
> Der ganze menschliche Körper ist eine riesige elektrische Maschine: Die Körperchemie beruht, wie alle Chemie, auf elektrischen Verbindungen. Der Körper funktioniert durch Elektrizität. Die Energie, die Sie benötigen, um diese Zeilen zu lesen, beziehen Sie aus Ihrem Frühstücksei; das Ei wiederum hat seine Energie aus dem Getreide

bekommen, das an die Henne verfüttert wurde; und das Getreide hat diese Energie durch Photosynthese direkt aus dem elektromagnetischen Licht der Sonne bezogen.

Denkt man darüber nach, erkennt man, daß das Universum positiv und negativ elektrisch geladen ist. Doch weil die positiven und negativen Kräfte sich normalerweise in vollkommenem Gleichgewicht befinden, wird der größte Teil elektrischer Kräfte und Ströme um uns herum neutralisiert – und damit auf enervierende Weise unsichtbar, zumindest im herkömmlichen Sinne ... Im Prinzip ist alles um uns herum elektrisch aufgeladener leerer Raum.»

K. C. Cole,
Discover Magazine, Feb. 1984

Es ist auffällig, daß im heutigen China selbst einfache Menschen das Universum so betrachten, als bestünde es aus diesen beiden Energien. Fragt man sie, sagen sie einem etwa, daß Knoblauch eine sehr heiße Energie besitzt; es wärmt den Körper: Folglich ist die Essenz des Knoblauch-Chi heiß oder yang. In den frühen Jahrhunderten schrieb man «Chi» im Chinesischen als Leerstelle im unteren Teil und als Feuer im oberen Teil des Piktogramms. Das sollte ausdrücken, daß kein «Feuer», keine einzige schöpferische Energie ausreicht, um Chi zu definieren. Chi existierte bereits vor dem Entstehen der physischen Welt als Ur-Chi, als reine Energie. Damit vermied man Streitigkeiten über die metaphysische Qualität des Ur-Chi (z.B. «Ist Gott gut oder böse?») und konzentrierte sich auf seine Erscheinungsformen in der normalen Welt, z.B. als heißes Yang-Chi in frischem Knoblauch oder schwaches Yin-Chi in einer erkrankten Leber. Das hat dazu geführt, daß die taoistische Philosophie sehr pragmatisch ausgerichtet ist und in der Beobachtung der natürlichen, organischen Welt gründet.

Die taoistische Höherentwicklung der Chi-Energie mag zwar in geistige Bereiche eindringen, die auf den ersten Blick äußerst subtil erscheinen, doch beginnt sie stets erdverbunden und mit auf den Körper konzentrierten Praktiken.

Abbildung 3
DAS ALTE CHINESISCHE SCHRIFTZEICHEN FÜR CHI-ENERGIE
abgeleitet aus der Feuer-Wurzel im oberen Teil und der darunter befindlichen Leere, um die ursprüngliche Reinheit anzuzeigen.

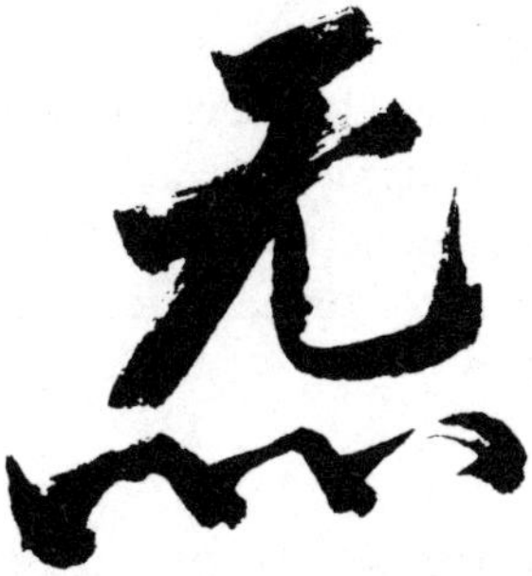

Wie wirkt «Ching» oder die «Sexualessenz» im Menschen?

Der Taoist nennt die Sexualenergie «Ching» oder «Essenz». Man könnte sie auch als eine Art «menschlicher Elektrizität» bezeichnen, weil Ching wie Chi eine unsichtbare Energie ist, die den Körper durchströmt. In ihrer ursprünglichen physischen Form wird sie beim Mann im Sperma, bei der Frau in den Eierstöcken gespeichert. Sie ist eine Art Chi-Energie, die durch Körperprozesse in eine stärkere Energieform umgewandelt worden ist. Ching ist eine aus Rohsubstanz destillierte kraftvolle Essenz, welche die Fähigkeit besitzt, den gesamten menschlichen Organismus von Grund auf zu erneuern. Bei Männern liegt die Essenz ihrer männlichen oder Yang-Energie in der Samenkraft.

Wenn Sie sexuell erregt sind, so ist dies Ihre Ching-Essenz, die sich in phänomenalem Tempo ausdehnt. Plötzlich wird Ihr ganzes Wesen mit neuer Energie geladen, Ihr Körper wird von Leidenschaft angetrieben, und Ihr Herz ist von Begierde durchdrungen. Wie der Druck auf den Lichtschalter Nacht zu Tag macht, verwandelt sich, von einer Sekunde zur anderen, Ihre ganze Tast- und Gefühlswelt grundlegend. Wenn sich ein Mann von einer Frau sexuell angezogen fühlt, geschieht dies, weil Millionen von Samenzellen in ihm zu vibrieren beginnen und ein vergrößertes Feld sexueller elektromagnetischer Energie erzeugen. Im Frühling kommt dies oft ganz spontan vor: Wenn die Bäume vor Saft fast bersten, paßt sich das Ching des Menschen dem Zyklus der Natur an und dehnt sich ebenfalls aus. In welcher Beziehung steht nun die sexuelle «Ching»-Essenz zu den anderen Formen der Chi-Energie, die Ihre Lebenskraft prägen?

Die hauptsächlichsten Formen der Chi-Energie

Im folgenden werden in vereinfachter Form die hauptsächlichsten Formen des Chi im Menschen dargestellt und die Beziehungen zur Ching-Essenz und zu Shien, dem Geist, der höchsten Stufe der Läuterung. Diese drei: Chi, Ching und Shien, heißen auch die «drei Schätze», weil ihre richtige Höherentwicklung uns zur Erleuchtung führt.

1. *Pränatale Energie:* Diese verbindet das von Mutter und Vater geerbte Chi und Ching; sie drückt sich im genetischen Kode aus und ist sichtbar zu erkennen als angeborene Vitalität eines Menschen.

2. *Atem-Energie:* Der Körper nimmt durch Ein- und Ausatmen von Luft kosmische Energie auf. Wer richtig atmet – entspannte, tiefe Bauchatmung –, empfängt mehr Energie.

3. *Nahrungs-Energie:* Die Reinheit des durch Nahrung aufgenommenen Chi ist von der Qualität der Nahrung abhängig und von der Fähigkeit des Körpers, Nährstoffe zu verdauen und aufzunehmen.

4. Meridian-Energie: Sie wird in den verschiedenen Arten von Körperzellen erzeugt und fließt von dort durch die Akupunkturbahnen, wobei sie alle lebenswichtigen Organe und Drüsen miteinander verbindet.

5. Puls-Energie: Der tiefe Rhythmus des Körpers, den man besonders in Venen und Arterien spüren kann, aber auch im Wechsel der biorhythmischen Energien, die den emotionalen, den mentalen und den physischen Körper harmonisieren.

6. Samen- (Ovar-)Energie: Ching, die sexuelle Essenz, ist von Geburt an vorhanden. Durch das Zuführen anderer Formen von Chi (Nahrung, Atemluft usw.) gewinnt sie jedoch an Kraft. Die Sexualessenz ist die Quelle aller Energie, die für kreative und Denkprozesse zur Verfügung steht.

7. Geist-Energie: «Shien» ist das Licht hinter unserer Persönlichkeit, die Fähigkeit der Unterscheidung, die menschliche Selbst-Bewußtheit. Auf seiner reinsten Stufe ist es unser eigentliches Sein.

8. Wu Chi: Die Leere oder das Nichts, aus dem alle Chi-Energien entspringen und in welche sie wieder zurückkehren müssen (Ur-Chi).

Aufgabe des Taoisten ist es, seine Lebensenergie bis zur höchstmöglichen Stufe zu läutern. Gute Gesundheit und die tiefe Erfüllung des menschlichen Strebens nach Ganzheit ergeben sich daraus. Die alten Weisen beobachteten den natürlichen Prozeß der Umwandlung des rohen Chi der universalen Elemente Sonne und Erde, Nahrung und Luft in Ching oder Sexualenergie, die im männlichen Samen gespeichert wird. Die nächste Stufe ist noch viel subtiler und schwierig zu erkennen: Die Samenenergie wird mit dem Chi der Vitalorgane des Menschen vermischt und zu Shien oder Geist veredelt. Die Sexualenergie bietet sich nun als Bindeglied zwischen unserer biologischen und metaphysischen Identität an, zwischen dem Tierischen und dem Göttlichen. Die Fähigkeit zur Sexualität verleiht dem Menschen

Abbildung 4
DER KREISLAUF DER SUBTILEN ENERGIE

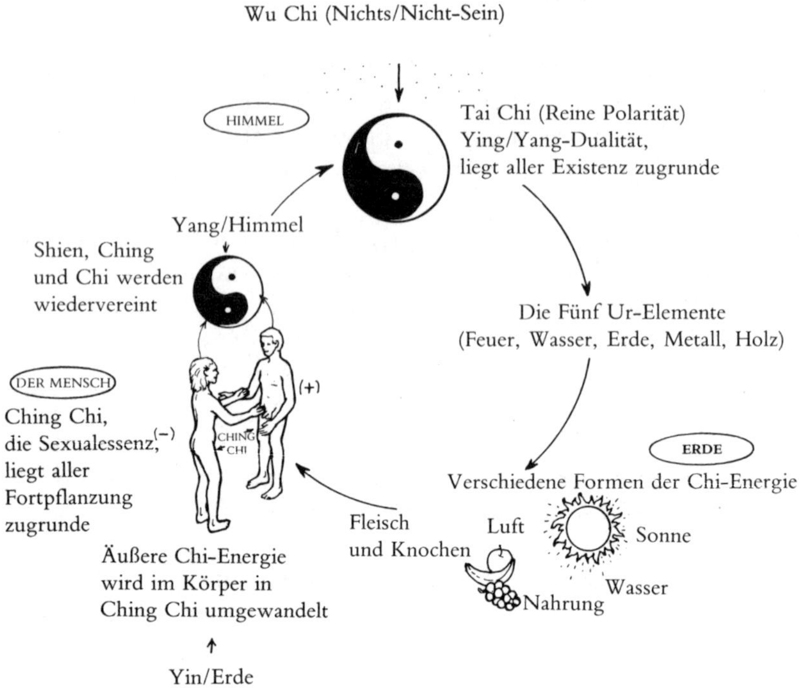

die göttliche Kraft, sich selbst zu erneuern, doch bindet sie ihn auch an seinen tierischen Körper und an den des Liebespartners.*

* Möchten Sie mehr über das Wirken der Chi-Energie in den geistigen Bereichen wissen, sollten Sie die Bücher des taoistischen Meisters Ni Hua Chin lesen: *Tao: The Subtle Universal Law* und *The Taoist Inner View of the Universe and the Immortal Realm* (College of Tao, 117 Stonehaven Way, Los

Die Taoisten glauben, daß man jede Substanz und Kraft im Universum benutzen kann, um den Prozeß der geistigen Entwicklung zu fördern und auf diese Weise die Begrenztheit des tierischen Körpers zu überwinden. Alles enthält Energie, und das menschliche Bewußtsein kann, wenn es will, diese Energie aufnehmen. Doch kann der menschliche Körper manche Substanzen und Stoffe leichter in eine verwertbare Form bringen als andere. Er kann z.B. die Energie einer guten, warmen Mahlzeit leichter aufnehmen als die Energie der Sonne am Strand. Die Sonnenenergie ist zu «roh» und mächtig, um vom Körper ohne weiteres «verdaut» zu werden. Nimmt man zuviel Sonnenlicht auf, kommt es zu schweren Verbrennungen. Eine Mahlzeit kann der Körper dagegen leicht verarbeiten und für lange Zeit seine Antriebskraft aus den verdauten Kalorien und Nährstoffen gewinnen.

Der Unterschied zwischen Hunger und sexueller Begierde

Worin liegt der energetische Unterschied zwischen Nahrung und Sex, nach denen es unseren Körper so sehr verlangt? Viele Menschen halten Hunger und sexuelles Verlangen irrigerweise für gleichartige biologische Bedürfnisse, weil beide zur Selbst- und Arterhaltung nötig sind. Selbstverständlich besteht ein Zusammenhang: Menschen, die sexuell frustriert sind, werden sich oft auf das Essen stürzen, um dort Befriedigung zu finden. Unausgeglichenes Ching (Sexualenergie) ist einer der Hauptgründe für Übergewicht.

Angeles, CA 90049). Im Chinesischen gibt es eine ganze Reihe von Werken zu diesem Thema, aber ich halte die beiden hier angeführten Bücher für die besten Übersetzungen und Kommentare zum taoistischen Kanon in englischer Sprache. Nis Übersetzung des I Ging ist der westlicher Gelehrter vorzuziehen, die die esoterischen Aspekte dieser klassischen Texte nur unvollständig erfaßt haben. Seine Übersetzung trägt den Titel: *The Book of Changes and The Unchanging Truth.*

Bei sexueller Frustration ist Nahrung eben der naheliegendste Ersatz.

Nahrung (Chi-Energie) und Sex (Ching-Essenz) unterscheiden sich hauptsächlich dadurch, daß Sexualenergie sich viel leichter «verdauen» und «aufnehmen» läßt als unverarbeitete Stoffe wie Nahrungsmittel, weil Nahrung zuerst in ihre Bestandteile aufgespalten und mit dem Körper verbunden werden muß, bevor sie uns mit brauchbarer Energie versorgen kann, während die Sexualessenz Ching im Körper erzeugt und dort bereits verfeinert wurde. Sie befindet sich in einem Zustand der Bereitschaft und kann sich innerhalb von Millisekunden mit unserem Drüsen- und Nervensystem verbinden. Die Vorstellung von Sex oder auch nur der bloße Gedanke daran können sofort in unser Gehirn strömen und unseren gesamten psychologischen Zustand wie auch unsere Körperempfindung verändern.

Sexualenergie ist ein potentiell hochwertiges «Nahrungsmittel» für die emotionale Reife und die geistige Entwicklung des Menschen. Aus diesem Grund wurde die Sexualität früher als Teilgebiet der chinesischen Medizin betrachtet und als eine Tatsache behandelt. So konnte es vorkommen, daß ein taoistischer Arzt seinem Patienten zweiwöchigen Geschlechtsverkehr in bestimmten Stellungen verordnete, um seine Krankheit zu heilen. Die menschliche Liebe, die in der Sexualität ausgedrückt wird, galt als wirkungsvollste Medizin überhaupt. Sie war eine Art «menschliches Heilkraut», mit dem sich die meisten Erkrankungen heilen ließen, da sie den Chi-Fluß wiederherstellte, der über die Lebensfähigkeit unserer Organe und unseres gesamten körpereigenen Abwehrsystems bestimmt.

Die Menschen hängen deshalb so an ihren Partnerbeziehungen, weil der Austausch sexueller Energie die wichtigste Nahrungsquelle nach dem Essen selbst darstellt. Und das macht Partnerschaften auch so kompliziert, denn Liebhaber und Freundinnen sind durchaus greifbare Wesen aus Fleisch und Blut, die Sexualenergie jedoch, die man mit ihnen zusammen beständig in Gefühls- und Geistregungen umwandelt, bleibt unsichtbar. Sie ist nur durch Empfindung und Intuition erfahrbar.

Eine Beziehung scheitert, wenn ihr Geist nicht höherentwikkelt wird und man sich dazu zwingt, negative oder vergiftete Sexualenergien zu «verspeisen», ohne sie in positive oder neutrale Energien zu transformieren. Ist das Energie-Ungleichgewicht groß genug geworden, kommt es zur Trennung, es sei denn, das Paar findet andere Mittel und Wege, dies zu beheben. Das Lesen oder Betrachten von Pornoheften und die Masturbation sind weitere Beispiele für eine negative Entwicklung des eigenen Ching, da man nur die Yang-Essenz im Samen stimuliert, ohne sie mit der sexuellen Yin-Energie einer richtigen, lebendigen Frau ins Gleichgewicht zu bringen.

Ching Chi, die Sexualessenz, wird im Unterschied zur Nahrungs- und Sonnenenergie im eigenen Körper erzeugt und gespeichert. Diese kostbare Substanz – der Samen mit seiner außergewöhnlichen Fähigkeit, sich mit einem weiblichen Ei zu verbinden und neues Leben zu erzeugen – wird in den Hoden produziert und aufbewahrt. Man kann deshalb jederzeit seinen eigenen Vorrat an Sexualenergie anzapfen, indem man die Samenkraft aus den Hoden zieht.

Abbildung 5

Das moderne Schriftzeichen für «Feuer» hat folgende Bedeutung: das Ur-Element Feuer, als physisches Feuer oder seelische Hitze, das unter dem taoistischen Tiegel brennt.

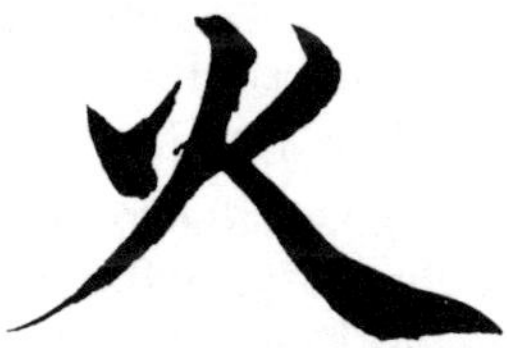

Ist der Samenvorrat erschöpft, wird Ihr Körper automatisch neuen produzieren. Das läßt Sie körperlich jederzeit für Ihre Liebespartnerin bereit sein. Selbst wenn Sie allein sind, auch nicht vorhaben, Kinder zu zeugen, wird Ihr Körper Samen herstellen und ihn in schöpferische Sexualenergie umwandeln. Folglich können Sie auch diese gespeicherte Sexualenergie jederzeit in Geist umwandeln, in reines Bewußtsein und ihm durch

Ihre schöpferische Persönlichkeit Ausdruck verleihen. Tatsächlich ist Ching innere Energie, die uns Tag und Nacht ohne Unterlaß nährt. Der Prozeß der Umwandlung verläuft teils automatisch, teils bewußt gesteuert. Wir können die Transformation der Sexualenergie in Kreativität entweder fördern oder behindern, je nachdem, wie bewußt wir uns unserer inneren Prozesse sind. Doch wie beim Atmen auch, nehmen wir diese Energiequelle unentwegt in Anspruch, ohne uns ihrer bewußt zu sein.

Sigmund Freud stolperte über diese Wahrheit, viele Jahrtausende nachdem die taoistischen Meister die Rolle der Sexualität in unserem Schicksal bereits untersucht und beschrieben hatten. Er erkannte nicht, daß die von ihm entdeckten Neurosen geheilt werden können durch richtigen Umgang mit der eigenen sexuellen Energie und den anderen Körperenergien. Werden diese Energien durch den richtigen Liebesakt und durch Meditation wieder ins Gleichgewicht gebracht, wird die Psyche umstrukturiert und von alten Traumata und Gewohnheiten befreit. Die taoistische Höherentwicklung der eigenen Sexualenergie ist ein äußerst wirksames Werkzeug für die Eigentherapie, sogar derart mächtig, daß sie nur von Menschen angewandt werden sollte, die bereits einen gewissen Grad der Integration von Körper, Geist und Seele erlangt haben. Sehr unausgeglichene und labile Menschen könnten sonst mehr Energie freisetzen, als sie verkraften können, weshalb sie zuerst einen Psychiater konsultieren sollten, bevor sie mit der taoistischen Praktik beginnen.

Diese einzigartige Freiheit des Menschen, mit der eigenen Sexualenergie nach Belieben umgehen zu können, hat allerdings ihren Preis. Dieser besteht darin, daß wir schätzungsweise zwischen 25 und 40% unserer durch Nahrung, Luft und Sonnenlicht aufgenommen Chi-Energie ausschließlich darauf verwenden, Samenenergie zu erzeugen und unsere sexuelle Bereitschaft zu gewährleisten. Warum benutzt der Organismus einen solch großen Teil seiner kostbaren Ressourcen, um Billionen von Samenzellen zu produzieren und sie durch ein entsprechendes Hormonsystem zu regulieren? Nur, um im Laufe eines Lebens ein paar Kinder zu zeugen? So verschwenderisch ist die Natur nicht. Unser Körper investiert derart viel in die Erzeugung der Samenenergie, um unsere Gesamtevolution zu beschleunigen. Je erfolgreicher ein Mann seine gespeicherte Energie in höhere schöpferische und geistige Energie umwandeln kann, um so schneller entwickelt er sich weiter. Der taoistische Weg der Höherentwicklung der Chi-Energie zeigt, wie die natürlichen, jedem Menschen angeborenen Gaben wirksam eingesetzt werden können, damit er sich in einem einzigen Leben so weit wie möglich entwickeln kann.

Abbildung 6

Der Mann verwendet im Durchschnitt etwa ein Drittel seines Lebens für die Samenproduktion. Die Samenenergie läßt sich weiterentwickeln und verhilft zu Gesundheit und geistigem Fortschritt.

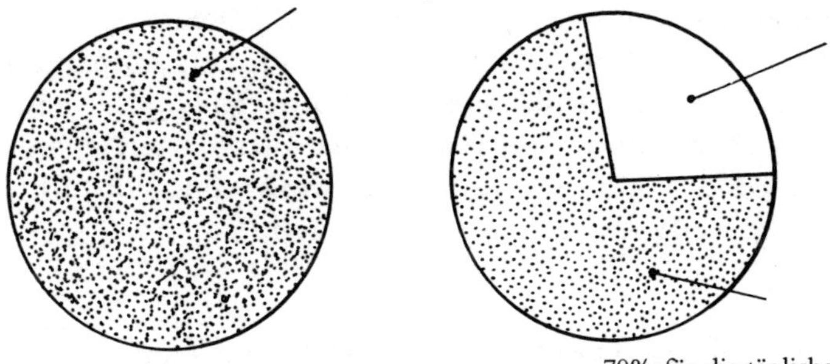

3. Kapitel

Die Biologie der esoterischen Sexualität

In der Regel beendet der Samenerguß den Liebesakt. Sobald die Samenflüssigkeit ausgetreten ist, unternimmt der Körper alle Anstrengungen, sie wieder zu ersetzen. Je schneller Samen verbraucht wird, um so schneller muß der Körper neuen produzieren. Die Erzeugung dieser nährkräftigen und auch psychisch sehr machtvollen Substanz erfordert einen hohen Einsatz an Rohsubstanzen. Die Keimdrüsen beziehen diese Rohsubstanzen aus dem Blutkreislauf. Das Blut wiederum entnimmt diese kostbaren Stoffe aus allen Teilen des Körpers, der Leber, den Nieren, der Milz und dem Gehirn.

Jedes Organ zahlt einen hohen Tribut an die samenproduzierenden Drüsen. Da jeder Tropfen Samen ungeheure Lebensenergien enthält, wird der Organismus bei häufigem Samenverlust seiner wertvollsten Nährstoffe beraubt, was körperlichen Verfall und Altern beschleunigt. Das Zurückhalten des Samens stellt den ersten Schritt zur Umkehrung dieses Kreislaufs dar, bei dem der Mann sonst einen unverhältnismäßig hohen Preis für seine sexuelle Befriedigung zahlen muß.

Der Samenverlust im Laufe eines Lebens

Bei vorsichtiger Schätzung kann man davon ausgehen, daß der heutige Durchschnittsamerikaner etwa 5000mal in seinem Leben ejakuliert und insgesamt an die 15 Liter Samenflüssigkeit verliert. Dem Kinsey Report zufolge ejakuliert der Durchschnittsamerikaner mit folgender Häufigkeit:

Alter	Durchschnitt der Ejakulationen pro Woche
Pubertät – 15	3,17
16–20	3,3
21–25	4,14
26–30	3,51
31–35	2,9
36–40	2,42
41–45	1,95
46–50	1,8
51–55	1,54
56–60	1,09

Jüngere Studien nehmen an, daß der lebenspendende Samen inzwischen noch häufiger verlorengeht als zur Zeit des Kinsey Reports, weil der allgemeine Grad sexueller Stimulierung und Aktivität heute höher liegt. Die Folgen der sexuellen Revolution, der leichtere Zugang zu Verhütungsmitteln, eine veränderte Einstellung zur Sexualität in Fernsehen, Film und Magazinen haben die sexuelle Betätigung besonders bei unverheirateten Jugendlichen ansteigen lassen.

Bleiben wir bei den ca. 5000 Ejakulationen im Laufe eines Durchschnittslebens, die Kinsey in den 50er Jahren festgestellt hat, beträgt der Samenverlust dann im Normalfall: 5000 (Ejakulationen) x 3 cc (Samenflüssigkeit) = 15 000 cc. Das entspricht 15 Litern. Der Samenverlust pro Ejakulation beträgt zwischen 2 und 5 Kubikzentimetern zu je 200 bis 500 Millionen individuellen Samenzellen.

Der menschliche Körper verfügt über eigene Atomenergie

Diese Zahlen sind erstaunlich: Mit einer einzigen Ejakulation gibt ein Mann zwischen zweihundert und fünfhundert Millionen Samenzellen von sich. Würde man damit etwa zweihundertfünfzig Millionen weibliche Eier befruchten, könnte man mit nur einer Ejakulation die ganzen Vereinigten Staaten bevölkern. Multipliziert man dies mit den 5000 Ejakulationen pro durchschnittlicher Lebenslänge, so erhält man eine geradezu astronomische Zahl, welche die Kraft des männlichen Samens gut veranschaulicht.

In den Lenden eines einzigen Mannes ruht die Zeugungskraft, die gegenwärtige Weltbevölkerung von etwa vier Milliarden um das Zweihundertfünfzigfache zu übersteigen! In diesem Sinn kann jeder Mann einen Meiler an Sexualenergie in seinem Inneren erschaffen, der gewaltiger ist als die Atombombe. Würde man dieses kaum vorstellbare Reservoir psychischer Energie auf die Erzeugung von Liebe und spiritueller Harmonie umlenken, würden die Möglichkeiten für eine friedvolle, erfüllte Existenz unbegrenzt sein.

Manch westlicher Wissenschaftler mag die Vorstellung belächeln, daß der Samen eine solch kraftvolle, mächtige Substanz sein soll. Aber auch er kann nicht leugnen, daß es sich um eine lebenserzeugende und -erhaltende Kraft im eigenen Körperinneren handelt.

Das Bewahren der Energie wird sich bei jedem Mann anders auswirken. Kein Mann und keine Rasse erzeugt dieselbe Art von Energie. In jedem Menschen entsteht die Energie, die seinem eigenen Wesen entspricht. So entwickelt beispielsweise eine Gruppe von Menschen große körperliche Kraft, eine andere starke Widerstandsfähigkeit gegen Krankheiten, bei anderen zeigen sich hellseherische Fähigkeiten, wiederum andere erhalten erstaunliche Langlebigkeit. Doch allen Menschen gemeinsam ist die Fähigkeit, ihr aktives Leben durch schöpferische Anpassung an ihre Umwelt erheblich zu verlängern und zu intensivieren.

Wissenschaftler haben versucht, Darwins Thesen noch auszuweiten, indem sie spezifische genetische Impulse untersuchten, die das Verhalten beeinflussen und dazu führen, daß der Gen-Pool eines Individuums seine Überlebenschancen erheblich verbessern kann. Die große evolutionäre Kraft unseres Geschlechtstriebs wird hier richtig erkannt, doch die Möglichkeit der Umwandlung der Sexualenergie in höhere schöpferische Impulse des Geistes und der Seele völlig übersehen. Der höherentwickelte Mensch bestimmt mit Geist und Seele über seinen tierischen Körper und seine Instinkte. Die Wissenschaft behauptet jedoch das Gegenteil. Sie hat nicht unrecht, aber nur, weil die menschliche Evolution, zurück zum eigenen Selbst, noch unvollständig ist.

Der Mensch wird noch von seinen biologischen Trieben beherrscht. Hat er einmal zu seiner Ganzheit gefunden und seinen noch groben Körper mit seinem Geist und seiner Seele integriert, steht sein spirituelles Sein weit über dem Beherrschtwerden von biologischen Instinkten. Das verstößt nicht gegen die Naturgesetze des Universums, sondern besagt, daß wir Lebewesen sind mit der angeborenen Fähigkeit, unsere Energie höherzuentwickeln bis zu einer Stufe, wo es möglich wird, den Körper nach Belieben einzusetzen. Nicht daß der Geist über die Materie herrschen soll, das würde wieder Kampf bedeuten. Es geht vielmehr um das Wirken des Geistes innerhalb der Materie. Die Offenbarungen des Geistes haben uns befähigt, Atombomben zu bauen und Menschen auf den Mond zu befördern – warum sollten wir ihn nicht dazu nutzen, seinen eigenen Körper zu lenken, der ihm am nächsten steht?

Wissenschaftlich denkende Leser stimmen vielleicht dieser Auffassung nicht zu. Sie läßt sich nur durch die Erfahrung selbst beweisen, die wir durch den täglichen Umgang mit unserem Chi gewinnen. Viele Wissenschaftler halten einen Orgasmus ohne Ejakulation für unmöglich, und doch weiß ich und Hunderte meiner Schüler mit mir, daß es nur eine Sache der Übung ist, des Trainings des Geistes, Kontrolle über das Chi im Bereich des Körpers zu erlangen.

Die Wissenschaft kann die chemische Zusammensetzung der Samenflüssigkeit analysieren, jedoch nicht erklären, worauf das lebensschaffende Prinzip, der innere «Genius» des menschlichen Sperma, beruht. Wie sollte man auch menschliches Leben messen können? Nur ein naturwissenschaftlicher Philister kann versuchen, den Menschen auf seine reine Mechanik zu reduzieren.

Angesichts der Fähigkeit des Samens, vier Billionen intelligenter, schöpferischer Einzelmenschen zeugen zu können, verblassen alle Erklärungen. Mittlerweile erkennt die theoretische Physik die Unmöglichkeit, das ekstatische Phänomen der Schöpfung wissenschaftlich zu analysieren. Die Quantenphysiker haben sich mit der Wahrscheinlichkeit abgefunden, daß es kein allerkleinstes Partikel gibt, keinen physischen Baustein, auf dem der Kosmos aufgebaut ist. Es gibt nur die Multi-Universen von Raum und Zeit, die durch unendliche Energiefelder miteinander verbunden sind. Sie werden als Gravitationskraft, als starke und schwache Wechselwirkung und als elektromagnetische Kraft beschrieben. Die Taoisten halten jeden Versuch, die Natur in ihrer Gesamtheit beschreiben zu wollen, für fruchtlos. Sie halten es dagegen für wesentlich nutzbringender, zu versuchen, eine tiefere Harmonie mit ihr zu erreichen.

Die Sexualenergie ist ein elektromagnetisches Feld, das innerhalb des Körpers erzeugt wird und an größere kosmische Energiefelder angeschlossen ist. Wie die Verbindung aussieht, ist für die Wissenschaft der Gegenwart nicht erkennbar. Doch besteht kein Grund, noch fünfhundert Jahre zu warten, bis sie uns endlich eine Erklärung der Sexualität liefert. Jeder Mensch kann hier und jetzt sein eigenes Sexualenergiefeld erfahren und seine eigenen Schlüsse ziehen. Die Tao Meister waren die Naturwissenschaftler der Frühzeit, die eine besondere Begabung für Selbstbeobachtung hatten und es sich zum Anliegen machten, die menschliche Evolution zu fördern. Jede Generation überprüfte die von ihren Meistern gelehrten Praktiken und versuchte sie noch weiter zu vervollkommnen. Die Methoden zur Kultivierung des Chi sind zwar über mehrere Jahrtausende hin entwickelt worden, aber die Grundprämisse blieb stets die gleiche: Das Ching, die Samenkraft, ist eine ungeheuer wirkungsvolle Kraft, die jeder besitzt und nutzen kann. Sie ist der Grundstein für die Erweiterung unseres persönlichen Universums, das Fundament für menschliche Liebe und Entwicklung.

Die biologische Bedeutung der Sexualhormone für die körperliche Gesundheit

Durch die moderne Wissenschaft kennen wir die chemische Zusammensetzung und die Funktionsweise des Sperma im menschlichen Körper bis in erstaunliche Einzelheiten. Jede Samenzelle enthält 23 Chromosomen, Prostaglandine, Ionen, Enzyme, Spurenelemente und andere wesentliche Bausteine des menschlichen Lebens. Zur Zeugung eines menschlichen Lebewesens von unerschöpflichem Potential braucht es außer dem Samen nur noch die Bestandteile des mütterlichen Eis und die nährenden Lebensbedingungen in der Mutter.

Die Samenbläschen, zwei kleine Säckchen, die am Blasengrund Sperma ansammeln, sind mit dem Harnleiter verbunden. Sie erzeugen eine gelbliche Flüssigkeit, die sich mit den Spermien vermischt und die Samenflüssigkeit (das Sperma) eindickt.

Abbildung 7

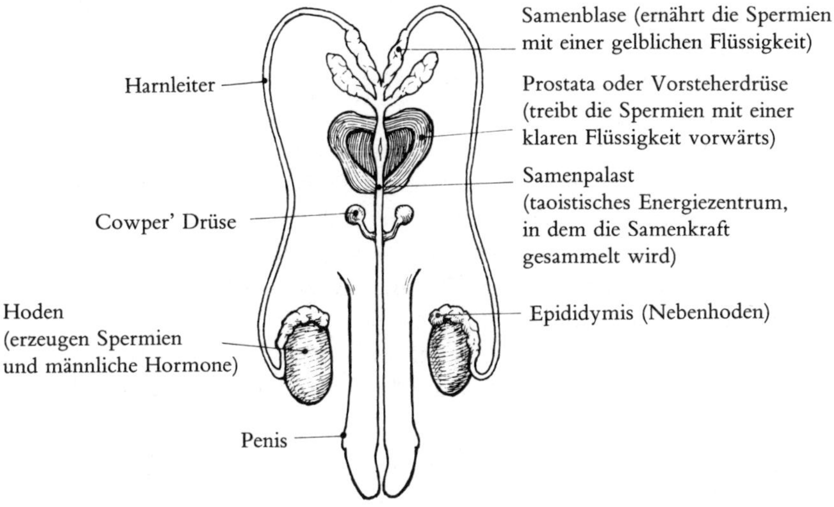

Dieses Sekret enthält Fruktose (Fruchtzucker) zur Ernährung der Samenzellen.

Die Prostata oder Vorsteherdrüse steuert ebenfalls ihren Teil zu diesem Fortpflanzungssekret bei. Sie umgibt den Anfang der Urethra (die männliche Harnröhre, die den ganzen Penis durchzieht) unterhalb der Harnblase. Bei der Ejakulation verspritzt die Prostata eine dünne, klare Flüssigkeit, die die Spermien nach außen treibt. Die Cowper' Drüsen entlang des Harnleiters mischen einige wenige Tropfen eines alkalischen Sekrets bei, das die vom Urinieren in der Harnröhre verbliebenen Säurereste neutralisiert.

Dr. Beyoihn, ein bekannter Endokrinologe, hat einmal die Bedeutung der hormonalen Funktion der Samenproduktion hervorgehoben: «Sexualhormone sind wichtig für unsere harmonische Entwicklung. Wenn der Mann seine Fortpflanzungsfähigkeit mißbraucht, gehen die Sekrete der Geschlechtsdrüsen verloren ... was zu geistiger und körperlicher Schwächung, zu Konzentrationsmangel und Gedächtnisschwäche führt.»*

Der Liebesakt ist eine innere Übung, die hilft, Unausgewogenheiten in der Körperchemie auszugleichen. Maßvolle sexuelle Betätigung kann Hormonstörungen heilen, den Cholesterinspiegel und den Blutdruck senken. Sexuelle Aktivität kann den Körper chemisch verändern, weil alle Drüsen sich gegenseitig beeinflussen. Werden verstärkt Sexualhormone produziert, stimuliert dies auch die hormonale Ausschüttung der anderen Hauptdrüsen, der Nebennierendrüsen, der Thymus-, Schild-, Hirnanhang- und Zirbeldrüse. Ist man noch jung, lebt man in der Illusion, man könnte die eigenen Drüsen endlos stimulieren, ohne dafür einen Preis zahlen zu müssen. Sex erscheint einem als unergründlicher Brunnen der Seligkeit. Das kann es auch tatsächlich sein, wenn man sich bemüht, die Sexualhormone wieder in den Kreislauf des Organismus zurückzuführen, anstatt sie immer wieder auszuschütten.

Die Sexualhormone bewirken mehr als bloßes Wohlgefühl: Sie durchdringen praktisch jeden Aktivitätsbereich und formen

* E. Flatto, *Warning: Sex May Be Hazardous To Your Health* (Arco Publishers 1973).

die Persönlichkeit. Jüngste wissenschaftliche Untersuchungen belegen, daß die Sexualhormone die Zellordnung des Gehirns beeinflussen. Sind Sie also männlichen Geschlechts, trägt jede einzelne Ihrer Zellen den Stempel «männlich». Diese Prägung ist auch für die unterschiedliche Veranlagung von Mann und Frau verantwortlich.

Dr. Gunther Dorner, Direktor des Instituts für Experimentelle Endokrinologie an der Humboldt Universität in Ost-Berlin, bemerkt: «Die Sexualhormone ... erscheinen nicht einfach während der Pubertät aus dem Nirgendwo. Sie irren auch nicht ziellos im Körper umher. Sie wissen ganz genau, wo sie hinwollen! Ihre Zielzellen sind bereits im Mutterleib darauf vorbereitet worden, auf die Hormone zu reagieren, die nun produziert werden. Das gilt für den Körper, besonders für die Fortpflanzungsorgane, das Herz, die Lungen, die Leber und die Nieren. Aber es gilt ebenso für das Gehirn. Gewebe, Nervengeflecht und Chemie des Hirns haben schon im fötalen Stadium den Stempel der Sexualhormone aufgedrückt bekommen. Und die Weichen sind auch bereits gestellt für jene Verhaltensweisen, die den erwachsenen Organismus als männlich oder weiblich charakterisieren werden.»*

Diese hormonalen Unterschiede bestimmen offensichtlich viele der Eigenschaften in Mann und Frau, welche die Chinesen mit «Yin» und «Yang» bezeichnet haben. Das taoistische Ziel der völligen Integrierung des Sexualtriebs in den Geist wird auch dem westlichen Intellektuellen sinnvoller erscheinen, wenn er die Zusammenhänge zwischen sexueller Betätigung, hormonalem Gleichgewicht, körperlicher Gesundheit und der Gesamtpersönlichkeit kennenlernt. Es existieren hinreichend Beweise dafür, daß das hormonale Gleichgewicht die Gesundheit und das Wohlbefinden entscheidend beeinflußt. Moderne Krebsforscher untersuchen inzwischen diese Zusammenhänge, um genauer zu verstehen, wie Geist und Emotionen unser Immunsystem beherrschen. Die Taoisten würden sagen, es sei ein unnötig kompliziertes Vorgehen, zuerst jeden einzelnen mikrokopisch

* *Science Digest,* September 1983, S. 87.

winzigen Hormonrezeptor und jedes Enzym im genetischen Kode aufzuspüren, um dann die Hunderte verschiedener Krebstypen und Erkrankungen zu bekämpfen, die durch das Versagen des menschlichen Immunsystems entstehen.

Der kritische Punkt, sagen sie, sei das innere Gleichgewicht. Bei einem ausgewogenen Verhältnis der männlichen und weiblichen Chi-Energien im Körper wird jede Zelle vollkommen funktionieren, und auch die Hormone können dann ihre Aufgabe erfüllen, den Körpermechanismus reibungslos laufen zu lassen. Das Gleichgewicht von männlichen und weiblichen Hormonen bewirkt eine glückliche Persönlichkeit, die in harmonischem Einklang mit der Welt lebt. Die Bewahrung und Transformation der Sexualenergie ist eine von vielen taoistischen Techniken, um das innere Gleichgewicht des menschlichen Energiesystems so zu stärken, daß keine äußere Kraft es mehr zerstören kann. Die Taoisten sehen alles, die Hormone ebenso wie die Sexualität, die Persönlichkeit wie die Gesundheit und darüber hinaus die spirituelle Bestimmung des Menschen, als untrennbar miteinander verbunden. Das ist das Wirken des Tao, das die vergängliche gewöhnliche Welt einer Samstagabendverabredung mit der Explosion einer viele Lichtjahre entfernten Supernova verbindet. Das Prinzip der Energiefusion ist bei beiden dasselbe.

Das Geheimnis aller Geheimnisse des Taoismus war der Prozeß des Wiedergeborenwerdens durch Gebären eines neuen Selbst. Als ich zum ersten Mal davon hörte, verstand ich es nicht, doch später, als ich das endokrine Drüsensystem studierte, konnte ich Analogien entdecken. Ich erkannte, daß sowohl Mann als Frau beide männliche und weibliche Hormone erzeugen und die Möglichkeit besitzen, einen Austausch in ihrem eigenen Inneren zu haben, um ein neues Selbst zu gebären.

Eine wichtige Verbindung im männlichen Hormonsystem besteht zwischen den Hoden und der Hirnanhangdrüse, die zwischen den Augenbrauen hinter der Stirn liegt. Beide Drüsen arbeiten bei der Transformation der Sexualenergie zusammen, was Sie selbst erfahren werden, wenn Sie damit beginnen, Ihre

Sexualenergie emporzuleiten. Wird das Ching verfeinert, so beginnen Hoden und Hirnanhangdrüse zu pulsieren, was ein Zeichen dafür ist, daß das Drüsensystem harmonisch arbeitet, also nicht nur während des Liebesaktes. Die Hirnanhangdrüse wiederum regelt die Aktivität aller anderen Drüsen. Sind sie in vollkommener Harmonie, so scheiden sie einen ganz feinen Nektar aus, eine äußerst feinstoffliche Substanz, die der Wissenschaft noch nicht bekannt ist. Sie durchflutet die Nervenzentren des Gehirns und führt das Gefühl der Glückseligkeit herbei, von dem so viele Mystiker berichten. Zwar ist dies nur eine Phase innerhalb der spirituellen Entwicklung, doch eine, die besonders stark vom Gleichgewicht der Sexualenergie im Körper abhängt.

Abbildung 8

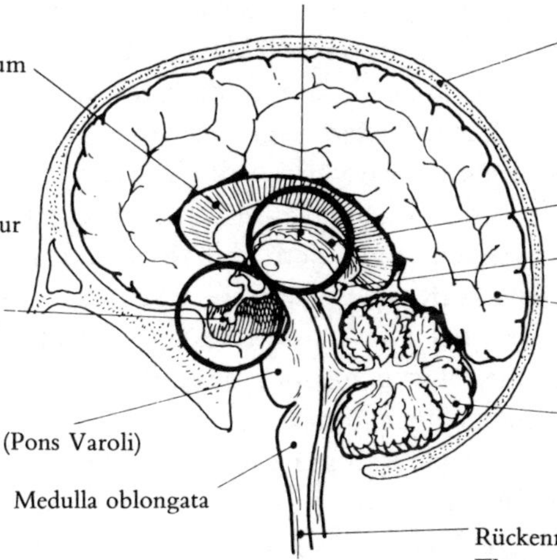

Die sexuelle Aktivität wirkt sich ebenso stark auch in den herkömmlicheren Bereichen der Gesundheit aus. Sexualität hat alle gesundheitsfördernden Wirkungen zu bieten wie Sport oder Gymnastik auch. Durch sexuelle Betätigung wird der Essenszwang gebremst, werden Kalorien verbrannt, so daß Fettleibigkeit gemildert wird. Sexualität strengt das Herz weniger an als das Autofahren im Stadtverkehr oder das Zuschauen bei einem guten Fußballspiel. Darüber hinaus verlangsamt sich der Herzschlag nach dem Sexualakt sehr schnell. (Wer allerdings in Gefahr lebt, bald einen Herzanfall zu bekommen, sollte sich lieber auf passiven Sex beschränken, da die aktive Variante die Attacke sonst eventuell auslösen könnte.)

Die Liebe ist also ein großartiges natürliches Gegenmittel zum Streß. Emotionaler Streß kann erheblichen Schaden anrichten, da er jede einzelne Körperzelle beeinträchtigt. Der städtische Lebensstil beschert uns heute immer mehr von diesem starken Gift.

Streß führt unmittelbar zur Degeneration der Herzgefäße, etwa in Form von Arteriosklerose und Bluthochdruck. Liebe dagegen bringt die Körperchemie wieder in Ordnung, indem sie die Hormonzentren aktiviert und dazu anregt, den physischen Körper zu schützen; außerdem wird dadurch unser geistiges und seelisches Leben harmonisiert.

Bei häufiger Ejakulation verliert die Sexualität einen Großteil ihrer Vorzüge, und schließlich kommt es zu einem Verlust der Vitalität. Wer sexuell in großem Stil seine Energie vergeudet, verliert an Lebenskraft. Die physischen Schäden des Essenzverlusts werden nur bei Paaren und Einzelpersonen weitgehend gemildert, die eine starke emotionale und geistige Liebe in sich erzeugen und aufrechterhalten.

Findet ein Paar in jahrelanger Ehe zu einer vertieften gemeinsamen Harmonie, so wird es einen Teil seiner Sexualessenz intuitiv bewahren. Das wird übrigens von Untersuchungen der Versicherungswirtschaft bestätigt: Verheiratete Paare leben länger als Alleinstehende. Gemeinsam können zwei Menschen den Streß des Lebens oft besser ertragen als allein, weil sie ein besseres Gleichgewicht von Yin und Yang erzielen. Schon der bloße Liebesakt selbst transformiert niederes Chi und Ching in feinere geistige Substanz. Die taoistischen Methoden der Höherentwicklung geschlechtlicher Energie sind kraftvolle Hilfen für Menschen, die diesen «Pfad des Herzens» gehen wollen.

In Chicago gibt es eine Gruppe älterer Menschen, die rituelle Sexualität praktizieren, um ihre Vitalität zu bewahren. Diese Gruppe, die sich «Sexy Senior Citizens» nennt, ist unbewußt die Erbin einer Vielzahl vergleichbarer Gesellschaften des Ostens, die jahrtausendelang die taoistischen Methoden der Chi-Kultivierung lehrten.

Im Alter verlieren alle körpereigenen Systeme an Effizienz, darunter auch das Hormonsystem, das wichtige elektromagnetische Reaktionen regelt. Nimmt die Hormonausschüttung ab, wird auch der Körper schwächer. Die Zusammenhänge zwischen Hormonen, Sexualität und Altersverfall sind noch nicht völlig erforscht. Doch sind mittlerweile viele Forscher, die sich an vorderster Front mit diesem Thema befassen, zu der Überzeugung gelangt, daß die das Wachstum und die Geschlechtsreife steuernden Hormone auch beim Altern eine kritische Rolle spielen. Diese Hormone werden in der Hirnanhang- und in der Schilddrüse sowie in den Keimdrüsen erzeugt.

Die Hoden haben eine doppelte Funktion: Abgesehen davon, daß sie das Sperma produzieren, erzeugen sie auch männliche Hormone, darunter das Testosteron. Die Sertoli' Zellen in den Hoden produzieren ein weiteres Hormon, das sogenannte Inhibin oder X-Hormon. Vermeidet man die Ejakulation, so gelangen diese Hormone in den Blutkreislauf und werden in alle Teile des Körpers befördert.

Es gibt eine große Zahl von Hinweisen, daß harmonische sexuelle Aktivität und Verzögerung des Altersprozesses in direktem Zusammenhang miteinander stehen. Liebevolle Sexualität stimuliert eine hochqualitative Hormonausschüttung. Die dadurch ins Blut gelangenden Hormone scheinen den Alterungsprozeß merklich aufzuhalten. Bei der taoistischen Praktik erzeugt man ungewöhnlich hochwertige, wirkungsvolle Hormone, weil man die Energie direkt auf die endokrinen Drüsen konzentriert und sie wesentlich stärker stimuliert als sonst. Da die hormonale Energie dabei ständig im Körper zirkuliert, anstatt ejakuliert zu werden, stellt der erfolgreiche Schüler dieser

Abbildung 9
KÖRPERHÖHLEN

Sexual-Kung Fu füllt die Schädelhöhle mit Chi. Diese fließt über und erfüllt andere Körperhöhlen mit Lebenskraft, bremst den Alterungsprozeß und stärkt die körpereigene Abwehr (Immunität) gegen Krankheiten.

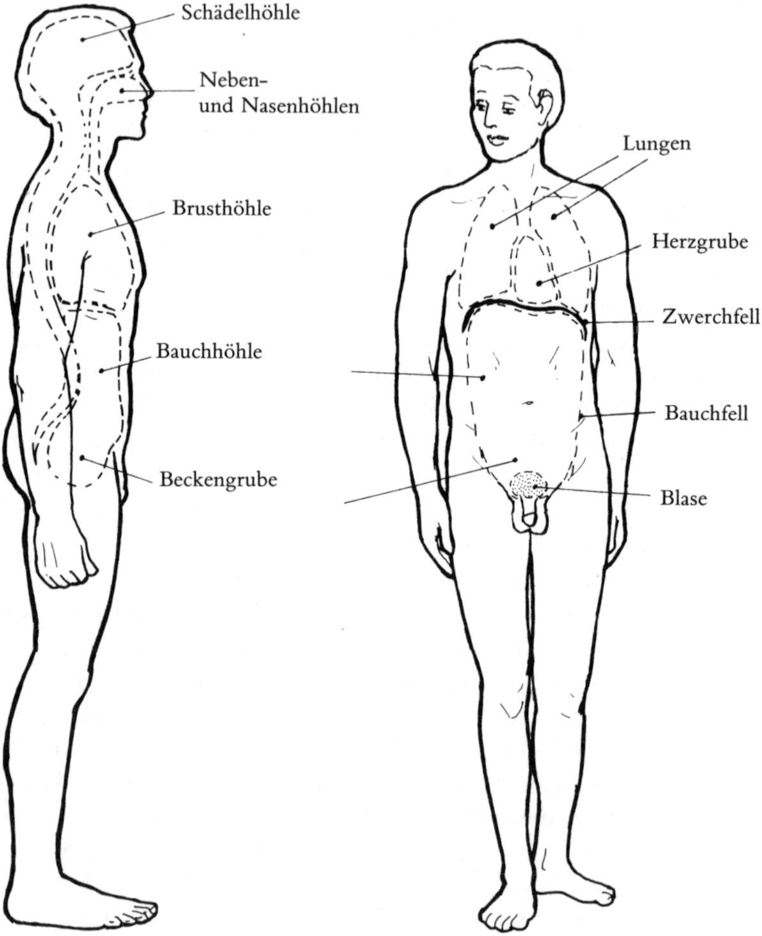

Liebeslehre fest, daß er immer größere Energiemengen zur Verfügung hat, je älter er wird.

Durch das verstärkte Kreisenlassen der Sexualenergie wird auch das Chi im körpereigenen Speichersystem umverteilt. Mit zunehmendem Alter vergrößern sich unsere Körperhöhlen und füllen sich mit Fett oder verschiedenen Abfallstoffen, welche den Alterungsprozeß beschleunigen und die Qualität unserer letzten Lebensjahre senken. Mit der taoistischen Methode zieht man Sexualenergie aus den Hoden und füllt Schädel- und Rükkenhöhlen mit Ching. Sind diese damit gefüllt, fließt es über und durchströmt Brust- und Bauchhöhlen mit lebensverjüngender Kraft.

Die körpereigenen Speicherbecken des Chi liefern das Rohmaterial, um den Körper immun für Krankheiten zu machen; eine Methode, die von den Taoisten als «Innere Alchemie» bezeichnet wurde. Dieser Prozeß der Entwicklung des «Elixiers der Unsterblichkeit» oder der «Unsterblichkeitspille» läßt sich biologisch so beschreiben, daß die Lebenskraft des Körpers zunächst gespeichert und schließlich zu ihrem Ursprung zurückgeführt wird. Das Chi wird aus diesen Speicherbecken innerhalb der Körperhöhlen zu den innersten Zentren des Hirns und der Knochen geleitet. Große Meister des Tai Chi Chuan und anderer verinnerlichter Kampfkünste sind mit der Methode der Verlagerung des Chi ins Knochenmark wohlvertraut. Sie wissen darum, daß die Muskelkraft dem Alterungsprozeß nicht standhalten kann, daß Knochen jedoch Tausende von Jahren überleben. Diese Praktik, die ich in einem späteren Werk über Eisenhemd-Chi Kung behandeln werde, beruht ebenfalls auf der Bewahrung der Samenkraft.

Neuere wissenschaftliche Untersuchungen zeigen die Bedeutung des Knochenmarks für die Krankheitsbekämpfung durch die Erzeugung weißer Blutkörperchen. Vielleicht wird die Wissenschaft eines Tages den Stand der alten Tao Meister erreichen und den ganzen Zusammenhang zwischen gesunder Sexualität, Hormonen und Knochenmark bei der Bekämpfung des Alterungsprozesses und verschiedenster Krankheiten erkennen.

Tod und Sexualität in der Natur

«... Hat der lebendige Organismus, ob er nun pflanzlicher oder tierischer Art sein mag, sein Ziel erreicht, nämlich den neuen Samen, dann fällt er selbst dem Verfall anheim.»

Schwaller de Lubicz, The Temple in Man

Die Natur erhält die Arten durch die Sexualität. Im männlichen Samen konzentriert sie die essentiellen Elemente des Vaters. Alle Lebensformen kennen das Prinzip der elterlichen Aufopferung für ihre Nachkommen, von der Amöbe bis zum Walroß, von der Gottesanbeterin bis zur Orchidee.

Die Verbindung von Tod und Fortpflanzung läßt sich besonders an der kurzen Lebensspanne des Kleinen Nachtpfauenauges aufzeigen. Dieser große Falter fliegt viele Kilometer über Land, um sich einen weiblichen Paarungspartner zu suchen: «Das berühmte Prinzip des Lebenskampfes wird hier zum Kampf des Leben-Gebens, des Kampfes, zu sterben. Obwohl diese Insekten drei Tage überleben können, während sie ihr Weibchen suchen, finden sie sofort nach der Befruchtung den Tod.»*

Auch Pflanzen unterliegen diesem Gesetz. Hat eine Pflanze Samen oder Frucht hervorgebracht, stirbt sie entweder ab, oder sie tritt in eine Phase der Nichtaktivität ein. Gärtner wissen, daß eine Pflanze, die man daran hindert, Samen zu entwickeln, ihre gereiften Gefährten überdauert. Die meisten fruchttragenden Bäume bringen erst nach fünf oder zehn Jahren Frucht hervor. Während dieser Zeitspanne verwenden sie ihre gesamte biologische Kraft darauf, ihr Gewebe wachsen zu lassen und es zu stärken.

Später teilen Pflanzen ihre Lebenskraft zwischen Gewebeerhaltung und Fortpflanzung auf, und im Alter benötigen sie dann alle verbliebenen Energien für das Überleben. Sie entziehen dem Geschlechtlichen ihre Kraft und tragen keine Frucht mehr.

Bestimmte männliche Insekten können ihre Lebensspanne um ein Mehrfaches verlängern, indem sie ihren Samen einfach nicht

* Carlos Suares, *The Cipher of Genesis* (Shambhala 1978).

verlieren. Man könnte nun zwar einwenden, daß das Liebesleben der Insekten keine Bedeutung für das unsrige hat, und doch sind Insekten wahre Meister sexuellen Einfallsreichtums und geschlechtlicher Effizienz. Sie stellen über die Hälfte allen tierischen Lebens auf unserem Planeten, und was erotische Vielfalt angeht, so übertrumpfen sie jeden Menschen. Gegen das Liebesleben der Insekten wirken der Marquis de Sade, der Heilige Antonius und David Bowie wie eine Truppe Pfadfinder, die zum ersten Mal die Sexualität entdeckt haben.

Insekten arbeiten mit größter Intensität am Netz ihres Lebens. Ihre Kraft, ihren eigenen Lebensstil durchzusetzen, erkennt man an ihrer großen Zahl, ihrem gigantischen Alter und an der Vielfalt ihrer Lebensräume, Formen und Gewohnheiten. Die Vergöttlichung des Staates im marxistischen Sozialismus ist nur ein matter Abklatsch der Insekten-Fähigkeit zur Organisation von Kollektiven. Anstatt sie zu vernichten, würde ein Atomkrieg ihnen vielmehr eine ungewöhnliche, seltene Gelegenheit bieten, neue Organe zu entwickeln und eine reiche Vielfalt neuer Lebensformen entstehen zu lassen.

Der Fortpflanzungsakt wirkt auf alle Lebensformen erschöpfend und entzieht ihnen lebenswichtige Energien. Die Nachkommen werden aus körpereigenen Nahrungsspeichern ernährt, um ihr neues Leben zu stabilisieren. Dabei leiden die Vitalorgane am meisten, weil sie die dichteste Nährstoffkonzentration aufweisen. Beim Menschen ist das Opfern der weiblichen Körperenergie in der Phase bis zur Geburt unvermeidlich, und auch der Mann muß seine Samenkraft mindestens einmal preisgeben, um das weibliche Ei zu befruchten.

Das Wesen der Natur rechtfertigt dieses Opfer, denn ihr Ziel, das Leben zu vermehren, wird erreicht. Sie will, daß das Alte dem Neuen Platz macht. Nur der Mensch kann von allen stofflichen Wesen dem Willen der Natur trotzen. «Weder Entfernungen noch die Gefahren langer Reisen, noch die der Annäherung kann die Instinkte (im Tierreich) in die Irre führen. Beim Menschen, der manchmal die Kraft hat, sich dem Diktat seiner Sexualität zu widersetzen, kann dieser Ungehorsam positive Folgen haben.

Die Keuschheit kann auf den Menschen wie ein Transformator wirken, der unverbrauchte sexuelle Energie in intellektuelle oder soziale Energie umwandelt. Bei den Tieren ist diese Umpolung physiologischer Wertigkeiten unmöglich.»*

Gerade die Möglichkeit, unsere instinkthaften und im wesentlichen tierischen Sexualenergien in etwas Höheres umzuwandeln, macht uns zu Menschen und potentiell göttlich. Verfehlen wir, unsere Sexualenergie zu transformieren, verfehlen wir auch die Aufgabe, unser größtes menschliches Potential zu erschließen und zu verwirklichen. Aus diesem Grund stellt der unbewußte Geschlechtsakt mit der Ejakulation des männlichen Samens eine Art «kleinen Tod» dar, wie man ihn so oft im Tier- und Pflanzenreich beobachten kann. Bei jeder Ejakulation finden zwei- bis fünfhundert Millionen Spermien den Tod, und die gleichzeitige Vergeudung subtiler Energie ist noch viel größer, als diese gewaltigen Zahlen ahnen lassen.

Führt der vergossene Samen im Mann zu einer Art Wiedergeburt oder empfängt die Frau dadurch neues Leben, so steht dieser Verlust oder Tod im Einklang mit der Natur. Doch ohne eine Transformation dieser «Mini-Tode» in einen liebevollen Austausch, in Liebe, in ein Kind oder in höheres Bewußtsein, wird der Geschlechtsakt zu einem reinen Morden der im Samen enthaltenen potentiellen Lebensenergie. Vielleicht liegt hier auch die wahre Verbindung zwischen Sexualität und Gewalt. Menschen, die sich radikal gegen Abtreibung und Empfängnisverhütung stellen, könnten ihre Kampagnen ebensogut gegen Männer führen, die ihre potentielle Lebenskraft durch unnötige Ejakulation töten.

Obwohl die Taoisten das Konzept der Sünde nicht kennen, würden sie vielleicht doch sagen, daß die Menschheit deshalb in ihren gegenwärtigen geschwächten seelischen Zustand geraten ist, weil sie jahrtausendelang ihre Sexualenergien vergeudet hat. Die chinesische Mythologie erzählt von einem goldenen Zeitalter, in dem alle Menschen in Harmonie mit der Natur gelebt und ihre Samenenergie ebenso natürlich und mühelos transformiert

* Suares, *a.a.O.*

haben, wie wir heute atmen. Es ist unwichtig, ob diese Legende objektiv «wahr» ist oder nicht – ihr wahrer Kern zeigt, daß der Mensch zu einer weitaus höheren Existenzstufe fähig ist, als er annimmt. Diese Geschichte weist verblüffende Parallelen zur biblischen Legende von Adam und Eva auf, die aus der Gnade fielen, nachdem sie von der verbotenen Frucht sexueller Liebe gekostet hatten. In diesem Sinne ist es das Ziel der taoistischen Liebespraktik, das verlorengegangene Paradies, das noch immer in jedem Menschen schlummert, wiederherzustellen, Mann und Frau zu ihrer ursprünglichen Natur zurückzuführen.

Die Hauptfunktion der Sexualität in der Natur besteht darin, neues Leben zu erschaffen und die Art zu erhalten. Doch ist die Menschheit unserer Tage so fruchtbar gewesen und hat sich derart vermehrt, daß wir vor einer Überbevölkerung stehen nebst den diese begleitenden Umweltkatastrophen. Der Mißbrauch sexueller Kraft durch wahllose Fortpflanzung hat die Menschheit an den Rand einer globalen Krise getrieben. Dadurch wurde die Kriegsgefahr erheblich verstärkt, was eines Tages möglicherweise zur gänzlichen Ausrottung unserer Art führen könnte.

Abgesehen von bestimmten Insektenarten und höheren Primaten, pflegen die meisten Tiere sexuellen Verkehr ausschließlich zum Zwecke der Fortpflanzung. Das Weibchen empfängt das Männchen nur während bestimmter Paarungsperioden, die insgesamt einen recht kleinen Anteil an der ganzen Lebensspanne des jeweiligen Tiers haben. Es ist offensichtlich, daß die Sexualität für den Menschen eine andere Rolle spielt als für das Tier; deshalb ist es auch so wichtig, daß Männer wie Frauen darüber aufgeklärt werden, welche Möglichkeiten ihnen die Sexualität für ihre eigene Weiterentwicklung bietet und wie ihnen auf diese Weise geholfen werden kann, das Gleichgewicht der Natur wiederherzustellen.

4. Kapitel

Die Ökonomie des Sexus

«Der Mann kann nicht ohne die Frau sein, und die Frau kann nicht ohne den Mann sein. Wenn du meinst, Geschlechtsverkehr sei ein isolierter oder von allem anderen abgetrennter Akt, so gefährdet dies die Langlebigkeit und läßt jede nur erdenkliche Krankheit aufkeimen.»

aus der *Rezeptur für die Herstellung des Unschätzbaren Goldes*
Sun S'su-Mo, ein Arzt, der 101 Jahre alt wurde

Jeder Mensch wird mit einer bestimmten Menge unschätzbarer, lebenswichtiger Chi-Energie geboren. Manche erhalten mehr als andere, doch gehen wir der Einfachheit halber davon aus, daß der Durchschnittsmensch mit einer Vitalitätssumme von etwa $ 1 000 000 zur Welt kommt. Im Laufe eines Lebens wird diese Million «Dollar» an Lebenskraft verbraucht. Manche Menschen gehen weise damit um, werden über 80 und 90 und bleiben dabei gesund. Ist man noch jung, verbraucht man diese Energie schneller, weil man sich nicht vorstellen kann, daß eine solch gewaltige Menge jemals zu Ende gehen könnte.

Die meisten Menschen geben in unserer Konsumgesellschaft mehr aus, als sie verdienen. Sie verschulden sich bis über beide Ohren, weil sie glauben, später alles wieder zurückzahlen zu können. Gelingt es nicht, gehen sie entweder bankrott oder müssen eine Zeitlang den Gürtel enger schnallen. Bei falscher Lebensweise geschieht das gleiche mit der Lebensenergie. Der Preis, den wir dafür zahlen, besteht aus mangelnder Lebensfreude, aus Krankheit und Tod.

Nehmen wir an, daß ein Mann täglich etwa 100 Einheiten

zusätzliche Lebenskraft durch Atmen, Essen und Ruhen aufnimmt. Durch schlechte Ernährungsgewohnheiten, Rauchen, Völlerei, Überarbeitung, Angst und Sorge, konstitutionelle Schwäche, Drogenmißbrauch und häufigen Verlust lebenswichtiger Sexualsäfte gibt er 125 Einheiten am Tag wieder aus. Um die überzähligen 25 Einheiten überhaupt ausgeben zu können, muß er ständig sein «Kapital» angreifen, indem er sich Vitalität vom Gehirn und den Körperorganen borgt. Dieses räuberische Leben von der Substanz führt mit der Zeit zu geistiger und körperlicher Erkrankung und zum vorzeitigen Altern.

Bewahrt man dagegen die Sexualenergie, so kann man 125 Einheiten aufnehmen und gleichzeitig nur 100 Einheiten oder noch weniger abgeben. Das bedeutet, in die eigene körperliche, geistige und seelische Entwicklung zu investieren. Das Ungleichgewicht des eigenen Energiehaushalts läßt sich beheben, wenn man die katastrophal verschwenderische Kraftvergeudung durch Ejakulation vermeidet. Durch Umwandlung der bewahrten Sexualsäfte in höhere geistige oder spirituelle Energie erhält man einen «Zugewinn» von 25 Vitalitätseinheiten pro Tag. Man kann sich auch andere schädliche Dinge abgewöhnen und damit einerseits den Verlust mindern und andererseits den Gewinn steigern; doch kein Einzelfaktor ist so erfolgversprechend wie die Sexualenergie.

Durch Ihre tägliche Arbeit haben Sie bereits einen großen Teil Ihrer Energie aufgebraucht. Wenn Sie dann noch ein paar Drinks und ein schweres Abendessen zu sich nehmen und danach beim Liebesakt lebenswichtige Samenflüssigkeit ejakulieren, haben Sie über Ihre Verhältnisse gelebt und vorzeitig Ihre Energie vergeudet. Manche Menschen würden zwar behaupten, dies sei ein wohlverbrachter Tag, da sie sich nichts Besseres im Leben vorstellen können, auf das es sich lohnen würde, Energie zu verwenden. Doch wenn Sie fortwährend von der Substanz leben, werden Sie vielleicht eines Tages aufwachen und das Leben gründlich satt haben; oder Sie erkranken an Arthritis oder an Krebs; oder Sie wachen überhaupt nicht mehr auf! Dann haben Sie Ihr Lebenskapital vorzeitig verschwendet. Vielleicht müssen Sie in einem so frühen Alter sterben, daß es Ihnen «ungerecht» vorkommt, oder was noch schlimmer wäre, Sie vegetieren Ihre letzten Lebensjahre mit stark beeinträchtigten geistigen und körperlichen Kräften dahin.

Ich bin ein Taoist, der mitten im zwanzigsten Jahrhundert in der Nähe von New York lebt und ein äußerst beschäftigtes Leben führt. Ich habe eine Frau und ein enorm lebhaftes kleines Kind. Ich besitze einen Computer, fahre Auto im Stadtverkehr, unterrichte Hunderte von Schülern und nehme einen sehr gedrängten Terminplan wahr, der mich quer durch die Vereinigten Staaten führt. Ich weiß aus eigener Anschauung, daß man ein reiches, erfülltes Leben führen kann, ohne sich dabei zu verausgaben, und viele meiner Schüler können es auch. Je mehr man seine Chi-Energie durch tägliche Praxis pflegt und entwickelt, um so leichter fällt es einem, verbrauchte Energie durch neue zu ersetzen und sogar noch einen Überschuß zu erhalten.

Wenn Sie sich natürlich für einen einfacheren Lebensstil entscheiden, werden Sie viel schnellere Fortschritte machen. Aus diesem Grund ziehen es viele Taoisten vor, in den ruhigen Bergen zu leben. Doch kann man sein Leben überall auf der Welt nach denselben taoistischen Prinzipien führen. Das Universum ist äußerst reich und freigebig, wenn man gelernt hat, im Einklang mit ihm zu leben. Die Sexualenergie ist eine der üppigsten Gaben, welche die Natur uns beschert hat. Leider werfen die meisten Menschen sie achtlos fort, ohne den wirklichen Wert dieses kostbaren Schatzes zu erkennen.

Je bewußter die Menschen von heute mit ihrer eigenen Gesundheit umgehen, um so mehr streben sie auch danach, ihren Lebensstil zu ändern. Viele haben erkannt, daß sie bisher ein destruktives Leben geführt haben – glücklicherweise bevor es zu spät war. Ob sie nun joggen oder Tanzunterricht nehmen – auf jeden Fall möchten sie sich ein Programm zur Lebenserhaltung erschaffen. Zunächst werden sie dabei noch die Zinsen für das Vitalitätskapital zahlen müssen, das sie ihrem Geist und Körper im Übermaß entzogen haben. Nach einer Weile können sie dann bereits Zins und Tilgung bezahlen, je mehr Energie sie erzeugen und bewahren. Von diesem Punkt an können sie den

Weg zur Weiterentwicklung ihrer Chi-Energie zum ursprünglichen Geist antreten.

Bleiben Sie realistisch in Ihren Erwartungen! Möglicherweise haben Sie schon mehr Vitalkraft verschwendet, als Sie entbehren konnten. Um diese zurückzugewinnen, bedarf es der Konzentration und Geduld. Man kann mühelos $ 100 000 in einer Stunde ausgeben, braucht aber ein ganzes Jahr, um eine solche Summe wieder zu verdienen. Ein ernstes körperliches oder seelisches Trauma, ständiger Drogengebrauch und häufiges Ejakulieren stellen alle eine Riesenverschwendung dar. Viele junge Leute glauben über unbegrenzte Energien zu verfügen. Sie spielen mit ihrer Lebensquelle, als ginge es ihnen um eine wahre Orgie des Ausgebens.

Viele ältere Menschen, die scheinbar völlig gesund sind, taumeln in Wirklichkeit am Rand eines ernsten Zusammenbruchs entlang. Nur anerzogene Willenskraft und Selbstdisziplin läßt sie noch durchhalten. Gehen sie dann zum Arzt – vielleicht aus dem unbewußten Wissen um ihren wirklichen Zustand –, verbietet er ihnen plötzlich jede Anstrengung. Häufig brechen diese Menschen dann innerhalb der ersten paar Tage erzwungener Ruhe zusammen, weil der dünne Faden der Willenskraft, der sie bisher noch in Gang gehalten hatte, plötzlich durchtrennt wurde. Dann sagen ihre Freunde Dinge wie: «Ich kann's kaum glauben! Gestern wirkte er doch noch so kräftig wie ein Stier!» Wenn Sie lernen, Ihr Konto innerhalb der Ökonomie des Sexus auf einem ausgeglichenen Stand zu halten, stellt dies den vernünftigsten Schritt zur Vermeidung derartiger Szenen in Ihrem Leben dar!

Der jugendliche Zorn der sexuellen Frustration

Eines der Themen, die mich besonders berühren, ist die Frustration der Jugend in unserer Gesellschaft. Von der Qualität des Denkens und Tuns der Jugend hängt es ab, ob unsere Zivilisation überleben oder untergehen wird. Die meisten männlichen Jugendlichen interessieren sich mehr für Sex als für irgend etwas anderes im Leben. Das ist auch ganz natürlich, denn ihr Körper leistet anstrengende Überstunden, um Milliarden von Samenzellen zu produzieren. Frauen können sich nicht vorstellen, wie intensiv diese Erfahrung ist. Ihr Energierhythmus verteilt sich ausgewogener über den monatlichen Menstruationszyklus.

Diese starke Betonung männlicher Energie ist eine ganz natürliche Manifestation der universalen Yang-Energie. Es steht auch völlig im Einklang mit der Natur, daß sich in dieser Phase die traditionelle romantische Liebe entwickelt. Findet die expandierende Yang-Energie eine empfängliche Frau, die sie umhegt, so kann die Liebe zwischen beiden reifen und zu einem langsamen Erwachen der spirituellen Entwicklung führen. Das Problem der Sexbesessenheit entspringt einer materialistischen Gesellschaft, die den Wert der körperlichen Sexualität so sehr betont, daß die Menschen ihr ganzes Leben unreif bleiben und einem rein lustbetonten Bild der Sexualität hinterherjagen. Sie erschöpfen sich und behindern ihre Entwicklung, indem die Begierde sie so stimuliert, daß sie ihre Samenkraft beschleunigt verlieren.

Je heftiger ein Jugendlicher nach der Lust greift, um so sicherer entzieht sie sich ihm. Voller Frustration suchen viele Jugendliche mit wachsender Wut nach dem Vergnügen – eine Suche nach ihrer Identität, die in Masturbation und Promiskuität endet. Je öfter sie ihren Lebenssamen vergießen, um so leerer werden sie innerlich, trotz der vorübergehenden Befriedigung in dem Augenblick, in dem die Lebenskraft aus ihren Lenden strömt. Ungezügelte sexuelle Gier kann die zerbrechliche Identität eines jungen Menschen vernichten und ihn mit dem Mob-Bewußtsein verschmelzen, das von der kommerziellen Sex-Industrie kultiviert und in den sexualisierten Medien weidlich ausgebeutet wird. Die höhere Vitalenergie, die eigentlich seine wahre Mitte nähren sollte, dient dem Jugendlichen statt dessen dazu, das Lustbett seiner leeren Phantasie zu beflecken. Danach ist er ausgelaugt, und es bleibt ihm nichts mehr. Werden solche Exzesse nicht rechtzeitig korrigiert, wird dies zu seiner spirituellen Zerstörung führen. Dieser Typ von jungem Mann wird ständig Schwierigkeiten in seinen Beziehungen zu Frauen haben, weil in ihm nur innere Leere ist, ein Un-Verstehen seiner selbst und des weiblichen Pols seiner eigenen männlichen Energie.

Aus demselben Grund neigen Jugendliche auch zum Fanatismus, ob dieser nun politisch oder religiös geprägt sein mag. Maos Rote Garden stellten nur eine von vielen jugendlichen Gruppen dar, die den spezifischen Faschismus ihres jeweiligen Anführers propagierten. Das heutige Gedeihen einer Unzahl von Sekten und Kulten in den Vereinigten Staaten und anderen Ländern des Westens ist ein wichtiger Hinweis darauf, daß die Jugend unfähig ist, die Leere des eigenen Lebens mit Hilfe der materiellen Werte, die inzwischen zum kulturellen Standard geworden sind, auszufüllen. Wird das zerbrechliche Band zu seiner sich gerade erst entwickelnden Erwachsenen-Identität durch Mangel an Liebe oder gesellschaftliche Fürsorge beschädigt oder zerrissen, so bleibt dem Jugendlichen nur noch die Gruppenpsyche, um seinem Leben Sinn zu geben. Dieser Gruppengeist bietet ihm die Erfüllung, nach der seine Hohlheit sich sehnt. Da die Natur jedes Vakuum verabscheut, verabscheut auch diese innere Leere sich selbst.

Diese Bemerkungen richten sich ebenso an die Erwachsenen in unserer sexbesessenen Gesellschaft. Viele von ihnen suchen verzweifelt nach der Identität, die ihr Geburtsrecht darstellt – wenn sie nur wüßten, wie sie dieses Erbe antreten können. Würden sie davon erfahren, welche Rolle die geschlechtliche Liebe in ihrer persönlichen Evolution spielt, wäre dies schon eine große Hilfe bei der Behebung dieser Exzesse. Die unmittelbarste Lösung dafür wäre die Aufklärung über die Weiterentwicklung aller Arten von Chi, insbesondere aber die der Sexualenergie. Jugendliche werden ihr sexuelles Verlangen niemals aufgeben, aber es ist wohl keineswegs abwegig zu vermuten, daß viele von ihnen sich dafür interessieren würden, wie sie besser damit umgehen können, wenn man es ihnen beibrächte.

Sex und Hochleistungssport

Unter Profitrainern in der Welt des Sports gibt es den weitverbreiteten Glauben, daß ein Sportler, der in der Nacht vor einem großen Wettkampf sich sexuell betätigt, an Leistungskraft verliert. Dieses Thema gilt als äußerst kontrovers. Wenn man die derzeit gängigen Meinungen untersucht, kommt man zu keinem eindeutigen Ergebnis. Clive Davis, der Herausgeber des *Journal of Sex Research,* gelangte zu dem Schluß: «Man findet immer genug Anekdotenmaterial, um jede beliebige Auffassung zu untermauern, aber weder die eine noch die andere Meinung läßt sich medizinisch wirklich beweisen.»

Spitzenboxer gehören zu den Sportlern, die oft am lautesten verkünden, daß man die Naturgesetze nicht übertreten könne, ohne dafür einen hohen Preis zu bezahlen. Ken Norton gab eine öffentliche Erklärung ab, daß er vor seinem ersten Kampf gegen Muhammed Ali acht Wochen lang enthaltsam gelebt habe, um auch bei späteren Kämpfen gegen Ali das gleiche zu tun. «Bei meinen ersten 10 oder 11 Kämpfen habe ich gemerkt, daß es mir geschadet hat, wenn ich vorher nicht enthaltsam gelebt hatte.» Norton sagte, daß seiner Meinung nach 9 von 10 Boxern während des Trainings für eine gewisse Zeit der Sexualität entsagen. Joe Frazier, der ebenfalls gegen Muhammed Ali kämpfte, äußerte sich sehr eindeutig über die negativen Wirkungen der ejakulatorischen Sexualität: «Wenn man vor einem Kampf herummacht, dann hat man hinterher keine Energiereserven mehr übrig.»

Gerüchten zufolge soll Muhammed Ali vor seinen Kämpfen manchmal bis zu einem Jahr strikteste sexuelle Enthaltsamkeit gepflegt haben. Doch hat er dies nicht selbst öffentlich erklärt, weil er seine Trainingsmethoden geheimzuhalten pflegt.

Der taoistische Zugang zur Sexualität kann das Dilemma des Hochleistungssportlers lösen, der sich zwischen seinem Wettbewerbsvorteil und seiner Frau entscheiden muß. Wenn er die Geheimnisse der Bewahrung und Transformation sexueller Energie erlernt hat, kann der Athlet sich an beidem erfreuen. Nach dem taoistischen Liebesakt kommt es zu einem erheblichen Anstieg der Energiereserve, weil der Mann nicht nur seine eigene Samenkraft bewahrt hat, sondern zusätzlich eine hohe Dosis ebenso kraftvoller Yin-/Erd-Energie seiner Liebespartnerin aufgenommen hat. Jeder Sportler, der den Drang zur Ejakulation seiner Lebenskraft bezwingen kann, tut damit einen großen Schritt auf dem Wege zur Selbstbemeisterung und zur Meisterschaft in seiner sportlichen Disziplin. Ihm ist es möglich, nach einer Nacht ekstatischer Liebe mit einem Gefühl der Leichtigkeit und Tatkraft aufzuwachen, geladen mit Energie. Das ist etwas ganz anderes als die angenehme Ermattung, die dem ejakulatorischen Sex so oft folgt.

Manche männlichen Athleten behaupten allerdings, daß Liebe mit Ejakulation in der Nacht vor einem Wettkampf ihre sportliche Leistung sogar steigert. Meist hat dies einen ganz einfachen Grund: Der Sportler hat vor dem Wettkampf zu viel nervöse Energie, und der Liebesakt entspannt ihn. Seine überschüssige Energie hemmt seine sportliche Leistungsfähigkeit. Die Ejakulation kann diese Spannung lösen. Dadurch werden seine Koordinationsfähigkeit und seine Aufmerksamkeit beim Wettkampf am nächsten Tag gesteigert, und er kann eher gewinnen. Das stimmt völlig mit der taoistischen Auffassung überein, daß der Liebesakt Körper, Geist und Seele in harmonischen Einklang bringen soll. Große Mengen unverarbeiteter Chi-Energie im physischen Körper sind völlig nutzlos, wenn sie nicht auf harmonische Weise mit Geist und Seele in Einklang gebracht werden.

Professor Mark Anshel von der University of New Mexico hat sich eingehend mit der Sexualität von Sportlern befaßt. Er stellte fest, daß viele Trainer ihre Sportler ganz bewußt sexuell frustrieren, in der Hoffnung, dadurch ihre Triebkraft gegen ihre Wettkampfgegner zu lenken. «Doch reagieren nicht alle Menschen auf dieselbe Weise auf Frustration», wirft Anshel ein. «Indem sie jede sexuelle Betätigung verbieten, können diese Trainer (oder auch die Sportler selbst; Guillermo Vilas, das argentinische Tennis-As, hat zugegeben, einmal ein ganzes Jahr enthaltsam gewesen zu sein, um seine Spieltechnik zu verbessern) auch durchaus negative Persönlichkeitsäußerungen erzwingen wie etwa Zorn oder das Gefühl der Isoliertheit.»

Die Taoisten haben die Sexualität seit Urzeiten dazu verwendet, körperliches, emotionales und geistiges Ungleichgewicht zu beheben, was gerade Sportlern dabei helfen kann, zu optimaler Leistungsfähigkeit zu gelangen. Die Taoisten waren selbst Kampfsportler und wußten, daß das Geheimnis des Sieges darin bestand, körperliche Disziplin zu halten und dem Gegner ein überlegenes Selbst-Bewußtsein entgegenzustellen. Aus diesem Grund haben sie auch ihre Chi-Energie kultiviert und sich davor gehütet, ihren Samen an die Frau zu verlieren. Die taoistische Praktik des «Sexual-Kung Fu» wird unter Kampfsportlern eifersüchtig geheimgehalten, damit ihre Gegner nicht davon erfahren und stärker werden als sie selbst. Der Sportler von heute kann nun auch die Vorteile dieser Praktik genießen, wie es taoistische Kampfsportler, Schwertkämpfer und Tai Chi Chuan Spieler seit Hunderten von Jahren tun – nämlich die volle Freiheit, zu lieben, ohne an Leistungskraft oder Wettbewerbsvorteil einzubüßen.

Sexualität, Bindung und Ehe

Das Thema der Ehe ist zu umfassend und kompliziert, um in starre Regeln gepreßt zu werden. Zu manchen Menschen mag die Ehe passen, zu anderen wiederum nicht. Während ein Mann vielleicht heiratet und sein Leben lang glücklich ist, kann sein Bruder die Ehe als einzige Tortur erleben. Im Tao wird nichts jemals erzwungen; statt dessen strebt man nach Einklang mit dem Natürlichen, woraus eine beständige Harmonie zwischen Yin und Yang entspringt.

Die taoistischen Weisen hielten den zölibatären Mann nie für höherstehend oder reiner als den verheirateten. Beide haben die gleiche Chance, ihre tägliche Praxis der Höherentwicklung der Chi-Energie an ihre jeweilige Lebenslage anzupassen und auf diese Weise zur Vereinigung mit dem Tao zu gelangen. Wenn alle spirituell gesinnten Menschen im Zölibat lebten, würde die Gesellschaft darunter leiden, daß den Kindern nur minderwertigere elterliche Führung zuteil würde; dies wiederum würde zu einem Ungleichgewicht in der Welt führen.

Vom praktischen Standpunkt betrachtet, muß man feststellen, daß eine Ehe, besonders eine mit Kindern, eine ungeheure Menge Zeit und Energie in Anspruch nimmt, weshalb man sie auch nie unbedacht oder aus den falschen Gründen eingehen sollte. Zu diesen falschen Gründen zählt die Eheschließung aus äußerem gesellschaftlichem Zwang oder um die Wünsche anderer zu befriedigen, z.B. die der Eltern.

Die Entscheidung sollte vielmehr aus freien Stücken gefällt werden, sonst hat man später Schwierigkeiten mit ihren Folgen. Viele Männer heiraten, weil sie emotional unsicher sind und hoffen, bei einer Frau die ersehnte Sicherheit zu finden. Diese emotionale Unsicherheit hat oft mit einer Unsicherheit im Umgang mit der männlichen sexuellen Rollenerwartung zu tun. Sind Sie noch unverheiratet, empfehle ich Ihnen, die in diesem Buch beschriebenen Methoden des Umgangs mit Sexualenergie zu meistern, bevor Sie sich für eine Ehe entscheiden. Sie sollten auch möglichst die «Verschmelzung der Fünf Elemente» erlernen, um Ihre Gefühlsenergien ausgleichen zu können. Diese Praktik wird im Kapitel 18 beschrieben.

Doch stellt auch dies kein Wundermittel dar, mit dem emotionale Unsicherheit über Nacht behoben werden kann. Wenn Sie ganze Jahrzehnte darauf verwendet haben, sich unsicher zu fühlen und sich ebenso zu verhalten, müssen Sie schon eine Weile warten, bis sich dies ändert. Pflegen und entwickeln Sie ständig Ihre innere Energie und bringen Sie sie ins Gleichgewicht, dann werden Sie erstaunt sein, wie Ihre Gefühle die Gewalt über Sie verlieren werden und einem beständigen Gefühl innerer Verbundenheit und Selbstsicherheit weichen. Sie brauchen emotionales Verständnis nicht mehr bei einer Frau zu suchen; das ist eine Falle der Abhängigkeit, in die sehr viele Männer stolpern. Haben Sie erst die Quelle Ihrer Gefühle in den Chi-Bewegungen innerhalb Ihres Körpers entdeckt, werden Sie auch in der Lage sein, Ihr inneres Gleichgewicht zu wahren und Ihrer Partnerin dabei zu helfen, dasselbe zu tun.

Haben Sie sich so von sexuellen und emotionalen Zwängen befreit, werden Sie feststellen, daß Sie sich in Ihren Beziehungen zu Frauen ganz anders verhalten, daß Sie ein völlig neuer

Mensch geworden sind. Im Idealfall möchten Sie eine Frau über mehrere Jahre lang kennenlernen, bevor Sie mit ihr Kinder bekommen. Auf diese Weise erfahren Sie beide erst die subtilen Energierhythmen Ihrer Beziehung, bevor Sie Ihre Aufmerksamkeit auf das Großziehen von Kindern lenken. Konnten Sie bis dahin die Zweifache Höherentwicklung auf eine hohe Stufe führen, wird Ihnen dieses Band sehr dabei helfen, die Schwierigkeiten zu meistern, die Ihnen unweigerlich bevorstehen.

Viele Amerikaner und andere westliche Menschen verbleiben sexuell auf einer infantilen Stufe. Oft ist die Sexualität für sie kaum mehr als eine Art verlängerter Nahrungsaufnahme, ein Versuch, die Liebe im Außen zu finden, sie in sich aufzunehmen und auf kindische Weise die Sicherheit steter Befriedigung zu fördern. Das führt unweigerlich zur Eifersucht und ihren Abhängigkeiten, die so viele Beziehungen ins Chaos stürzt. Manche Menschen verwenden Jahre darauf, um festzustellen, ob sie geliebt werden; auf diese Weise zerstören sie sogar die bloße Möglichkeit, zu erhalten, wonach sie suchen. Dieser Typ destruktiver Sexualität ist nichts als ein ständiges Suchen im Außen nach Absicherung und Bestätigung. Derartige Unsicherheit kann unbewußte negative Emotionen schaffen, etwa Eifersucht und Schuldgefühle; sie kann auch zu Taten treiben, die bewußt unsere eigene Integrität verletzen, zum Beispiel Ehebruch. So hört man auf, im Jetzt zu leben, im Schöpferischen. Das Leben verkommt zu einer sklavischen Wiederholung von Lustübungen, von langen Perioden der Langeweile unterbrochen.

Es braucht keinen besonderen Scharfblick, um zu beobachten, wie das Leben vieler Paare nach einer Weile matt, schal, oberflächlich und nutzlos wird. Einer der Gründe liegt darin, daß der Mann bei der Liebesumarmung ejakuliert, auf diese Weise seine tiefste Vitalität vergeudet und seine Yang-Ladung erschöpft. Die Natur ist zwar großzügig und großmütig, doch nach Jahren der Ejakulation macht sich die Energie-Differenz als geschwächtes Sexualverlangen bemerkbar. Wenn das Paar dann nicht spontan den Willen findet, die gemeinsame Lebensenergie in eine höhere Stufe der Liebe umzuwandeln – ein Prozeß spiritueller Einstimmung, der den täglichen Verlust an Vitalenergie ausgleicht –, läuft die Beziehung Gefahr, zu einem Schatten ihres früheren, leidenschaftlichen Selbst zu verkümmern.

Durch die Ejakulation wird Energie, die wahre Freude und Erfüllung bringen könnte, spasmisch aus dem Körper geschleudert. Dieser Verlust begleitet jede Ejakulation. Mit der Zeit kann der Mann seiner Partnerin gegenüber Gefühle der Gleichgültigkeit oder des Hasses entwickeln. Er erkennt unterbewußt, daß er jedes Mal, wenn er in Kontakt mit ihr ist, seine höheren Energien verliert, die ihn sonst zu einem wahrhaft glücklichen Menschen machen könnten. Das kann zu einer schweren Krise führen. Während all der Jahre des Liebemachens und des gemeinsamen Lebens ist zwischen beiden ein starkes emotionales Band entstanden. Ein Großteil der männlichen Sexualenergie ist in die Erschaffung dieser Bindung geflossen, und der Mann kann einfach nicht verstehen, wie dieses Band immer noch existieren kann, obwohl er sich in der Beziehung so gelangweilt, verärgert und ermüdet fühlt.

Das Abflachen des sexuellen Verlangens zwischen Partnern, die regelmäßig zusammen sind, beruht vor allem auf einer Erschöpfung der Polarität, der sexuell-elektrischen Spannung. Die gegenseitige Anziehung kann erhöht werden durch Aufladen der positiven und negativen Pole der männlich-weiblichen Batterie. Manche Paare erreichen dies vorübergehend, indem sie getrennt Urlaub machen oder getrennt schlafen, oder sie finden andere Wege, das energetische Gleichgewicht aufrechtzuerhalten, etwa durch Freundschaften und Aktivitäten außerhalb der Beziehung. Ist die Polarität wiederhergestellt, fließt der Strom des Lebens zwischen den beiden Liebenden schneller und kraftvoller. Die Zweifache Höherentwicklung macht es dem Paar möglich, zusammenzubleiben und die Polarität ihrer Partnerschaft aufrechtzuerhalten.

Die Zweifache Höherentwicklung läßt Paare glücklich werden, indem sie die Partner lehrt, ineinander unerschöpfliche Freuden zu entdecken. Es gibt kein Naturgesetz, wonach Liebe mit der Zeit erkalten müßte. Die Methode der Bewahrung und des Austausches von Sexualenergie ohne Samenverlust hilft auch, einen der Hauptgründe für die Promiskuität (Partnerwechsel) zu beseitigen: die mangelnde Zufriedenheit mit dem eigenen Liebespartner.

Sie gibt ebenfalls die Lösung für ein anderes, in Ehen häufig vorkommendes Problem: nicht mehr genug Energie zu haben, um Schwierigkeiten zu besprechen und Auswege zu finden. Weil oft beide Elternteile berufstätig sind und versuchen müssen, sich in die Pflichten und Bürden der Kindererziehung zu teilen, brennen viele Beziehungen einfach aus. Die Partner haben keine Zeit mehr, sich zu lieben. Wenn der eine erregt ist, ist der andere bestimmt erschöpft oder schläft bereits. Mit den geheimen taoistischen Liebespraktiken können Mann und Frau die Sexualität wieder als belebend und verjüngend erfahren, als nie endende, faszinierende Reise in das subtile Reich des Chi-Austausches. Mit neuer Spannkraft und leichten Herzens können sie in die mühselige Routine des Alltags zurückkehren. Wenn Ihr Chi im Gleichgewicht ist und alle Meridiane durchströmt, werden die gewöhnlichsten Dinge mit einem Mal wieder interessant. Das Chi ist das Bindeglied, der «Leim», zwischen Körper, Geist und Seele. Bevor Sie es nicht vollkommen integriert haben, werden Sie sich unvollständig fühlen.

Das Tao lehrt, daß in jedem Menschen das Potential unendlicher Freude und grenzenloser Kraft verborgen ist. Durch die Höherentwicklung des Chi im männlichen Körper kann die Abhängigkeit von der Sexualität als emotionaler Nahrung nach und nach umgewandelt werden. Sie werden diese Tatsache erkennen und schätzen lernen, wenn Sie die Samenflüssigkeit einbehalten und sie in verfeinerter Form in das höhere Zentrum des Herzens leiten. Dann erfährt man die Fülle des Lebens noch lange, nachdem der Liebesakt beendet ist, und erlebt eine Feinfühligkeit, die jenseits der vorübergehenden Sinnesreizung zu einer ständigen Verbindung der Gefühle mit dem Liebespartner führt.

Wer das Tao eingehend studiert, wird erkennen, daß sich die Quelle aller Gefühle, auch die Quelle der weiblichen Anziehungskraft, in seinem eigenen Inneren befinden. Trotzdem taucht mit dem Auftreten der ersten Schwierigkeiten auch gleich die Frage auf: «Was bedeutet mir meine Bindung zu ihr?» Dieses Infragestellen kann sich jederzeit, auf allen Stufen der spirituellen Entwicklung oder der emotionalen Reifung innerhalb Ihrer Ehe, wiederholen.

Die höchste Verpflichtung, die ein Taoist eingehen kann, ist die gegenüber der Vermählung von Yin und Yang im Universum. Tatsächlich befinden sich Yin und Yang in ständiger Vereinigung, denn sie sind die beiden Pole desselben feinstofflichen Energiefelds. Die Verpflichtung des Taoisten besteht darin, ihre Vereinigung in seinem eigenen Leben bewußt zu erkennen und sich selbst (durch die Einfache Höherentwicklung) und seine Liebespartnerin (durch die Zweifache Höherentwicklung) mit diesem Bewußtsein zu «laden». Gelangt man bei der Höherentwicklung von Chi und Ching auf eine sehr hohe Stufe und werden die beiden mit Shien (Geist) integriert, dehnt sich das Bewußtsein noch weiter aus, vergleichbar mit der allumfassenden christlichen Liebe oder dem buddhistischen Mitgefühl gegenüber allen Wesen.

Der Unterschied liegt darin, daß ein Taoist dieses universale Bewußtsein in seinem Körper entwickelt und es zu einer erfaßbaren Erfahrung seines subtilen Chi-Energie-Feldes wird. So kann es zu keiner bloß abstrakten oder theologischen Liebesvorstellung kommen, der man sein Verhalten anzupassen versucht. Denn das ist unmöglich. Kein menschliches Wesen, das ganz geworden ist, das Körper, Geist und Seele miteinander integriert hat, kann mehr in das Korsett einer abstrakten Idee passen, und sei sie noch so edel wie die der Liebe.

Die Taoisten Chinas haben traditionsgemäß stets in Paaren oder in kleinen Gruppen gearbeitet, ob es sich nun um zwei Freunde handelte, um ein Schüler-Meister Verhältnis, um Mann und Frau oder um eine kleine Gemeinschaft von Adepten. Die verschiedenen Gruppen haben unterschiedliche Möglichkeiten erprobt und benutzt: Einige lebten strikt enthaltsam, andere bevorzugten offen die Zweifache Höherentwicklung zwischen Mann und Frau. Angesichts der starken Betonung der Sexualität in den Ländern des Westens und der weitgehenden Freiheit von gesellschaftlichen Zwängen, glaube ich, daß die Zweifache

Höherentwicklung hier ein wichtiger Entwicklungsweg für Paare werden kann. Westliche Menschen wachsen mit der Vorstellung auf, alles tun zu dürfen, was sie wollen. Es mißfällt ihnen, von Priestern oder Gurus hören zu müssen, daß die Liebe zur Sexualität schmutzig und sündhaft ist oder die Erleuchtung verhindert. So laßt sie ihre Sexualität genießen und das Beste davon nehmen; das ist alles Teil des Tao, und ihre Ehen werden gut sein, solange sie mit der Sexualenergie richtig umgehen.

Manche Männer und Frauen werden Liebesbeziehungen außerhalb ehelicher Bindungen vorziehen. Wenn sie dabei ein harmonisches Gleichgewicht zwischen Yin und Yang herstellen, ist ihre Verbindung ebenso heilig wie eine, die durch einen offiziellen staatlichen Stempel bestätigt wurde. Zum Abschluß noch eine Bemerkung über die Vorteile längerer Bindungen: Für gewöhnlich dauert es Jahrzehnte, bis man die eigene Chi-Energie bis zur höchsten Stufe des Shien verfeinert hat. Ebenso wird es Jahre dauern, bis Sie die subtilen Energien schätzen lernen, die Ihr weiblicher Liebespartner erzeugen und Ihnen für Ihre eigene Entwicklung zur Verfügung stellen kann. Es heißt, daß man sieben Jahre benötigt, um die körperlichen Rhythmen einer Frau kennenzulernen, sieben weitere Jahre, um mit ihrem Geist vertraut zu werden und schließlich nochmals sieben Jahre, um ihre Seele verstehen zu lernen. Seien Sie kein promisku̇öser Narr, der nicht genügend Geduld hat, die wahre Tiefe des Tao jemals zu ergründen.

Moralische Folgen des Samenverlusts

Stärken und Schwächen neigen deutlich dazu, sich zu verstärken: Die Schwachen werden immer schwächer, die Starken versuchen, noch stärker zu werden. Die Methode der Höherentwicklung der Sexualenergie hilft, selbstzerstörerische Tendenzen zu unterbinden, die durch die ihr zugrundeliegende Schwäche noch verschlimmert werden. Der Taoist achtet die in seiner Vitalflüssigkeit gespeicherte Energie als großen Schatz. Nach und nach wird die Vitalkraft in seinem Inneren sich jeder Art von körperlichem und charakterlichem Mißbrauch widersetzen.

Der durch die Ejakulation bewirkte Verlust beschränkt sich nicht auf den Bereich des Körperlichen, auch geistige und emotionale Funktionen werden stark beeinflußt. Hormonale Fitneß wirkt sich unmittelbar auf die Persönlichkeit und die Fähigkeit aus, schöpferisch zu denken. Der Verstand leidet unter dem Verlust des Testosteron, des Hormons, das in den Hoden erzeugt und mit der Ejakulation ausgestoßen wird.

Die chinesische Medizin hat schon vor langer Zeit beobachtet, daß heimtückische Verbrechen oft kurz nach einem Samenverlust begangen werden. Nach der Ejakulation befinden sich Mut und Tapferkeit meistens auf einem niedrigen Stand, man erschrickt leicht und reagiert gewalttätig. Darum kommt es nach einer Vergewaltigung auch häufig zu Mord und Verstümmelung.

Ebenso gibt es aber auch einen moralischen Effekt bei der Höherentwicklung der eigenen Sexualessenz, des Ching Chi. Das Yang-Feuer im Samen verbrennt innere Giftstoffe und erzeugt gleichzeitig eine wichtige, lebenserhaltende Substanz. Wer seinen Samen bewahrt und nicht verschleudert, wird einen immer größeren Respekt für alles Leben entwickeln.

Jeder kennt das Gefühl des Unwohlseins, wenn man mitansehen muß, wie jemand sein Kind in aller Öffentlichkeit mißhandelt, jeder hat schon den Blick eines hungernden Obdachlosen am eigenen Leib gespürt. Die Wut und die Verzweiflung anderer Menschen springt auf uns über und beeinflußt uns, ob wir es wollen oder nicht. Auf gleiche Art strahlen jeder unserer Gedanken und unser Tun so weit, wie die Schöpfung reicht.

Wer seine feinstoffliche Energie höherentwickelt, erfährt im eigenen Körper die Wahrheit der Tatsache, daß alle Lebewesen Teil desselben Lebens sind. Er und seine Geliebte fließen ineinander. Er weiß, daß im ganzen Bewußtseinsgewebe ein Lebewesen unentwegt das andere nährt. Indem er sich der Verbindung zu allen Wesen immer bewußter wird, stärkt er seine eigene Tendenz zur Selbstlosigkeit. Plötzlich wird er sich fragen: Warum sollte ich negative Gedanken in den einen Strom gießen, aus dem wir doch alle trinken müssen? In diesem Sinne ist jede liebevolle Energie eine kosmische oder göttliche Kraft. Wenn zwei Menschen einander bewußt lieben, weihen sie damit ihre Energien dem Wohlergehen der ganzen Menschheit. Diese Art der Liebe führt bei den Liebenden zu einer ganz besonderen Selbstlosigkeit und wird wiederum andere Menschen inspirieren, denen sie begegnen.

Während diese Einstellung zur Liebe keineswegs das alleinige Erbe der taoistischen Liebeslehre ist, können ihre Methoden zur Transformation der Sexualenergie jedoch die ausgestrahle Liebesenergie erheblich vermehren und stärken helfen. Nach taoistischer Auffassung kann der Mensch den Himmel nicht lenken. Er kann sich aber im Einklang mit den Gesetzen von Himmel und Erde bewegen und, indem er mit sich selbst im Einklang ist, den größeren Strom der Ereignisse lenken. Die taoistische Philosophie predigt keine bestimmte Moral. Sie geht einfach davon aus, daß die Moral dem Menschen innewohnt; kultiviert dieser seine subtile Energie und erfährt er sein wahres Selbst, wird sein Verhalten auch moralisch sein.

Eine kontroverse Frage: Ist Sexualität gut für die Gesundheit?

Der Mensch ist wohl das einzige höherentwickelte Lebewesen, das von Natur aus die Fähigkeit und Neigung zum Geschlechtsverkehr besitzt ohne das ausschließliche Ziel der Fortpflanzung. Weder die schwangere Frau noch ihr Gefährte verlieren ihren sexuellen Appetit. Die sexuelle Aktivität des Menschen setzt kurz nach Erreichen der Pubertät ein. Die meisten verbringen dann ihr weiteres Leben mit der Suche nach sexuellem Vergnügen und emotionaler Bedürfnisbefriedigung. Wenn sie keine Möglichkeit zum Vollzug des Geschlechtsakts haben, träumen sie zumindest davon. Zwar liegt es auf der Hand, daß die Sexualität im Menschen zu etwas Höherem dient, doch können sich Ärzte, Wissenschaftler, Psychologen, Priester und Künstler nicht einmal im Ansatz darauf einigen, worin diese höhere

Funktion bestehen mag und wie man mit der Sexualität umgehen könnte, um das menschliche Wohlergehen zu fördern.

Die wissenschaftlichen Publikationen über die gesundheitlichen Wirkungen des Sexualakts sind merkwürdig widersprüchlich. Viele Sexuallehrbücher loben den kraftspendenden Effekt sexueller Aktivität. Andere jedoch, die nicht minder kompetent erscheinen und sich oft auf psychiatrische Studien stützen, warnen vor einem Übermaß an sexueller Betätigung. Wer ist im Recht? Ab wann wird ein Zuviel an Sexualität der Gesundheit abträglich?

Um die Sache noch zu verkomplizieren, sind sich die Weisen des Orients in diesem Punkt ebenfalls uneinig. So rät ein namhafter indischer Heiliger dem Mann, jede Frau nur als einen Sack voller Kot und Urin zu betrachten, um nicht der Versuchung zu erliegen, seinen kostbaren Samen an sie zu verlieren.

Und doch soll Buddha der Erleuchtete selbst gesagt haben: «Frauen sind die Götter, Frauen sind Leben ... Seid stets in euren Gedanken beim Weibe.»

Die taoistische Lehre des Sexualyoga versöhnt diese Auffassungen miteinander. Sie wählt den Mittelweg und gibt beiden in gewissem Umfang Recht. Ihre Lösung ist bestechend einfach: Freude- und liebevoller Sexualverkehr ohne Samenverlust ist hochgradig gesundheitsfördernd.

Natürlich hängt vieles davon ab, welchen Weg Sie im Leben einschlagen. Es wird Phasen geben, in denen Enthaltsamkeit das Beste ist, um Ihre Gesundheit wiederherzustellen oder Ihren spirituellen Fortschritt zu beschleunigen. Das Zölibat kann eine äußerst wirkungsvolle Methode sein, weil Sie Ihre gesamte Vitalenergie bewahren können und frei sind, um mit größerer Intensität an Ihrer Entwicklung zu arbeiten. Die meisten westlichen Menschen verlegen jedoch ihre ganze Aufmerksamkeit darauf, den richtigen Partner zu finden, um mit ihm zusammen ihre sexuellen und emotionalen Bedürfnisse zu bewältigen.

Das taoistische Prinzip der Höherentwicklung der Energie funktioniert in beiden Fällen, sowohl in der Einfachen als auch in der Zweifachen Höherentwicklung. Für den Taoisten müssen am Ende alle Pfade von der Konzentration auf die reine Sexualenergie fortführen, um zum Einklang mit allen feinstofflichen Energien des Tao zu gelangen.

Doch niemand kann mehr als einen Schritt auf einmal tun. Ist ein Teil Ihres Gemütes auf die Sexualität fixiert, müssen Sie diesen Impuls eben ausleben, ihn studieren und seine Urquelle erkennen, bevor Sie ihn transzendieren können. Taoisten sind immer flexibel: Sie können Ihre Energie unter allen Umständen höherentwickeln, unabhängig von der jeweiligen Lebenssituation. Die Grundprinzipien bleiben dabei gleich: Sexuelle Aktivität ohne Liebe und mit häufigem Samenverlust wirkt sich auf jedem Pfad körperlich und seelisch zerstörerisch aus. Sexuelle Liebe ohne die esoterische Praxis der Chi-Höherentwicklung ist ein unvollständiger Weg zur eigenen Transformation.

Die Liebe wird jedes Paar ganz spontan zu einer höheren Bewußtseinsstufe führen, doch gleichzeitig wird wiederholter Samenverlust den körperlichen Verfall der Partner beschleunigen und ihr Weiterkommen behindern. Es ist wie beim Erklimmen eines Berghangs, der voller Geröll ist: Man macht drei Schritte nach oben und rutscht wieder einen in die Tiefe. Dieser Gehrhythmus mag, auf dem ersten Grat angekommen, zu emotionalem und geistigem Glück führen. Andererseits kann er vielleicht auch bewirken, daß man – aus Zeit- und Energiemangel – die Täler, Berge, Flüsse und Meere dahinter nicht mehr sehen kann. Das aber ist die Fülle des Tao – das Erreichen einer dauerhaften Erfahrung Ihres höheren geistigen Selbst.

5. KAPITEL

Die Sexualität in den esoterischen Traditionen der Welt

«... Es ist uns unmöglich, woanders etwas zu lernen, was wir innerhalb unseres eigenen Körpers nicht lernen können.»

Schwaller de Lubicz, The Temple of Man

Fast immer haben Religionen versucht, die sexuellen Gewohnheiten ihrer Anhänger zu reglementieren. Der Erfolg dieses Unterfangens scheint Pendelausschlägen von allgemeiner Unterwerfung bis zur offenen Rebellion zu unterliegen. Letztlich, meine ich, sind die Religionen gescheitert, weil für die meisten Menschen die sexuelle Erfahrung viel mächtiger ist als die religiöse. Als biologischer Impuls durchdringt der Sexualtrieb unsere Handlungen und Wünsche derart, daß er sich nur sehr schwer durch Glaubenssätze beherrschen läßt, wie streng und dogmatisch sie auch sein mögen. Das zeigt sich am Beispiel der Prostitution als dem sprichwörtlich ältesten Gewerbe der Welt.

Auf meinen Reisen ist mir aufgefallen, daß sie anscheinend am Rande der fanatischsten Glaubensgemeinschaften besonders gut floriert. Die Sexualität ist wie ein Ball, der auf der Oberfläche eines Wasserbeckens treibt: Je stärker man ihn unter Wasser drückt, um so stärker wird der Gegendruck. Verliert man auch nur für den Bruchteil einer Sekunde die Kontrolle über den Ball, schießt er in die Höhe.

Der Versuch der Religionen, über die allgemeine Sexualmoral zu bestimmen, ist ein Überbleibsel aus einer früheren, weniger materialistisch gesinnten Zeit, als die spirituelle Erfahrung noch intensiver war als die fleischlichen Freuden des Sex. In den frühesten Religionen – den Mysterienschulen und Fruchtbarkeitskulten – wußte man um die Rolle der Sexualität für die geistige Entwicklung des Menschen. Ihre Praktiken und Riten konnten machtvolle Erlebnisse hervorrufen. Viele religiöse Führer unserer Tage, ob Katholiken, Juden, Hindus o.a., haben vergessen, daß auch in ihren religiösen Riten die Sexualkraft mit der Spiritualität verbunden war. Beschneidungszeremonien, Fruchtbarkeitsriten im Frühjahr (z.B. das Osterfest) und Kommunionsfeiern sind alles Überreste einer Zeit, da man die esoterische und verborgene Bedeutung der Sexualität noch verstand und in die Religion integrierte.

Der Mensch des zwanzigsten Jahrhunderts steht vor der Aufgabe, die leeren Hüllen seines äußeren «exoterischen» Glaubens zu beseitigen, um seinen Geist zu der Freiheit zu führen, die Ekstase seiner Existenz im eigenen Körper erleben zu können. Dann werden die äußeren Riten und Glaubenssätze der alten Religionen entweder ganz abfallen oder eine neue, tiefere Bedeutung annehmen. Akzeptiert er die Sexualität als etwas Heiliges, wird die Religion ihre gesellschaftliche Rolle wiederbeleben können und auch im Leben der Menschen wieder sinnvoll werden.

Der Taoismus unterscheidet sich von den großen Religionen der Welt vor allem dadurch, daß er eine geistige Philosophie darstellt und keine organisierte Religion mit einer Schar von Gläubigen, die einer bestimmten heiligen Schrift gehorchen. Dem Taoisten genügt der Glaube an Gott oder an das Tao nicht; die Hingabe an eine höhere, übergeordnete Harmonie muß für ihn stets von der Selbsterkenntnis begleitet sein, die aus der Höherentwicklung der eigenen Energie entspringt. In gewissem Sinn muß der Taoist seine Seele «wachsen lassen», damit er sie ganz erkennen, erfahren und verstehen kann. In jedem Menschen schlummert derselbe Keim; wird dieser jedoch nicht richtig genährt, wird sein Träger nie die Frucht zu sehen bekommen. Die göttliche Welt im Inneren des Menschen weist dieselben Muster auf wie die Welt der Natur – so wie ein Kind sein Selbst erst im Erwachsenenalter wirklich erfahren kann, so muß jeder Mensch seine feinstoffliche spirituelle Energie zur Reife führen, wenn er die Fülle des Tao genießen und an ihr teilhaben will.

Es gab einige Volkskulte der taoistischen Priester, die im Wettbewerb zu dem sich im alten China ausbreitenden Buddhismus entstanden, doch mit diesen hat unsere Lehre nichts zu tun. Mir geht es ausschließlich um die ursprünglichen esoterischen Lehren der taoistischen Meister. Sie waren berühmt dafür, daß sie den Gebrauch der Sexualität auf dem spirituellen Pfad gutgeheißen haben. Auf den fünf heiligen Bergen Chinas sind zahlreiche taoistische Sekten entstanden, von denen jede einen anderen Aspekt der Kultivierung des Chi für die spirituelle Weiterentwicklung des Menschen betonte. Nur wenige Richtungen verfolgten den Pfad der «Einfachen Höherentwicklung», der das taoistische Prinzip der Paarung der feinstofflichen männlichen und weiblichen Energien innerhalb eines Körpers lehrte und den körperlichen Liebesakt als entweder überflüssig oder zu risikoreich strikt untersagte.

Die meisten Taoisten wandten die Praktik der «Zweifachen Höherentwicklung» an, sowohl wegen ihrer gesundheitlichen als auch wegen ihrer geistigen Vorzüge. Man warnte allerdings vor einer allzu großen Bindung an den Liebespartner, in der man einen möglichen Stolperstein für jene sah, die nach Unsterblichkeit und der völligen Vereinigung mit dem Tao strebten. Doch hat man die sexuelle Bindung nie als sündig betrachtet. Sie verursachte auch kein Gefühl der Schuld wie in der christlichen Tradition. Sexuell an den Partner gebunden zu sein bedeutete, daß der Yogi in diesem Leben nur die Einheit von Mann und Frau, und nicht die größere Vereinigung von Himmel und Erde, erfahren würde. Aber damit wurde das Liebespaar in keiner Weise verdammt, denn ihre Vereinigung konnte für beide bereits eine hohe Errungenschaft darstellen.

In den christlichen Religionen gibt es eine starke Tradition der «heiligen Ehe», doch hat die Politik der Kirchen – die meistens von männlichen Priestern bestimmt wurde, die sich vor den erdhaften, «dunklen» Yin-Kräften der Frau entweder fürchteten oder auf sie neidisch waren – das Christentum in lange Phasen frauenfeindlicher Hexenverfolgungen geführt, die sich mit frauenverehrenden Kulten um die Jungfrau Maria abwechselten. China, dessen Kultur aus der Verschmelzung von Taoismus und

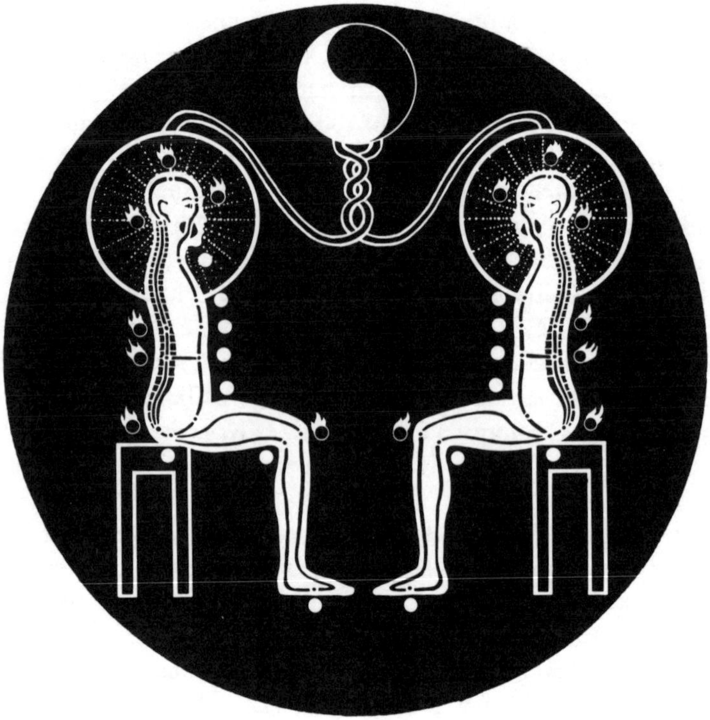

Konfuzianismus entstand, blieb von diesem Teufelskreis verschont. Stets hielt man die Yin-Energie, die von der Frau verkörpert wurde, für notwendig, um das Funktionieren des Universums und das Wohlergehen der Menschen zu gewährleisten.

Selbst im 8. Jahrhundert n. Chr. nach der Mandschu-Herrschaft, als die ursprünglichen taoistischen Lehren über das vollkommene Gleichgewicht zwischen Yin und Yang einen Niedergang erlebten, wurden die Frauen nicht im gleichen Umfang unterdrückt und mißbraucht, wie man dies in anderen Kulturen beobachten konnte. Wohl wurde die chinesische Gesellschaft immer patriarchalischer, Frauen wurden als eine Art Eigentum des Mannes angesehen, doch galt allgemein die Regel, daß man dieses «Eigentum» mit Respekt zu behandeln habe. Viele der heute noch erhaltenen taoistischen Sexualhandbücher stammen aus dieser Zeit. Sie sind etwas einseitig in ihren Ratschlägen an die Adligen, für die sie bestimmt waren, wie man sich heilende Yin-Energie von der Frau beschaffen kann.

Diese Anleitungen übersehen völlig, daß Männer ihrerseits Frauen mit ihrer mächtigen Yang-Energie zu heilen vermögen. Sie beraten den Mann richtig, seinen Samen zu bewahren, und weisen darauf hin, wie er mit bis zu elf Konkubinen pro Nacht den Liebesakt ausführen kann. Diese Texte sind eigentlich medizinische Lehrbücher, die die Sexualität äußerst trocken und klinisch angehen und sie nur unter dem Gesichtspunkt der Gesundheitsförderung betrachten. Wenngleich sie den höheren Pfad nicht weiter betonen und auch keine meditativen Praktiken für den Energieaustausch zwischen Mann und Frau anbieten, spiegeln sie immerhin das esoterische Grundprinzip des Taoismus wider, daß die Sexualität mit großem gesundheitlichem Gewinn in den Alltag integriert werden kann, wenn man richtig mit ihr umgeht.

Die Taoisten mögen vielleicht eines der ältesten esoterischen Lehrgebäude für den Umgang mit Sexualenergie erschaffen haben, doch stehen sie damit keineswegs allein da. Die Vorstellung von der Transformation der Sexualenergie zu geistigen Zwecken ist in allen esoterischen Überlieferungen der Welt bekannt, sowohl im Osten als auch im Abendland. Allerdings wurde sie meistens streng geheimgehalten. Ob wir uns Ägypten anschauen, Indien, Tibet oder Europa – stets wurde das der Öffentlichkeit preisgegebene Wissen auf einer vagen oder abstrakten theoretischen oder theologischen Ebene gehalten. Niemals machte man der Allgemeinheit praktische Methoden zur Bewahrung und Transformation der Sexualenergie zugänglich.

Für einen kurzen historischen Überblick über dieses Thema beginnt man am besten mit Theophrastus Bombastus Paracelsus von Hohenheim, dem berühmten Arzt und herausragenden Alchemisten des 16. Jahrhunderts. Seine Qualifikationen als

Medizinalwissenschaftler sind makellos; immerhin entdeckte er bereits vor 400 Jahren die Quecksilberkur gegen die Syphilis. Auch er gelangte zur selben Schlußfolgerung wie die Tao Meister hinsichtlich der sogenannten Sexual-Alchemie, der scheinbar magischen, aber doch völlig natürlichen Transformation des Sexualsamens.

Paracelsus erlebte das Samenfeuer mit gleicher Intensität und Realität wie ein gewöhnlicher Mensch, der sich die Hand an einem heißen Ofen verbrennt. Über die Zusammensetzung des Samens schrieb er: «Alle Organe des menschlichen Körpers steuern all ihre Kraft und Fähigkeit dazu bei, den Samen zu bilden ... Der Samen ist gewissermaßen die Essenz des menschlichen Körpers und enthält alle Organe desselben in vollkommener Gestalt.» Diese Feststellung erinnert verblüffend an die taoistische Beschreibung des Ching Chi, der Sexualessenz. Auch die taoistische Praktik betont das Ausgleichen der feinstofflichen Energien eines jeden Körperorgans, die dann miteinander zu einem einzigen höheren Geist verschmelzen.

Paracelsus unterscheidet zwischen der Samenflüssigkeit und der «aura seminalis», dem Licht oder der Energie des Samens. Heute würden Wissenschaftler diese «Aura» wohl als «biophysische Energie der Samenflüssigkeit» bezeichnen. Paracelsus behauptete, daß die Energie aus der stofflichen Flüssigkeit destilliert werden könne: «Diese Emanation oder Separatio findet statt durch eine höhere Art der Verdauung und durch eine innere Hitze, die während der Zeit seiner Virilität im Mann durch die Nähe der Frau, durch seine Gedanken an sie oder durch seinen Kontakt mit ihr auf dieselbe Weise erzeugt werden kann, wie ein Stück Holz, welches den konzentrierten Strahlen der Sonne ausgesetzt wird, zum Brennen gebracht werden mag.»

Übersetzt man diese Aussage in unsere moderne Sprache, bedeutet dies, daß der Kontakt mit einer anziehenden Frau beim Mann die Produktion hochwertiger biophysischer Energie anregen kann. Schon tausend Jahre vor Paracelsus entdeckten die taoistischen Alchemisten praktische Methoden, um diese kostbaren Energien zu bewahren und zu nutzen.

Wenden wir uns von der Renaissance dem großen englischen

Kenner der indischen Tantra-Praktiken zu, Sir John Woodroffe, der auch unter dem Namen «Arthur Avalon» schrieb. Bei ihm finden wir die gleichen Prinzipien wieder. So schreibt er in seinem Hauptwerk *Die Schlangenkraft* in deutlichen Worten – zumindest für jene, die zwischen den Zeilen lesen können –: « ... die Kraft der letzteren (der Sexualzentren) kann, leitet man sie hinauf, die geistigen und körperlichen Funktionen außerordentlich beleben.» Er bemerkt auch, daß Geist, Atmung und Sexualität miteinander in Verbindung stehen. Spirituelles Ziel des Yogi ist es, «seinen Samen hinaufzulenken». Dieser Samen setzt Prana-Energien frei, die, auch als Kundalini-Kraft bekannt, die Wirbelsäule entlang zu den höheren Chakras oder geistigen Zentren hinaufsteigen.

Ein weiterer bekannter spiritueller Lehrer, der mit der Kraft des Samens vertraut war, ist Gurdjieff. Dieser Meister sagt: «Bestimmte Völker wußten darum, daß es mit Hilfe der Substanzen ‹Exhioehary› oder Samens in ihrem Inneren möglich ist, sich selbst zu vervollkommnen.» Er fügt hinzu: «Diese Selbstvervollkommnung kann wahrscheinlich von allein erreicht werden, indem man das übliche Ausstoßen dieser in ihnen gebildeten Substanzen, die man Samen nennt, vermeidet.»

Gurdjieff betont, daß diese Selbstvervollkommnung meistens nicht einfach nur durch das Zurückhalten des Samens allein erreicht werden kann, sondern es dazu noch einer Technik bedarf, mit der die Energien des Samens freigesetzt werden. In diesem Punkt befindet er sich in völligem Einklang mit Paracelsus und den Taoisten.

Die okkulten Meister wissen ohne Ausnahme um die Kraft des Samens und daß man diese Substanz speichern und transformieren muß, um eine Höherentwicklung zu erreichen. So schreibt der bekannte Magier Kenneth Grant: «Die Funktion des Samens besteht – in den Tantras – darin, den Lichtkörper, den Astralkörper, also den inneren Körper des Mannes aufzubauen. Während sich der Vitalsaft in den Hoden sammelt, wird er von der Hitze der Feuerschlange verzehrt, und die feinstofflichen Dämpfe oder ‹Duftstoffe› dieses geschmolzenen Samens stärken den inneren Körper.»

Die meisten Autoritäten sind sich darüber einig, daß die Samenflüssigkeit gesammelt und durch Anwendung innerer Hitze umgewandelt werden muß. In der chinesischen Praktik bezeichnen wir diesen Vorgang als «Kochen» des Samensafts, um dadurch seinen «Dampf» zu erhalten. Der erste Schritt zur Freisetzung dieser gewaltigen Vitalkraft aber besteht in der Einbehaltung des Samens beim Liebesakt.

Da Free John, ein moderner amerikanischer spiritueller Meister, unterstreicht ebenfalls die Notwendigkeit, die Samenkraft zu bewahren: «Wir müssen zu Wegen finden, die geschlechtliche Intimität zu genießen, ohne daß dabei Leben verlorengeht; wir dürfen kein Leben vergeuden, nur um Freude zu haben; wir lieben einander und leben in vollkommenem Glück und in Freiheit zusammen.»

Der «Verlust des Lebens», den Da Free John erwähnt, bezieht sich auf die Ejakulation. Er hält den richtigen Umgang mit der Sexualkraft – also das Vermeiden der Ejakulation während des wahrhaft liebevollen Akts zwischen zwei Partnern – für einen Schlüssel zur Evolution des Menschen. Er legt auch Nachdruck auf die Wichtigkeit der Liebe für die spontane Transmutation des Samens und seine Lenkung in die höheren Zentren der Göttlichkeit. In diesem Punkt steht er in völligem Einklang mit anderen spirituellen Lehrern und Meistern. Alchemisten, Yogis, Magier und Mystiker stimmen einmütig diesem Grundsatz zu.

In den Werken des Kabbalisten und Dichters Carlos Suares finden wir eine weitere Betrachtungsweise des Vitalsamens. Die esoterische Tradition der Kabbala entstand im alten Ägypten. Suares weist darauf hin, daß die Entwicklung des Willens zur Sameneinbehaltung identisch mit der Entwicklung des eigenen wahren Selbst ist: « ... der Mensch, dem dieses Selbst eignet (das, wenngleich es statischer Natur ist, lebendigen Samen in sich birgt), muß gegen die Zentrifugalrichtung der Sexualbewegung kämpfen und sie überwinden, da sie ihn in den Abyssus des Weiblichen zu schleudern droht ... Anstatt überwältigt zu werden, erringt sein Geist die Herrschaft über seine Begierden.»

Suares spielt hier auf die zerstörerische Rolle der Frau an, die dem Mann unbewußt den Samen entlockt. Da sie meistens nicht über die yogischen Fähigkeiten verfügt, diesen Samen wirklich in sich aufzunehmen, profitiert sie jedoch nur wenig von seinem Verlust. Für den Mann, der ihr ständig seinen Samen preisgibt, scheint die Frau ein bodenloser Schlund. Sie kann natürlich versuchen, diesen Verlust auszugleichen, indem sie ihm als Gegenleistung von ihrer fast unerschöpflichen weiblichen Energie und Liebe gibt.

Man könnte dieses Kapitel noch erweitern, wenn man auf die Einweihungsschriften der Menschheit eingeht. Es gibt zahlreiche Werke von Meistern, die die Kraft des von der Vitalhitze transmutierten Samens erfahren haben. Moses spricht in der Bibel während seiner vierzigjährigen Wanderschaft durch die Wüste von einer «Feuerschlange». Da die Bibel außerdem sagt, daß Moses «von den Ägyptern in alle ihre Mysterien eingeweiht wurde», erscheint es wahrscheinlich, daß dieses Feuer die Transmutation seiner psychischen Energien meint. Das letzte Urteil über diese Dinge sollte die eigene Erfahrung des subtilen Bereiches sein.

Der Unterschied zwischen Taoismus und Tantra

Im Laufe der letzten Jahre hat sich die Aufmerksamkeit verstärkt auf den Tantrismus Indiens und Tibets gerichtet. Vor allem Suchende, die ihre Sexualität in ihre spirituelle Entwicklung integrieren wollen, beschäftigen sich mit diesem System. Die dem Tantra zugrundeliegenden Prinzipien sind mit denen des Taoismus fast identisch. Beide Richtungen streben danach, die Gegensätzlichkeiten der Dualität, wie sie von Männlich und Weiblich symbolisiert werden, miteinander zu versöhnen, und beide betrachten jeden Augenblick und jede Erfahrung im Leben als einen Ausgangspunkt für die geistige Entwicklung und als Endpunkt der Erkenntnis der Wahrheit.

Keith Dowman, ein westlicher Gelehrter und praktizierender tibetisch-buddhistischer Tantriker, hat es sehr präzise ausgedrückt: «Nimmt man dem (tantrischen) Yoga seine geheimnisvolle Sprache, so bleibt eine ganz schlichte Meditationstechnik übrig: die Reizung der Begierden, ihre Verwendung als Gegenstand der Meditation und ihre Verwandlung in Bewußtsein, in ein Feld der Leere und der reinen Freude.» Dem würde ein Taoist gewiß zustimmen. Er würde es nur etwas anders formulieren: «In jedem Augenblick empfängt die Leere des Yin die Fülle des Yang.» Dies ist die immerwährende Vermählung von Mann und Frau, von Geist und Materie, von Himmel und Erde.

Der taoistische Weg unterscheidet sich vom tantrischen hauptsächlich durch die verwendete Sprache und die praktischen Yoga-Methoden. Das Ziel, die Einheit von Geist, Körper und Seele, ist bei beiden gleich. Ebenfalls setzen beide die Meisterung der eigenen Sexualität als legitim und sogar als notwendig voraus, um zur höchsten Erleuchtungsstufe zu gelangen, derer man im physischen Körper fähig ist. Dowman beschreibt die Wichtigkeit des Samens für den Pfad des inneren Tantra:

> «Der verfeinerte Samen im Herzzentrum durchdringt den Körper als Bewußtheit. Samenverlust, wie auch immer er entstehen mag, führt zu einer Verkürzung der Lebenserwartung und erzeugt ein blasses Aussehen. Im Anu Yoga (Yoga der Erfüllung oder Kundalini Yoga) wird der Samenverlust mit dem Töten des Buddha gleichgesetzt ... Nach der Einweihung ist die Intensität des Verlangens notwendig, um das Bodicitta (die Samenessenz) den mittleren Nervenstrang (der Wirbelsäule) mit Druck emporzuleiten; durch den Orgasmus wird jedoch nicht nur das Verlangen vernichtet, sondern auch der Wille zur Erleuchtung geht vorübergehend verloren.*

Diese Auffassung deckt sich völlig mit der taoistischen Betrachtungsweise des Samens und seiner Emporleitung. Allerdings personifiziert der Taoismus die subtilen Energien nicht durch einen Pantheon göttlicher Wesenheiten. Deshalb bin ich der Meinung, daß der Tantra etwas für Menschen ist, die sich zu den religiösen Archetypen der Tantriker hingezogen fühlen, den Göttern und Göttinnen, den Boddhisattvas und Dämonen, und die Gefallen an ihren komplizierten geheimen Ritualen, Einwei-

* *Sky Dancer: The Secret Life and Songs of The Lady Yeshe Tsogyel* (Routledge and Kegan, Paul, London 1984).

hungen und Mantra-Anrufungen finden. Wenn man die Geduld aufbringt, dem strengen Pfad zu folgen, den einem ein Lama oder Guru vorschreibt, der die esoterische Praxis wirklich verstanden hat und nicht einfach nur «nachbetet», kann man damit durchaus Erfolg haben.

Ich persönlich wuchs in Thailand in der Nähe eines buddhistischen Tempels auf und hatte von frühester Kindheit an engen Kontakt zu den dortigen Mönchen. Später gelangte ich zu dem Schluß, daß äußerliche Rituale nicht so wirksam sind wie die verinnerlichten Methoden der Entwicklung, die ich von meinen taoistischen Lehrern gelernt hatte. Rituale stellen eine Verschmelzung der esoterischen mit der jeweiligen Landes- oder Volkskultur dar. Westliche Menschen sind von der archaischen Bildlichkeit östlicher Gottheiten oft nicht sonderlich tief berührt. Auch die unterschiedlichen Bewußtseinszustände, die man anstreben soll, können einige Verwirrung schaffen, weil sich die herkömmlichen Beschreibungen dieser Zustände nicht ohne weiteres aus dem Sankrit oder dem Tibetischen in westliche Sprachen übertragen lassen.

Daß der Taoismus im Westen nur langsam Eingang findet, liegt auch an der Schwierigkeit, die taoistische Philosophie aus dem Chinesischen in westliche Sprachen zu übersetzen. Die archetypischen Bilder der Taoisten, in der Hauptsache Bilder aus der Natur, die das Yin/Yang-Symbol enthalten, sind allerdings seit langem bekannt, bevor ich selbst und andere überhaupt begonnen hatten, die esoterischen Lehren des Taoismus zu verbreiten. Die Chinesen machen ein Viertel der Weltbevölkerung aus, und unsere Zivilisation existiert schon seit 5000 Jahren, weshalb unsere Grundlehrmodelle in der ganzen Welt recht bekannt sind.

Beachtenswert ist noch die Tatsache, daß die esoterischen Yoga-Praktiken der Taoisten nicht unter Ritualen begraben wurden. Auch durch religiöse Veränderungen, wie sie im Laufe der Zeit immer wieder auftraten, gingen sie nicht verloren. Sie wurden geheimgehalten und in mündlicher Überlieferung viele tausend Jahre weitergegeben. Als sie schließlich Anfang des 2. Jahrhunderts n.Chr. schriftlich niedergelegt wurden, hat man sie mit geheimnisvoller Poesie umgeben, damit die Uneingeweihten oder Nichttugendhaften die Meditationspraktiken nicht erfuhren. Ein großer Teil des esoterischen Wissens wurde von den taoistischen Akupunkteuren und Kräuterheilern bewahrt und weiterentwickelt. Diese trugen auch dazu bei, den Praxisbezug der mystischen Lehren nicht verlorengehen zu lassen, indem sie die Chi-Energie zur Heilung des Körpers benutzten. Ebenso hielt die taoistische Kunst des Tai Chi Chuan die alte Tradition lebendig, eine wunderbar vielseitige Disziplin, die zugleich als Selbstverteidigung, als spielerischer Tanz, als metaphysische Meditation über Yin und Yang, als Gesundheits- und Heilübung und als rituelle Anrufung der Hauptenergien dient. Jeder, der einem Meister des Tai Chi Chuan bei der Ausübung seiner Kunst zusehen kann, wird das erfahren.

Die eigentlichen taoistischen Praktiken sind so leicht zu verstehen wie Sonne und Mond, weil die alten Taoisten stets die natürlichen Elemente des Universums zum Lehrer hatten. Sie beobachteten, wie Pflanzen und Tiere leben und sterben, wie das Wetter ihren eigenen Stoffwechsel beeinflußte und wie ihre subtilen Energien sich je nach Jahreszeit, nach dem Stand der Erde zur Sonne, zu den Sternen und nach den Phasen des Mondes veränderten und verschieden waren. Schon bevor es eine Sprache gab, beobachteten die Weisen der Urzeit das Gleichgewicht der Naturkräfte und entdeckten dieselbe Harmonie in ihrem eigenen Inneren. Wenn man diese aufrechterhält, ist das Leben gleichzeitig einfach und natürlich. Keine äußeren, kulturspezifischen Bilder oder religiösen Vorstellungen sind nötig, um die ursprüngliche, natürliche Vision vom Tao als Harmonie der Natur auszuschmücken.

Jeder, der mit den Qualitäten Wasser, Feuer, Metall, Erde und Holz, also den Hauptelementen, vertraut ist und die vier Jahreszeiten Frühling, Sommer, Herbst und Winter durchlebt hat, ist als Kandidat für die taoistische Praxis geeignet. Will man beispielsweise die eigenen Geschlechtsbeziehungen ins Gleichgewicht bringen, so muß man lediglich wissen, daß die Frau Wasser ist und die Fähigkeit besitzt, den Mann, der Feuer ist, zu lenken. Auf einer tiefergehenderen Erkenntnisebene würde man entdecken, daß der Mann sowohl Feuer als auch Wasser in seinem Körper hat und zu einem vollkommenen inneren Gleichgewicht finden kann, indem er sein Feuer (den denkenden Verstand) mit seinem eigenen Wasser (Samenflüssigkeit oder «Geschlechtswasser» bzw. «-säfte») in Einklang bringt.

Diese Symbole Feuer und Wasser, oft als Yin und Yang bezeichnet, machen es einem leicht, sich mit ihnen zu identifizieren und mit ihnen zu arbeiten, sobald man im einzelnen weiß, was man tun muß – wie man den Samen einbehalten kann, wie man die eigene Energie entlang der geistigen Kanäle strömen läßt, wie man sie mit der Frau austauschen kann usw. Selbstverständlich braucht es Zeit, um die subtileren Ebenen der Chi-Energie zu erfahren und die Entwicklung der körperlichen und geistigen Reinheit. Tai Chi, Chi Kung, Meditation und ein tugendhaftes Leben können das Tempo des Zuwachses an Klarheit beschleunigen und so die sexuellen Praktiken ergänzen.

Karezza und Coitus reservatus

Es gibt eine Reihe anderer Methoden, den Sexualakt zu pflegen, die man nicht mit der taoistischen Praxis verwechseln sollte. Am bekanntesten ist wohl die einfache Technik des Coitus reservatus, bei dem man den Liebesakt vollzieht, ohne zum Orgasmus zu gelangen. Zwar wird der kostbare männliche Samen einbehalten, jedoch lehrt sie nicht, wie die Sexualenergie im Körper emporgeleitet und in den höheren Zentren gespeichert werden kann, um sie mit der Partnerin auszutauschen oder sonstwie konstruktiv einzusetzen. Außerdem wird durch den Coitus reservatus ein starker Druck auf die Prostata ausgeübt, was zum Versagen dieser Drüse führen kann. Die orgasmische Spannung in der Prostata wird weder nach innen gelenkt, wie bei der taoistischen Praktik, noch nach außen in Form von Ejakulationen. Deshalb rate ich ausdrücklich davon ab, Coitus reservatus zu praktizieren, auch noch aus folgendem Grund: Er erzeugt eine zu große Hitze im Genitalbereich, ohne die Mittel und Methoden zu bieten, diesen wieder abzukühlen.

Karezza ist eine Liebestechnik, die aus Persien stammen soll. Zu ihr gehören lange Phasen passiven Liebens, indem man eine halbe Stunde oder länger stillhält und abwartet, bis die männlichen und weiblichen Energien sich aufgebaut haben. Die taoistische Methode dagegen rät, so viele Liebesbewegungen auszuführen, wie das Paar verkraften kann, ohne zum Genitalorgasmus zu gelangen. Dieser dynamische Aspekt der Sexualität ist dem westlichen Menschen meistens sehr wichtig, da er in dem romantischen Rollendenken aufwächst, Liebe müsse stets von Leidenschaft geprägt sein. Dem Taoisten ist Bewegung Leben, ob diese nun körperlich stattfindet oder im Bereich der feinstofflichen Energie, man soll sie voll genießen, zumal sie gesundheitlich äußerst förderlich ist. Auch Karezza bietet uns keine Methode, wie man die Sexualenergie zu einem transzendenten inneren Orgasmus umwandelt. Es begnügt sich damit, ein immer intensiveres Freudegefühl hervorzubringen und dieses möglichst lange aufrechtzuerhalten. Ursprünglich diente Karezza dazu, Königen die Möglichkeit zu geben, die langen Liebesnächte mit ihrem Harem zu überstehen. Um 1866 wurde es in der utopischen Gemeinschaft von Oneida auch in Amerika als Methode freiwilliger Geburtenkontrolle verbreitet. Sicherlich ist Karezza der hastigen ejakulatorischen Sexualität überlegen, doch fehlt ihr wirkliche innere Tiefe.

2. TEIL

Taoistische Methoden zur Beherrschung der sexuellen Liebe

6. Kapitel

Der Tanz der Hoden: Übungen zur Stärkung des Beckens

«Wenn ein Mann einmal Geschlechtsverkehr hat, ohne seinen Samen zu vergießen, wird seine Lebenskraft dadurch gestärkt. Geschieht es zweimal, so werden sein Gehör und seine Sehfähigkeit geschärft. Bei dreimaliger Praxis weicht alle körperliche Krankheit von ihm. Beim vierten Mal wird er damit beginnen, inneren Frieden zu empfinden. Beim fünften Mal wird sein Blut kraftvoller strömen. Beim sechsten Mal werden seine Geschlechtsorgane gestärkt. Beim siebten Mal gewinnen seine Waden und sein Gesäß an Festigkeit. Beim achten Mal wird sein ganzer Körper blendende Gesundheit ausstrahlen. Das neunte Mal aber wird seine Lebensspanne verlängern.»

aus dem Kanon taoistischer Weisheit, gesammelt von Kaiser Tang

Jeder von uns kennt die Schießszene, wo ein Mann seinen Revolver zieht, der dann nicht losgeht. Ist es der Gute, rettet er sich meistens durch irgendeine heroische Tat aus seiner mißlichen Lage. Wenn die «Waffe» jedoch aus dem männlichen Penis besteht, ergibt eine «Fehlzündung», also das Nichteinsetzen der Erektion, in der Regel ein Fiasko. Hierbei findet man nur schwer einen heroischen Ausweg. Wiederholte, chronische Fehlzündungen bedeuten Impotenz, die Verkörperung männlichen Elends und der Ruin zahlreicher Partnerschaften. In diesem Kapitel wollen wir zwei ausgezeichnete Übungen für das Diaphragma pelvis behandeln, mit deren Hilfe man die urogenitalen und die Schließmuskeln des Afters stärkt. Auf diese Weise gelangt man zur Beherrschung der Erektion, und Fehlzündungen werden weitgehend ausgeschlossen. Wenn Sie diese Übungen sorgfältig durchführen, haben Sie schon eine gute Vorbereitung für die Technik der Sameneinbehaltung während des Liebesaktes.

Die westliche Welt ist geradezu verrückt nach Sport, Gymnastik und Körperertüchtigung. Mit Ausnahme der sexuellen Betätigung gibt es aber nur wenige Übungen, um die so wichtige Beckenmuskulatur zu stärken. Es gibt jedoch Übungen, die die Fortpflanzungsorgane und das sie umgebende komplexe Sehnennetz erheblich kräftigen können. Man kann nicht genug betonen, wie wichtig gerade in diesem Körperbereich Stärke ist. Hier liegt die Quelle aller männlichen Gesundheit! In den Beckenbereich führen Venen und Arterien und eine Vielzahl von Nervensträngen sowie Gewebe, die mit jedem Quadratzentimeter des gesamten Körpers in Verbindung stehen. Alle Chitragenden Hauptmeridiane der Akupunktur laufen hier entlang. Ist dieser Bereich blockiert oder geschwächt, verteilt sich die Energie wahllos, worunter die Organe und das Gehirn zu leiden haben. Dies widerfährt den meisten Männern, wenn sie älter werden. Ihre Anal- und Beckenmuskulatur erschlafft, und ihr lebenswichtiges Chi sickert langsam aus dem Körper und läßt sie geschwächt und matt zurück.

Wir dürfen nicht vergessen, daß die Kraft des Penis auf der Samenzurückhaltung beruht. Ohne dies lassen sich keine dauerhaften Erfolge erzielen, und wenn man noch so viel übt. Samenverlust führt zu vorzeitiger Impotenz und Altersverfall. Kein Mann, so stark oder triebhaft er auch sein mag, kann oft ejakulieren, ohne dafür einen hohen Preis zu zahlen! Die hier geschilderten Übungen massieren und stimulieren die Beckenregion. Die Lebensenergie wird in die Hoden hinabgezogen und erfüllt sie mit außerordentlicher Vitalität. Zusammen mit der Sameneinbehaltungstechnik des «Großen Emporziehens» (im nächsten Kapitel) ermöglichen die Übungen Ihnen, in Ihrem eigenen Körper einen immer gefüllten Speicher voll Sexualessenz zu erzeugen. Erst dann können Sie damit beginnen, Ihre Sexualenergie in eine höhere Form zu bringen und sie mit Ihrem Chi und Ihrem Geist zu verbinden, um Ihre Ganzeit wiederherzustellen.

Das Diaphragma pelvis und das Diaphragma urogenitale

Der Körper besitzt nicht nur ein Diaphragma (Muskel-Scheidewand), sondern mehrere. Jeder von uns kennt das Zwerchfell, das dem Brustkorb hilft, sich beim Einatmen auszuweiten. Weniger bekannt sind das Diaphragma pelvis und das Diaphragma urogenitale, welches das Becken vom Perineum (Damm) trennt. Will man Sexual-Kung Fu richtig praktizieren, muß man nicht nur das Zwerchfell, sondern auch den Beckenboden benutzen. Wirkliche Tiefatmung kommt aus dem unteren Diaphragma. Beide sind sehr wichtig für die Energieübertragung beim Liebesakt.

Das Diaphragma pelvis ist eine Muskelwand, die sich quer über den unteren Teil des Rumpfes erstreckt. Es hängt konkav nach unten, auf derselben Höhe wie Schamfuge und Kreuzbein. Mehrere Organe durchdringen diese Scheidewand zwischen Beckenhöhle und Damm, Harnröhre, Scheide und Mastdarm. Das Diaphragma pelvis bildet den Boden der Beckenhöhle, die Dickdarm, Dünndarm, Blase und Nieren enthält. Es stützt die Organe und hilft ihnen, ihre Form zu behalten. Im Perineum (Damm), das in der Mitte zwischen After und Geschlechtsorganen unterhalb des Diaphragma pelvis liegt, befindet sich eine weitere Muskelscheidewand, das Diaphragma urogenitale. Es wird von der Harnröhre durchdrungen. An seiner Unterseite ist die Peniswurzel befestigt. Der pudendale Penisnerv kontrolliert die Muskeln des Diaphragma urogenitale, welche ihrerseits Prostata (Vorsteherdrüse), Samenleiter, Cowper' Drüse, Penis und Anus halten müssen. Ein Teil dieses untersten Diaphragmas umschlingt den Hodensack (der ebenfalls Muskeln enthält) und den Penis, um sich dann mit der Bauchwand zu verbinden.

Der Beckenboden und das urogenitale Diaphragma sind die unteren Siegel, mit denen die Lebenskraft, die Chi-Energie, daran gehindert wird, durch die unteren Körperöffnungen zu entweichen. Werden sie fest versiegelt, erhöhen sie den Chi-Druck in der Bauchhöhle. Stärkerer Chi-Druck belebt alle Organe und läßt Chi und Blut freier fließen. Die Übungen des

Abbildung 10

Diaphragma pelvis und Diaphragma urogenitale sind die beiden unteren «Siegel», die verhindern sollen, daß die Vitalenergie durch die unteren Öffnungen von Glied und After entweicht.

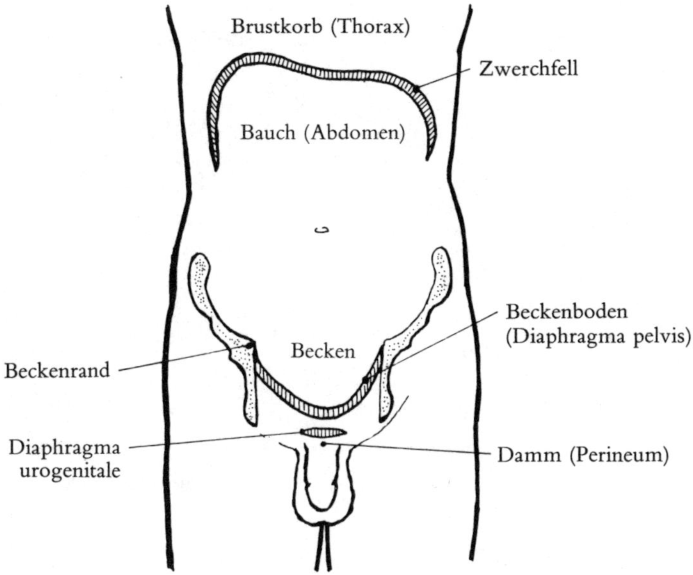

Eisenhemd Chi Kung fördern ebenfalls die Kraft und Leistungsfähigkeit dieses Körperbereichs. Sie bilden eine ausgezeichnete Ergänzung zur Praxis des Sexual-Kung Fu. (In Kapitel 18 finden Sie eine Beschreibung des Übungsprogramms.)

Das Emporpumpen kalter Samenenergie durch das Scrotum

Für die Taoisten gehört das Scrotum, der Hodensack, zum untersten Diaphragma. Es funktioniert wie eine Pumpe. Während der Jugend und nach einem erfrischenden Schlaf ist das Scrotum fest und straff, erst im Alter oder bei Erschöpfung wird es schlaff. Ein starker Strom von Lebensenergie strafft die Haut.

Abbildung 11
DIAPHRAGMA PELVIS UND DIAPHRAGMA UROGENITALE

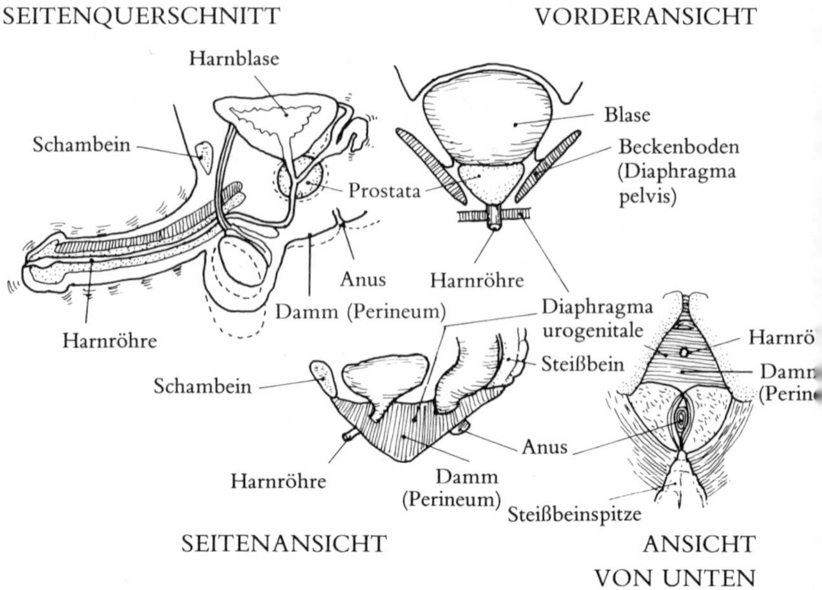

Durch die Scrotum-Atmung wird diese Körperzone mit so viel Energie durchflutet, daß sich der Hodensack beinahe sofort spannt und fest wird.

Das Scrotum ist die Fabrik, in der die Sexualenergie, das Sperma und die männlichen Hormone produziert werden. In diesem Bereich findet sich deshalb ein großer Vorrat an Yin-Chi, kalter Lebenskraftenergie. Alle Sexualenergie, ob männlich oder weiblich, ist yin, solange sie sich im Ruhezustand befindet. Nach der chinesischen Klassifikation der Chi-Qualitäten werden die Sexualsäfte dem Element Wasser zugeordnet. Flüsse, Seen und Meere sind alle yin. Doch kann die Yin-Energie sehr schnell ihre Natur verändern und mehr yang, also heißer werden, wenn es zur sexuellen Erregung kommt; dies kann allerdings nur geschehen, wenn der Samen bereits in den kalten Hoden erzeugt wurde. Westliche Wissenschaftler haben sogar festgestellt, daß die Menge des männlichen Samens rapide ansteigt, sobald die Hoden auf Eis gelegt werden. Inzwischen gibt es einige Firmen, die spezielle Hilfsmittel wie «Gefrier-Suspensorien» gegen die Unfruchtbarkeit des Mannes anbieten. Da die Samenenergie kalter Natur ist, muß sie im Kreislauf nach oben gelenkt werden, um mit der heißen Mentalenergie in Kopf und Brustgegend zur Harmonie zu gelangen. Umgekehrt muß heiße Energie nach unten geleitet werden.

Die Hoden erzeugen ständig Samen, männliche Hormone und Ching Chi, die Lebenskraftessenz. Die alten Taoisten, die außerordentlich scharfsinnige und genaue Beobachter und Empiriker waren, erkannten, daß die Energie der Samenzellen von größter Bedeutung ist. Sämtliche lebenswichtigen Organe müssen von ihren eigenen Reserven abgeben, damit Samen erzeugt und deren Potenz aufrechterhalten werden kann. Zu diesen betroffenen Organen gehört auch das Gehirn.

Die Aufzeichnungen der Taoisten zum Thema Sexualität sind über lange Zeiträume übereinstimmend geblieben, und das heißt in China nicht nur wenige hundert, sondern einige tausend Jahre. Obwohl viele praktizierende Gruppen voneinander überhaupt nichts wußten, weisen alle Berichte darauf hin, daß der kalte Zustand der Hodenenergie, ein Zustand, der überwiegend yin ist, ein Zeichen für starke und jugendhafte Samenenergie ist. Die Erfahrung der Kälte weicht einer als «leicht warm» bezeichneten Qualität, wenn der Samen aus dem äußeren Hodensack ins Körperinnere geleitet und in Nebenhoden und Samenleiter gespeichert wird.

Die (kalte) Yin-Energie des Samen-Ching Chi hat eine größere Dichte als das (heiße) Yang-Ching Chi. Die meisten Menschen spüren ihre Sexualenergie nur im Erregungszustand, wenn das Ching Chi, die Sexualessenz, heiß ist, obwohl sie mit Sicherheit ständig präsent ist. Das aber bedeutet, daß die kalte Energie, die dicker und somit auch träger ist, viel Unterstützung braucht, um in die höheren Zentren emporströmen zu können.

Abbildung 12

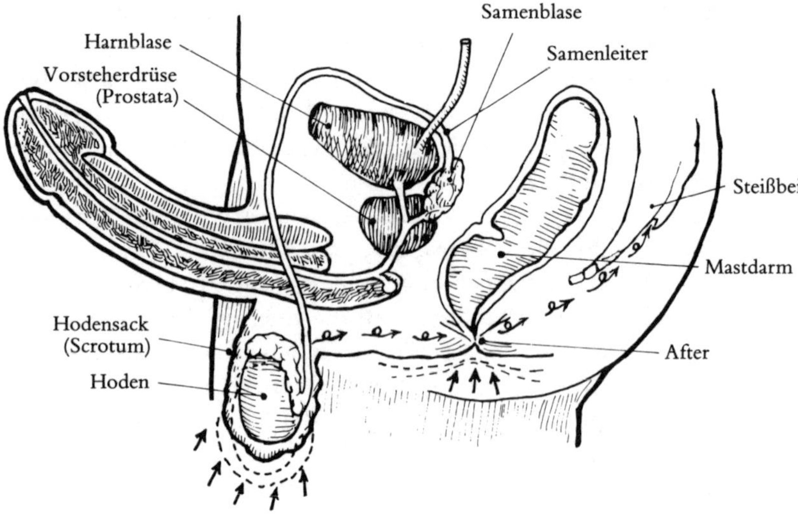

Wenn Sie die Technik des «Kleinen Energiekreislaufs»* erlernen, wird Ihnen dies viel leichter gelingen. Der Energiekreislauf verläuft die Wirbelsäule entlang zum Kopf und von dort aus vorne hinab zum Nabel, den Geschlechtsorganen und zum Perineum. Er wird von Akupunkteuren als Hauptenergiekanal des Körpers betrachtet, der Organe, Drüsen und Gehirn miteinander verbindet.

Die folgende Übung der «Hodenatmung» wird Ihnen ebenfalls helfen, Ihre Energiebahnen zu öffnen. Bei dieser Übung zieht man mittels Konzentration die «kalte», junge Samenener-

* Die Methode des «Kleinen Energiekreislaufs» wird ausführlich behandelt in dem bereits erschienenen Buch von Mantak Chia: *Tao Yoga, Erweckung der heilenden Urkraft Chi.* Ansata 1985

gie durch die Wirbelsäule bis zum Kopf empor. Dabei lenkt man nicht den Samen selbst in die Höhe, sondern die Energie, die der Samen erzeugt. Das dauert am Anfang eine ganze Weile, doch ist diese Energie einfach zu handhaben, weil sie noch kühl ist. Mit etwas Übung wird schon nur beim bloßen Gedanken daran eine erfrischend kühle Energiewelle Ihren Rücken entlang zum Kopf hinaufströmen.

Die zweite Übung, die «Scrotum-Krompression», lehrt Sie, wie man «warme» Ching-Energie im Hodensack bildet und auf gefahrlose Weise emporleitet. Die dritte Übung, die sogenannte «Kraftsperre», zeigt Ihnen, wie Sie mit dem Ching umgehen müssen, wenn es sexuell erregt und sehr «heiß» ist. Dann ist es nämlich wie ein wildes Pferd und am schwierigsten unter Kontrolle zu bringen. Ich rate Ihnen, dies lieber allein zu üben, indem Sie sich selbst erregen, und später den Versuch zu wagen, Ihre Sexualenergie in ihrem explosivsten Zustand beim Liebesakt mit einer Frau zu zügeln.

Kreuzbeinpumpe und Schädelpumpe

Innerhalb der Wirbelsäule und des Schädels eingeschlossen und von ihnen geschützt befindet sich das eigentliche Herz des menschlichen Nervensystems. Es ist eingebettet in die cerebrospinale Flüssigkeit (von «cerebrum» = «Gehirn» und «spina» = «Wirbel / Wirbelsäule»), die von zwei Pumpen zum Zirkulieren gebracht wird. Eine davon, die «Kreuzbeinpumpe», befindet sich im Sakrum (Kreuzbein / Steißbein-Bereich), während die andere, die «Schädelpumpe», in der Region des oberen Nackens und Kopfes liegt. Viele Menschen, die diese Pumpen aktiviert haben, berichten, wie sie bei der Hodenatmung eine «große Energieblase» ihre Wirbelsäule emporsteigen fühlten.

Im taoistischen System betrachtet man das Kreuzbein als Pumpe, mit deren Hilfe die aus dem Hodensack stammende Sexualenergie behalten und zur gleichen Zeit transformiert und nach oben befördert wird. Es ist eine Zwischenstation, in der das Ching Chi beim Kreisen durch den Körper verfeinert wird.

Abbildung 13

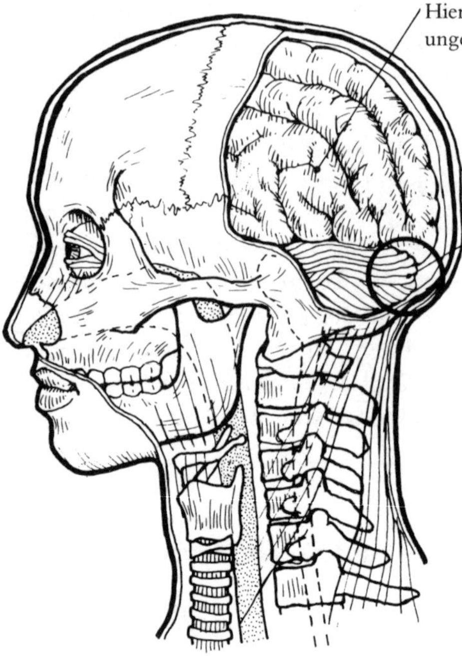

Ist die Kreuzbeinöffnung, der Hiatus, blockiert, kann die Lebenskraft nicht eindringen und in höhere Zentren strömen.

Die Schädelkapsel gilt im taoistischen System schon lange als die Hauptpumpe, die Energie aus den unteren in die höheren Zentren pumpt und kreisen läßt. Beim Atmen kommt es zu winzigen Bewegungen der acht Schädelknochen, was jüngste medizinische Untersuchungen inzwischen bestätigt haben. Diese Schädelbewegung ist verantwortlich für die Produktion und das Funktionieren der das Hirn und die Wirbelsäule umgebenden cerebrospinalen Flüssigkeit, die wiederum die normalen Nerven- und Energiemuster im gesamten Körper aufrechterhält. Indem man die Schädelknochengelenke kräftigt, erhöht man den Energiepegel und behebt auch Symptome wie Kopfschmerzen, Nebenhöhlenbeschwerden, Sehstörungen und Nackenverspannungen und -schmerzen. In der taoistischen Praktik ist die Stärkung von Becken, Scrotum, Diaphragma urogenitale, Kreuzbein- und Schädelpumpe von größter Wichtigkeit für das Emporlenken der Sexualenergie in die höheren Zentren.

Drei Stellungen für die Hodenatmung: Sitzen, Stehen, Liegen

Sitzen: Im allgemeinen empfehle ich, auf einem Stuhl zu sitzen. Diese Stellung ist einfach und bequem. Sie erleichtert die Übung, die auch gut zur Entspannung und Erhöhung der Konzentration ist.

Setzen Sie sich so auf die Stuhlkante, daß Ihr Körpergewicht von Gesäßbacken und Beinen getragen wird. Das Scrotum hängt frei herab. Dieser Punkt ist sehr wichtig. Die Hoden müssen frei hängen, damit man möglichst viel Luftenergie in sie hineinleiten kann. Legen Sie die Zunge an den Gaumen, denn das Chi kann erst dann richtig fließen, wenn Sie die hintere und vordere Energiebahn des Kleinen Energiekreislaufs miteinander verbunden haben.

Die Füße stehen fest auf dem Boden, die Handflächen ruhen auf den Knien. Das Rückgrat sollte im Hüftbereich ganz gerade sein, bei Schulter und Nacken jedoch leicht gebeugt. Durch diese winzige Vorwärtsrundung des oberen Rückens wird der Brustkorb entspannt, und die Kraft fließt müheloser durch Nacken, Brustkorb und Bauch. Ziehen Sie das Kinn leicht ein. Eine militärisch-zackige Haltung, bei der man die Schultern zurückwirft und den Kopf emporreckt, wird die Energie im oberen Körper stauen und ihr Hinabströmen in die unteren Zentren verhindern.

Eine Variante ist das Sitzen mit gekreuzten Beinen, entweder im Lotus- oder im Schneidersitz. Zwar sind wir uns der esoterischen Vorteile des Lotussitzes bewußt, doch gilt diese Stellung im chinesischen System als recht ungünstig. Es ist schon vorgekommen, daß buddhistische Mönche durch langes Meditieren im Lotussitz verkrüppelt wurden. Darüber hinaus verhindert das Empordrehen der Fußsohlen die Aufnahme der Yin-Kraft der Erde. Der menschliche Körper ist dafür eingerichtet, die Erd-Energie durch den Nierenmeridian und andere Meridiane in den Füßen aufzunehmen, um sie erst zu filtern, bevor sie ins Steißbein und schließlich ins Gehirn weitergeleitet wird. Manchen Menschen bekommt es nicht, wenn sie zu viel «rohes» Erd-Chi unmittelbar durch Kreuz- und Steißbein aufnehmen, wie dies im Lotussitz geschieht. Sie können allergisch gegen diese unverarbeitete Energie werden und sogar den Verstand verlieren.

Dennoch läßt sich der Lotussitz durchaus verwenden, wenn Sie ihn so gewohnt sind, daß er für Sie bequem ist und ihre Aufmerksamkeit nicht von der Übung ablenkt. Allerdings bieten nur wenige Sitzstellungen mit gekreuzten Beinen dem Scrotum so viel Bewegungsfreiheit wie das Sitzen auf einer Stuhlkante. Wenn Sie schon mit gekreuzten Beinen sitzen wollen, sollten Sie sehr lockere Hosen tragen und Unterhosen vermeiden, damit das Scrotum sich ohne Widerstand voll ausdehnen kann.

Stehen: Das Stehen ist ebenfalls eine gute Stellung. Auch hier gilt das oben Gesagte für die Stellung der Zunge und die gesamte Haltung des Oberkörpers. Das Stehen ist besonders gut für die Hodenatmung geeignet, weil die Hoden dabei völlig frei hängen. Wenn Sie auf entspannte Weise aufrecht stehen, fördert dies Ihre Körperhaltung. Die Hände sollten neben dem Körper herabhängen und die Füße in Schulterbreite auseinander stehen. Gewöhnen Sie sich darin, sich immer wieder zu entspannen, wenn Sie sich verkrampft haben, sonst kann es passieren, daß die Chi-Kraft sich in Ihrer Herzgegend staut und Sie gereizt werden läßt.

Liegen: Legen Sie sich nie flach auf den Rücken, wenn Sie diese Übungen durchführen, weil dann der Brustkorb höher liegt als der Unterleib und zuviel Energie bekommt. Auch das Liegen auf der linken Seite sollten Sie vermeiden. Beide Stellungen belasten das Herz unnötig.

Bei der korrekten Stellung liegt man auf der rechten Seite. Sie sollten sich ein Kissen unter den Kopf legen, so daß er 8 bis 10 cm höher liegt und richtig auf den Schultern sitzt. Die vier Finger der rechten Hand liegen unmittelbar vor dem rechten Ohr, während der Daumen hinter dem Ohr ruht und es leicht nach vorne drückt, damit es offenbleibt.

Die Ohren müssen offenbleiben, damit Luft durch die Eustachische Röhre fließen kann. Die linke Hand ruht auf dem äußeren linken Oberschenkel, das rechte Bein ist gestreckt; das linke Bein, das auf dem rechten liegt, ist leicht gebeugt. So kann das Scrotum von den Oberschenkeln unbehindert herunterhängen.

Manche Tiere schlafen in einer ähnlichen Körperhaltung. Das bewirkt die Weisheit ihres Instinkts. In dieser Stellung unterliegt die Wirbelsäule nämlich nicht dem starken Druck der Schwerkraft und kann ihre natürliche Krümmung einnehmen. Sie wird von Spannungen entlastet.

Abbildung 14

Legen Sie sich auf die rechte Seite, damit das Herz nicht gepreßt wird. Beugen Sie etwas das obere Bein, damit die Hoden frei hängen können.

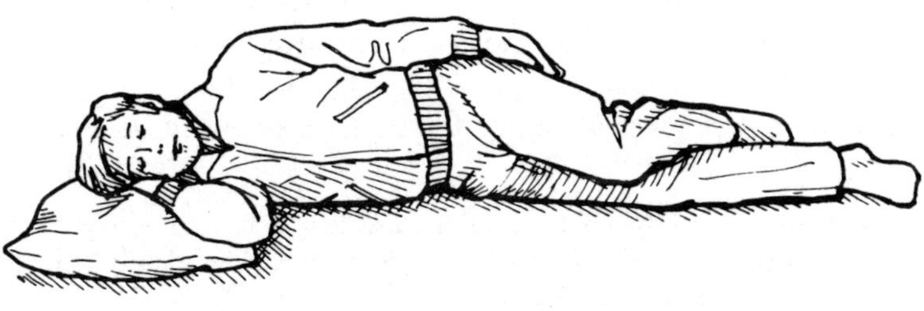

Die Hodenatmung in Einzelschritten

1. Setzen Sie sich auf die Stuhlkante, die Füße flach auf dem Boden, eine Schulterbreite auseinander. Tragen Sie nur weite Hose oder keinerlei Kleidung unterhalb der Gürtellinie, damit alles im wahrsten Sinne des Wortes «frei heraushängen» kann.* Üben Sie nie unbekleidet in einem kalten Raum, sonst verlieren Sie zuviel Chi. Wenn die Luft Ihren Unterkörper bestreicht, werden Sie sich Ihrer «Intimteile» auf natürliche Weise bewußter. Richten Sie Ihre Aufmerksamkeit auf das Scrotum zwischen den Hoden, Sie werden mit Erstaunen feststellen, daß es dort unten tatsächlich kalt oder yin ist. Sorgen Sie immer dafür, daß Sie richtig entspannt sind. Fühlen Sie sich verspannt, machen Sie vorher ein paar Dehnübungen oder einen kleinen Spaziergang, um die Spannungen zu lösen.

2. Atmen Sie langsam ein und ziehen Sie die Hoden dabei hoch. Halten Sie eine Weile die Luft an, dann atmen Sie wieder aus und lassen die Hoden sinken. Beim Einatmen denken Sie daran, wie der Atem in die Hoden hinabströmt und sie auffüllt. Gleichzeitig ziehen Sie die Hoden zusammen mit dem Atem empor. Fahren Sie fort, mit den Hoden sanft ein- und auszuatmen, bis Sie eine große Menge kalter Energie im Scrotum spüren. Sie können z.B. eine Runde von 9 Atemzügen machen, sich ausruhen und dann weitere 3 bis 6 Runden üben.

Ziehen Sie die lebenspendende Luft bis in die tiefste Wurzel Ihres Körpers. Atmen Sie die angesammelten Abfallstoffe aus, während die Hoden wieder hinabsinken. So erzeugen Sie in sich einen starken Energiestrom, der den Blutkreislauf im Beckenbereich beschleunigt. Bewegen Sie die Hoden nur mit der Kraft Ihrer Vorstellung – ziehen Sie also nicht Ihre Penis- oder Aftermuskeln zusammen!

Nach ein- bis zweiwöchiger Übung beginnen Sie zu spüren,

* Frauen, die diese Übungen durchführen wollen, nehmen ihre Eierstöcke als Energiequelle; sie sollten jedoch einen Slip anbehalten, damit kein Chi aus dem Körper entweichen kann.

Abbildung 15

Hodenatmung: Atmen Sie langsam ein. Führen Sie den Atem beim Einatmen in die Hoden hinab, und ziehen Sie diese kraft Ihrer Vorstellung empor.

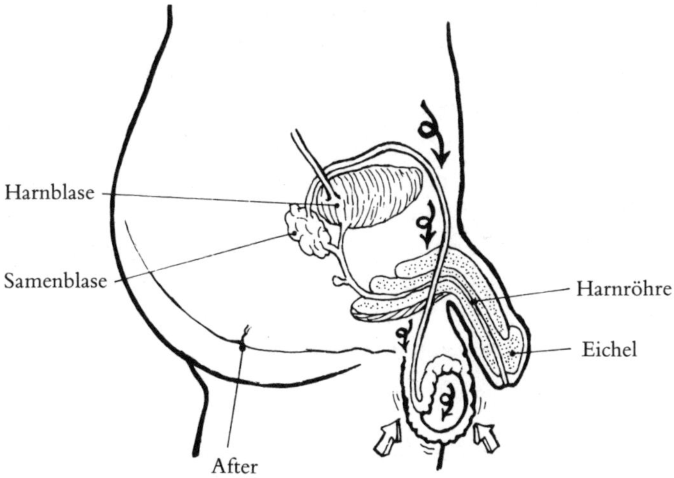

wie sich die Hoden während der Übung tatsächlich heben und senken. Das zeigt, daß Sie nun richtig atmen. Je geübter Sie sind, desto weniger wird sich Ihr Unterleib bewegen: Fast alle sichtbaren Bewegungen werden im Hodensack selbst stattfinden. Sie können die Tanzbewegungen der Hoden im Spiegel beobachten, was recht lustig aussieht.

Wenn nichts anderes angegeben wird, sollten Sie bei den Übungen nur durch die Nase atmen. Bei der Nasenatmung hat man eine bessere Kontrolle über den Atemvorgang. Die Luft wird gefiltert und erwärmt, und wir erhalten Lebenskraft von gut ausgeglichener Qualität.

Der ganze Körper muß sich entspannen. Lassen Sie alle Spannungen ausfließen wie beim Meditieren. Benutzen Sie nur Ihre Vorstellung, um die Hoden hinauf- und hinabzuziehen. Mit etwas Übung werden Sie lernen, das in Ihrem Scrotum gespeicherte kalte Ching Chi genau zu spüren.

3. Lenken Sie die Empfindung aus Ihrem Scrotum durch Einatmen zum Damm empor, und ziehen Sie leicht Ihre Hoden hoch. Spüren Sie gleichzeitig, wie die Kühle die wenigen Zentimeter zum Damm hinaufströmt, wenn Sie Ihre Konzentration auf das Perineum richten. Atmen Sie mit den Hoden mehrmals ein und aus, um noch mehr Energie in diesem Bereich zu bilden. Es ist sehr wichtig, das Ching Chi im Perineum zu halten, denn sobald Ihre Aufmerksamkeit nachläßt, wird die kalte Energie wieder ins Scrotum zurückfließen oder gar aus dem Körper sickern. Es ist, als ob man mit einem Strohhalm Flüssigkeit hochsaugt: Wenn Ihnen die Luft ausgeht und Sie eine Pause machen, müssen Sie den Finger auf die Strohhalmöffnung legen und sie verschließen, d.h. Ihre Konzentration aufrechterhalten. Lassen Sie jedoch los, wird die Flüssigkeit wieder hinabsinken, und Sie müssen von vorne anfangen. Üben Sie dies mehrere Tage oder so lange, bis es gelingt.

4. Fangen Sie nun an, die Sexualenergie von den Hoden aus die Rückenbahn emporzuleiten, als würden Sie an Ihrem Strohhalm saugen. Beginnen Sie immer mit der Hodenatmung, so lange bis Sie spüren, daß die Ching-Energie bereit ist. Atmen Sie ein, ziehen Sie die «Kälte» aus den Hoden hinauf ins Perineum und dann zum Steißbein, der untersten Stelle Ihrer Wirbelsäule. Ein kleines Stück darüber befindet sich eine hauptsächlich aus Knochen bestehende Öffnung, die man Hiatus nennt, die Kreuzbeinöffnung.

Wenn Sie das kühle Ching erst zum Perineum und dann ins Kreuzbein ziehen, krümmen Sie die untere Rückenpartie ein wenig nach außen, als stünden Sie mit dem Rücken gegen eine Wand gelehnt und wollten sich flach an sie pressen. Neigen Sie das Kreuzbein nach unten, und belassen Sie es in dieser Stellung, damit die Pumpe besser aktiviert werden kann; dies können Sie noch dadurch unterstützen, daß Sie den Nacken und die Schädelknochen leicht anspannen. Behalten Sie die Energie eine Weile im Kreuzbein, und atmen Sie schließlich aus, ohne jedoch die Aufmerksamkeit vom Kreuzbein abzuwenden

Nun lassen Sie Kreuzbein und Nacken sich wieder entspannen

und ihre natürliche Lage einnehmen; das hält die beiden Pumpen im Kreuzbein und im Schädel in Gang. Zur gleichen Zeit führen Sie die Hodenatmung durch. Lenken Sie einmal mehr die Energie ins Kreuzbein, und behalten Sie sie dort, bis Sie schließlich fühlen, wie das Kreuzbein sich öffnet und die Energie langsam nach oben fließt. Sie werden die kalte Energie richtig spüren, wie sie langsam hochsteigt. Sollten Sie Schwierigkeiten haben, dies richtig wahrzunehmen, können Sie Ihr Steißbein ein paarmal vor- und zurückbewegen und wieder ruhigstellen, um dann die Wirkung des Pumpens zu beobachten.

Im Kreuzbeinknochen gibt es eine Mulde, in die Sie die «kalte» Energie aus Ihren Hoden hineinleiten. Meistens ist es etwas schwieriger, diesen Bereich zu bearbeiten, weil die Samenenergie dichter als das Chi ist und heraufgepumpt werden muß. Manche Menschen empfinden das Eindringen der «kalten» Energie in den Hiatus als Schmerz, Prickeln oder Kitzeln – das ist ganz normal und kein Grund zur Besorgnis. Es fällt Ihnen übrigens leichter, diese Energie durch das Steißbein zu bringen, wenn Sie diesen Körperbereich gelegentlich mit einem Seidentuch sanft massieren.

5. Ist es Ihnen gelungen, die Energie durch das Steißbein zu leiten, können Sie jetzt üben, die Kälte zum T-11, zum 11. Thorax- oder Brustwirbel in der Mitte des Rückens, zu ziehen. Gehen Sie vor wie bisher, indem Sie mit den Hoden ein- und ausatmen und die Energie wie durch einen «Strohhalm» zum Damm emporziehen, dann ins Kreuzbein und zum T-11 (gegenüber dem Solarplexus oder Sonnengeflecht, unterhalb der letzten «falschen» Rippe). Behalten Sie die Energie im 11. Wirbel, bis dieser sich voll anfühlt und von allein öffnet und die Energie von selbst weiter emporströmt. Weil die Samenenergie dichter und träger ist als Chi, müssen Sie sich ihr anpassen, indem Sie diesen Teil Ihres Rückens nach innen und außen bewegen, um ihn geradezurichten. Dadurch lockert er sich, und die «kalte» Energie kann freier emporfließen.

Am T-11 befindet sich das Energiezentrum der Nebennieren.

Im taoistischen System wird dieser Punkt als eine Art «Mini-Pumpe» betrachtet. An dieser Stelle erschafft Ihr Rücken ein Vakuum, welches die Energie nach oben treibt.

6. Der nächste Haltepunkt ist das «Jadekissen». Er befindet sich am Kopfansatz, zwischen dem 1. Halswirbel und der Schädelbasis. Verfahren Sie wieder wie zuvor, indem Sie mit der Hodenatmung beginnen und die Energie immer weiter emporpumpen, zuerst zum Damm (Perineum) und zum Kreuzbein, dann zum T-11 und weiter zur Schädelbasis. Hier befindet sich ein Speicherplatz, wo die Energie für den späteren Gebrauch aufbewahrt wird.

7. Der nächste Haltepunkt ist der Pai Hui, der Scheitelpunkt des Kopfes. Üben Sie wie bisher, aber füllen Sie den «Strohhalm» nun völlig von unten nach oben. Neigen Sie das Kreuzbein nach hinten, und lassen Sie den unteren Rücken geradewerden (kein Hohlkreuz). Dadurch wird die untere Pumpe in Gang gesetzt. Gleichzeitig ziehen Sie das Kinn etwas ein und drücken den Hinterkopf ganz wenig nach hinten; das aktiviert die obere Schädelpumpe. Ziehen Sie die Energie unentwegt bis zum obersten Punkt Ihres Kopfes empor.

8. Ist die Energie schließlich im Kopf angelangt, werden viele Männer deutlich spüren, daß sie sich dort, wenn man nach oben schaut, im Uhrzeigersinn dreht. Wenn Sie genau aufpassen, werden Sie feststellen, daß sie einem Rhythmus von 36 Umdrehungen folgt. Das sollte sich gut und erfrischend anfühlen. Diese zusätzliche Energie kann Ihre Kreativität steigern helfen und Ihre Gedächtnisleistung verbessern. Sie werden klarer denken können und sind nun am Anfang der Beherrschung Ihrer sexuellen Bedürfnisse oder Frustrationen angelangt. Diese Samenenergie wird später, auf den spirituellen Stufen des Tao Yoga, in Chi umgewandelt, die ursprüngliche Lebenskraft. Wird der Mensch älter, hat er so viel Chi aufgebraucht, daß die Gehirnenergie und die Wirbelsäulenflüssigkeit langsam wegsickern und eintrocknen, wodurch eine leere Höhlung zurückbleibt. Durch die Hodenatmung wird die Sexualenergie emporgeleitet, um die Höhle zu füllen und das Gehirn zu vitalisieren. Die Taoisten sind der Auffassung, daß sich Sexual- und Hirnenergie sehr ähnlich sind.

9. Schließlich können Sie die Sexualenergie in einem geschmeidigen Zug im «Strohhalm» mit einem einzigen Atemzug von den Hoden hinauf in den Kopf leiten. Zu Anfang konnten Sie nur stufenweise vorgehen, bis Sie spürten, daß Ihr Rückenkanal (das Lenkergefäß der Akupunktur) sich weiter geöffnet hat. Nun sind Sie imstande, ihre Vorstellung in Hoden und Scheitel zu lenken und die Sexualenergie mit rein geistiger Kraft von den Hoden ins Gehirn zu führen.

10. Lassen Sie sich bei den Übungen Zeit, um die «Kälte» richtig zu spüren. Überstürzen Sie nichts, und halten Sie stets die Pumpen in Gang, während Sie ein- und ausatmen. Verwenden Sie mehr geistige als körperliche Zugkraft dabei. Lassen Sie sich von dem Gefühl der «Kälte» leiten. Wenn Sie zu heftig und ungeduldig verfahren, erhitzt sich das «kalte» Ching nur. Diese heiße Energie läßt sich aber im Gehirn nicht gefahrlos speichern.

Der goldene Nektar

Haben Sie Ihren Kopf mit Samenenergie gefüllt, kann es geschehen, daß das überschüssige Ching plötzlich mit dem Chi in Ihren höheren Zentren «explodiert» und in den Kleinen Energiekreislauf gespült wird, so daß es durch Ihren Gaumen die Zunge hinabströmt. Das wird als höchst unterschiedliche Geschmacksempfindung wahrgenommen. Man nennt es im allgemeinen den Goldenen Nektar, doch kann es wie Sekt, Honig, Kokosmilch oder wie alle möglichen duftenden Essenzen schmecken; es kann aber auch sein, daß Sie es als warmes Prickeln auf der Zunge wahrnehmen.

Diese Übung, den «Tanz der Hoden», können Sie an jedem beliebigen Ort durchführen: in der Bahn, im Auto, am Schreib-

Abbildung 16

DAS AUFSTEIGEN DER KÜHLEN SAMENENERGIE

Atmen Sie ein, und ziehen Sie das Ching die Wirbelsäule empor. Beim Ausatmen lassen Sie die Hoden sanft wieder hinab. Spüren Sie, wie die Lebenskraft an der Wurzel Ihres Körpers vibriert.

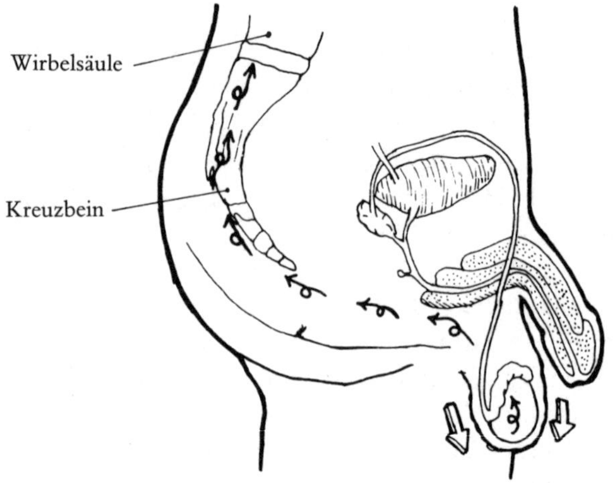

tisch, vor dem Fernseher, im Bett usw. Wichtig ist nur, daß der Rücken dabei gerade und der Brustkorb entspannt ist und das Scrotum frei und ungehindert herabhängen kann.

Es ist sehr zu empfehlen, während der Hodenatmung auch das Diaphragma pelvis anzuspannen. Denn jedesmal, wenn der Beckenboden (Diaphragma pelvis) angespannt wird, erhält der gesamte Unterleib eine Tiefenmassage. Dann strömt die Lebenskraft im Einklang mit der Atmung in periodischen Wellen durch diese Körperregion, was die Drüsen und die Vitalorgane anregt.

Die Scrotum-Kompression: Erzeugen Sie Druck im Scrotum, um Ihre Sexualkraft zu steigern

Die Wohltaten der Hodenatmung lassen sich noch erheblich steigern, wenn man gleichzeitig die Praktik der Scrotum-Kompression anwendet. Diese Übung hilft bei nächtlichen Samenergüssen und vorzeitiger Ejakulation. Sie verringert außerdem das Auftreten von Leistenbrüchen (Hernien). Bei sexueller Übererregung wirkt sie beruhigend. Die Sexualkraft wird dynamisch gesteigert, indem der Luft das Vital-Chi entnommen und das Ching Chi damit aufgeladen wird.

Von den drei beschriebenen Stellungen sind die Haltung des Sitzens oder des Stehens hierbei am geeignetsten. Füllen Sie Ihren Rachen mit genügend Luft, und schlucken Sie diese herunter. Durch das Schlucken wird die Luft in den Solarplexus gedrückt, von dort in das Becken und dann nach unten in die Hoden geleitet. Das geschieht, indem man die Unterleibsmuskeln in einer langsamen Wellenbewegung nach abwärts zusammenzieht.

Ist die Luft in den Hoden angelangt, werden Sie einen plötzlichen Hitzeschwall wahrnehmen. Die Hoden scheinen sich auszudehnen, und nach kurzer Zeit wird die in sie hineingelenkte Kraft die Wirbelsäule hochfließen bis zum Kopf, was auch als Wärmegefühl zu spüren ist.

Die Scrotum-Kompression in Einzelschritten

1. Setzen Sie sich auf die Stuhlkante, die Füße flach auf dem Boden, eine Schulterbreite auseinander. Tragen Sie nur weite Hosen oder keinerlei Kleidung unterhalb der Gürtellinie, damit die Hoden herabhängen können.

2. Atmen Sie durch die Nasenlöcher in den Rachen ein. Dann schlucken Sie die Luft zum Solarplexus hinunter, der sich auf halber Höhe zwischen Herz und Nabel befindet. Stellen Sie sich die Luft als einen Ballon vor.

3. Zuerst kommt der Ballon hinter dem Solarplexus zur Ruhe, dann rollt er zum Nabel hinunter, um schließlich durch das Becken ins Scrotum zu gelangen.

4. Pressen Sie die Luft kraftvoll so lange ins Scrotum, wie Sie nur können, mindestens 30 bis 40 Sekunden lang. Versuchen Sie, Ihre Leistung allmählich auf eine ganze Minute zu steigern. Jede Scrotum-Kompression läßt enorme Energie in die Hoden schießen. Die Übung entfaltet ihre volle Wirkung bei einem Druck von einer vollen Minute. Der Afterschließmuskel und der Muskel am Damm müssen während dieser Übung kräftig zusammengezogen werden, damit keine Energie aus dem Körper entweichen kann.

5. Haben Sie die Kompression beendet, atmen Sie aus und entspannen sich völlig. Hat sich während der Druckerzeugung Speichel im Mund angesammelt, schlucken Sie diesen vor dem Ausatmen hinunter.

6. Atmen Sie jetzt mehrmals kurz und schnell durch, um neue Kraft zu gewinnen. Lassen Sie die Luft wie einen Pfeil aus den Nasenlöchern schießen und ebenso schnell wieder einströmen. Atmen Sie dabei durch die Nase, und nehmen Sie nicht zuviel Luft. Man nennt dies die «Blasebalg-Atmung», weil man mit dem Bauch schnell ein- und auspumpen muß.

Diese Übung lädt den gesamten Körper sehr schnell auf. Wenn Sie sich krank fühlen oder aus dem Gleichgewicht geraten sind, werden Sie sich schon nach wenigen Scrotum-Kompressionen besser fühlen. Machen Sie die Übungen folgendermaßen: Beginnen Sie mit einer Scrotum-Kompression. Heben Sie danach die Arme in Schulterhöhe, und kreisen Sie mit den Hüften. Ruhen Sie sich einen Augenblick aus, und wiederholen Sie das Ganze. Behalten Sie die Zunge immer an den Gaumen gedrückt, während Sie den Druck erzeugen. Üben Sie den ganzen Ablauf fünfmal.

Wenn Ihre Kraft gewachsen ist, können Sie fünf Kompressionen hintereinander durchführen und sich dann mit Hilfe des

Abbildung 17

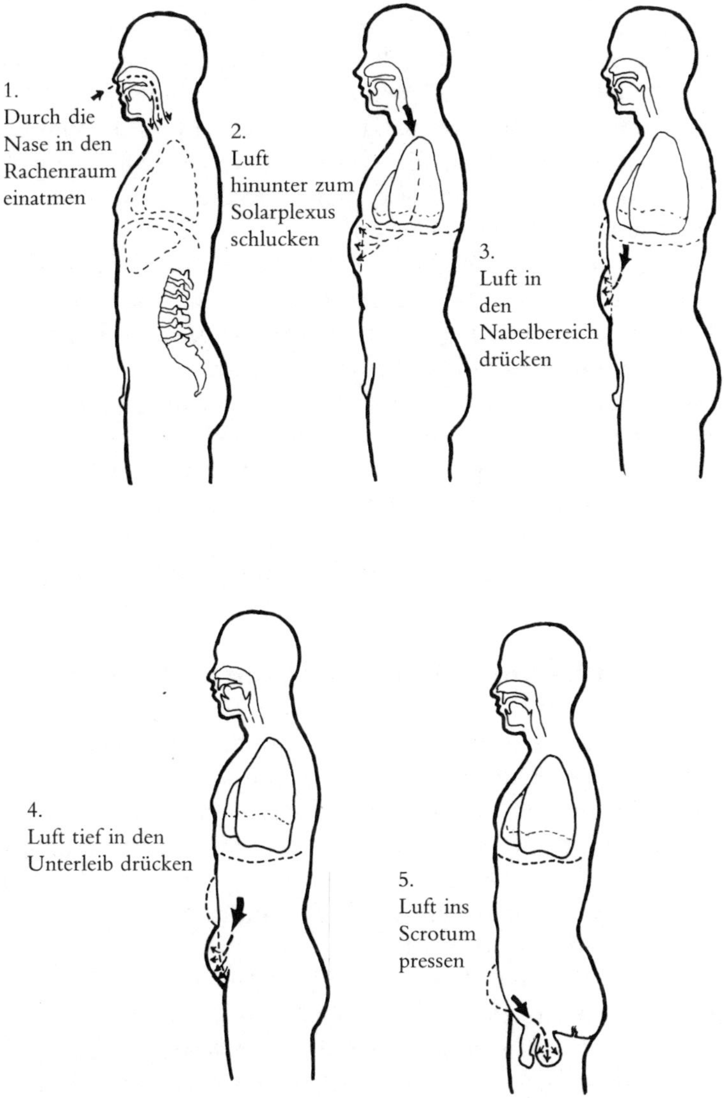

Hüftkreisens ausruhen. Dann machen Sie weitere fünf Kompressionen. Atmen Sie zwischen den Kompressionen kurz und flach, um keine Kraft im oberen Körperbereich zu stauen.

Üben Sie die Hodenatmung und die Scrotum-Kompression zweimal täglich etwa eine Viertelstunde lang, jeweils morgens und abends. Nur dann können Sie in den vollen Genuß der Vorzüge dieser Praktik gelangen. Abgesehen von den bereits erwähnten Wirkungen helfen diese Techniken auch gegen Impotenz oder Virilitätsmangel; auch Schlaflosigkeit und Übernervosität können erheblich gebessert werden. Durch regelmäßiges Üben lassen sich allgemeiner Energiemangel und seine Begleiterscheinungen beheben.

Wenn Sie Ihre Sexualsäfte vier Wochen oder länger bewahrt haben, sollte diese Übung schon nach drei Tagen zu wirken beginnen. Dann fühlen sich die Hoden warm an, «springen» ein wenig auf und ab und können leicht jucken. Das sind Anzeichen dafür, daß die Hoden mit ungewöhnlich großen Mengen Vitalkraft versorgt werden und das Gewebe sich zu erholen beginnt. Doch läßt sich der gewünschte Erfolg nur dann erzielen, wenn die Übungen korrekt durchgeführt werden. Nach ein bis zwei Monaten regelmäßiger Praxis werden Sie einen merklichen Kraftzuwachs verspüren und sich immer wohler fühlen.

Umlenkungsübung bei hohem Blutdruck

Nach zwei- bis sechswöchiger Praxis werden manche Schüler, die zu hohen Blutdruck haben, spüren, wie ein starker Strom von Chi-Energie in ihren Kopf fließt. Sie empfinden einen Druck im Kopf, weil das Blut der Aufwärtsbewegung der Vitalkraft folgt. Das ähnelt in milder Form dem «Kundalini-Syndrom», bei dem freigesetzte Energie ziellos und unkontrolliert durch den Körper schießt.

Wenn Sie unter Bluthochdruck leiden, können Sie sich auf zwei bestimmte Punkte konzentrieren, um diesen Überdruck abzubauen. Diese Punkte sind der Ming-Men an der Wirbelsäule, direkt gegenüber dem Nabel (zwischen dem 12. und 13.

Brustwirbel, sowie der Yung-Chuan an den Fußballen (s. Abbildung 18).

Zur Lokalisierung des Ming-Men legen Sie einen Faden um die Hüfte wie einen Gürtel. Achten Sie darauf, daß er völlig waagrecht verläuft und auch den Nabel berührt. Der Ming-Men befindet sich am Schnittpunkt von Faden und Wirbelsäule. Haben Sie einen großen Hängebauch, messen Sie von der Stelle aus, wo sich Ihr Nabel befand, bevor er nach unten abgesackt ist. Beugt man sich von der Hüfte aus nach hinten, fühlt sich der gesuchte Punkt an wie eine Vertiefung im Rückgrat.

Der andere Punkt, der Yung-Chuan, liegt auf der Fußsohle. Wenn man die Zehen zusammenzieht, ist es der tiefste Punkt auf dem Fußballen.

Haben Sie den Punkt an beiden Füßen gefunden, kleben Sie kleine stachlige Kugeln darunter. Legen Sie beide Hände auf den Rücken, und konzentrieren Sie sich auf den Ming-Men. Chi und Blut werden jetzt dorthin geleitet.

Wenn Sie die Kraft in den Ming-Men fließen spüren, lenken Sie diese die Wirbelsäule und die Beine hinab in den Yung-Chuan. Drücken Sie mit den Füßen auf die Kugeln, so daß Sie die Stacheln deutlich spüren. In schweren Fällen kann es ein bis zwei Monate dauern, bis die Kraft in den Ming-Men strömt und in den Yung-Chuan hinabgelenkt werden kann.

Wenn Ihnen das Blut während oder nach der Scrotum-Kompression zu heftig in den Kopf steigt, müssen Sie die Kraft austreten lassen. Nichtausgeglichene Kraft strömt durch diese beiden Punkte aus dem Körper. Viele Schüler üben nach der Hodenatmung und der Scrotum-Kompression den Kleinen Energiekreislauf, damit die Energie sich gleichmäßig verteilen kann. Allein mit dieser Technik wurden schon viele Fälle von Bluthochdruck geheilt.

Abbildung 18

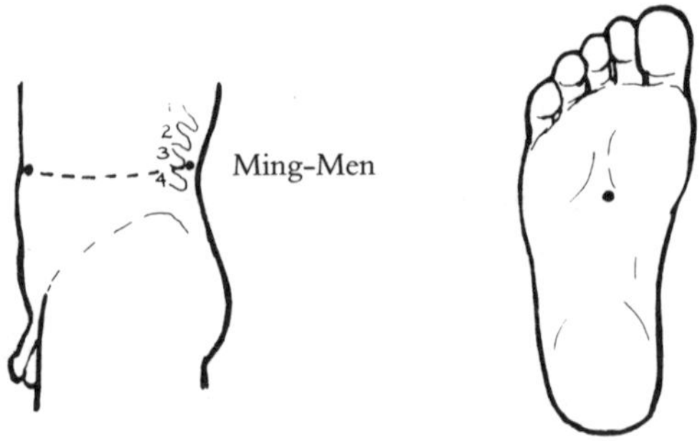

Die Versiegelung der Samenflüssigkeit durch die Übung der Kraftsperre

Eine Variante dieser Übung können Sie später beim Liebesakt anwenden, nämlich das «Große Emporziehen». Die Methode der Kraftsperre wird ohne Partner durchgeführt. Sie sollte ins tägliche Übungsprogramm eingebaut werden. Sie ist die beste Technik für die Energiebildung im Perineum, um die Samenflüssigkeit zu versiegeln. Die Sexualenergie, mit der wir es hier zu tun haben, ist eine andere als die, mit der wir bei der Hodenatmung und der Scrotum-Kompression arbeiten, und es ist wichtig, daß Sie lernen, diesen subtilen Unterschied wahrzunehmen.

Bei der Hodenatmung bewegt man die kalte Sexualenergie, das Ching Chi im Yin-Zustand nach seiner Erzeugung in den Hoden, aus dem Scrotum zum Kopf empor und schließlich wieder den Körper hinunter. Bei der Übung der Scrotum-Kompression zwingt man die in den Organen – also Herz, Lungen, Milz usw. – erzeugte Chi-Energie nach unten, damit sie sich mit dem in den Sexualorganen ruhenden kalten Ching Chi vermischt, um schließlich die so entstandene warme Energie emporzuführen und kreisen zu lassen.

Bei der Übung der Kraftsperre erregen wir die Sexualorgane und verwandeln die im Samenleiter befindliche kalte Energie in heiße. Die Hitze wird durch die Bewegung von Abermillionen Samenzellen erzeugt. Diese Yang-Energie ist explosiver, läßt sich nur schwer kontrollieren und sucht stets den kürzesten Weg, um in eine kühlere (yin) Umgebung zu kommen. Bei den meisten Männern stellt der Penis den Weg des geringsten Widerstands dar. Bei einem Tao Meister führt der am leichtesten zugängliche Kanal dagegen in die höheren Körperzentren. Doch bedarf es einer Menge Erfahrung und Übung, um den Afterschließmuskel und die kleinen Muskeln um den Samenleitertrakt so gut zu kontrollieren, daß man damit den Strom der Sexualenergie in den Penis hinein umzukehren vermag, um ihn die Wirbelsäule emporzuleiten.

Die vier Stufen der Kraftsperre

1. *Anfangsstufe:* Benutzen Sie die Muskeln der Faust, des Kiefers, des Nackens, der Füße, des Perineums, der Gesäßbacken und des Unterleibs, um die sexuelle Spannung abzulenken und den Drang zur Ejakulation zu blockieren und um das heiße Ching Chi, das den Erregungszustand herbeigeführt hat, nach oben zu lenken.

2. *Mittlere Stufe:* Spannen Sie die Muskeln der Faust, des Kiefers und der Füße weniger an, arbeiten Sie dafür stärker mit dem Diaphragma pelvis, dem Schließmuskel, der Kreuzbein- und der Schädelpumpe, mit deren Hilfe Sie die Sexualenergie nach oben drängen.

3. *Fortgeschrittene Stufe:* Damm und Beckenboden werden in geringerem Umfang eingesetzt, dafür Kreuzbein- und Schädelpumpe stärker aktiviert. Auch die Vorstellungskraft wird verstärkt eingesetzt, um das Ching ins Scheitelzentrum zu leiten. Man konzentriert sich auf den Scheitelbereich und zieht dadurch die Energie aus dem unteren Zentrum ins höhere hinauf.

4. *Fortgeschrittenste Stufe:* Hier wird nur noch reine Vorstellungskraft eingesetzt. Muskelarbeit ist nicht mehr nötig. Die geistige Kraft beherrscht den Penis völlig und steuert ihn nach Belieben in die Erektion oder den Zustand der Schlaffheit und befiehlt der Ching-Energie, nach oben oder unten zu strömen.

Bei dieser Übung muß das Glied bis zu etwa 90 Prozent an die orgasmische Ejakulation herangeführt werden. Vermeiden Sie es, dabei zu weit zu gehen, bis es kein Zurück mehr gibt, sonst werden Sie längere Zeit kein Samen-Chi mehr haben, mit dem Sie arbeiten können. Je mehr Sie die Kraftsperre meistern, um so feiner können Sie sich an den Endpunkt vor der Ejakulation herantasten, bis Sie bei 98 oder 99 Prozent aufhören können. Reiben Sie die Eichel des Penis, bis er erigiert ist. Wenn Sie spüren, daß Sie kurz vor dem Orgasmus stehen, halten Sie inne und führen die Methode der Kraftsperre drei- bis neunmal durch, bis die Erektion wieder verschwindet. Damit haben Sie eine Runde hinter sich gebracht. Wiederholen Sie diesen Vorgang, also das Erregen des Glieds bis zur Erektion mit anschließender Kraftsperre, bis die Erektion nachläßt, pro Sitzung 3-, 9-, 18- oder sogar 36mal.

Übung macht auch hier den Meister. Wenn Sie Ihre Geschlechtsorgane durch diese Praktik erst einmal völlig unter Kontrolle gebracht haben, können Sie auch während des Liebesakts auf natürliche Weise die Kontrolle über sich behalten. In der Regel empfehle ich etwa 10000 Runden bis zur fortgeschrittenen Stufe. Manche Menschen werden natürlich sehr viel schneller vorankommen, vor allem dann, wenn sie ihren Geist durch Yoga, Meditation oder andere Disziplinen geschult haben. Wenn Sie nicht täglich Sport oder Gymnastik treiben, rate ich Ihnen dringend, wenigstens einige Aufwärm- und Dehnübungen zu machen, bevor Sie die Kraftsperre praktizieren. Dadurch wird die Energie in Ihren Organen stimuliert. Sie können Ihre inneren Chi-Energien besser wahrnehmen und schneller zur Kontrolle über Ihre Sexualenergie gelangen.

Abbildung 19
DIE ÜBUNG DER KRAFTSPERRE

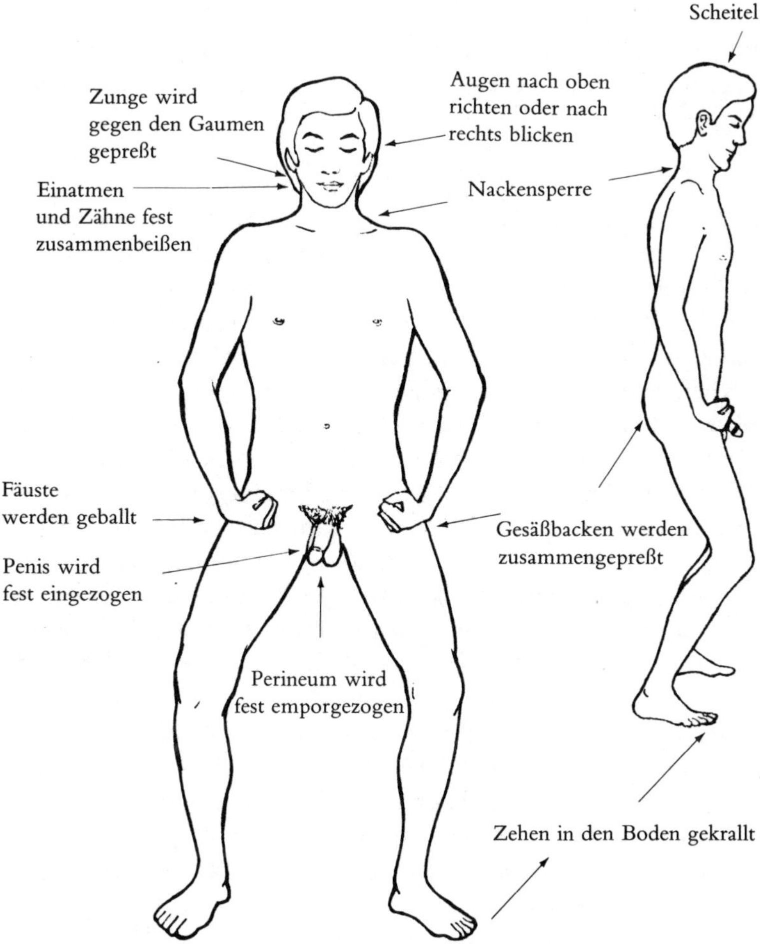

Ching Chi wird daran gehindert, aus dem Penis zu entweichen, und so lange in den Scheitel emporgeleitet, bis die Erektion nachläßt.

Das stufenweise Üben der Kraftsperre

1. Die Sitzhaltung ist die gleiche wie bei der Hodenatmung – die Füße flach auf den Boden gestellt, mit einer weiten Hose oder unbekleidet unterhalb der Gürtellinie. Stimulieren Sie Ihr Glied, bis es erigiert. Konzentrieren Sie sich nun auf Ihre Geschlechtsorgane und auf die sich ausdehnende Energie in Glied und Hodensack.

2. Wenn Sie kurz vor dem Orgasmus stehen, atmen Sie tief durch die Nase ein. Gleichzeitig ballen Sie die Fäuste und krallen die Zehen in den Boden, so daß sich die Füße anfühlen wie Vakuumpumpen, die am Boden saugen. Gleichzeitig spannen Sie den Kiefer und die Schädelpumpe am Nacken und drücken die Zunge fest gegen den Gaumen. Atmen Sie noch ein weiteres Mal ein, und ziehen Sie den gesamten Genital-Analbereich nach oben, wobei Sie sich auf den Hui-Yin (Perineum, Damm), das Diaphragma urogenitale und vor allem das Glied konzentrieren. Ziehen Sie die Energie aus dem Glied ins Perineum, indem Sie so fest wie möglich die Muskeln zusammenziehen. Dann halten Sie die Luft an und zählen langsam bis 9, wobei alle Muskeln voll angespannt bleiben. Wenn Ihnen die Luft ausgeht, atmen Sie aus und lösen sämtliche Muskeln des Körpers. Möglicherweise spüren Sie, wie Energie hoch- und niederschießt, vor allem im Sexualbereich.

Nach ein oder zwei Wochen beginnen Sie zu fühlen, wie die Muskelkontraktion Ihr Glied empor- und einzieht. Der After wird sich anfühlen, als sei er völlig fest. Wenn nicht ausdrücklich anders angegeben, wird nur durch die Nase geatmet. Beim Ausatmen soll sich der Körper ganz entspannen. Lassen Sie alle Spannung ausfließen.

Atmen Sie ein, spannen Sie die Muskeln und ziehen Sie mehrmals die Muskeln im Geschlechtsbereich nach oben, wobei Sie die Energie im Perineum halten. Dieses Halten der Energie im Damm ist von größter Wichtigkeit: Wenn Sie nämlich in Ihrer Aufmerksamkeit nachlassen, wird die heiße Energie in die Geschlechtsorgane zurückfließen oder gar aus dem

Glied sickern, und Sie müssen noch einmal von vorne anfangen.

Führen Sie diese Übung mindestens eine Woche lang durch.

3. Bringen Sie den Penis zur Erektion. Ballen Sie die Fäuste, und spannen Sie Füße, Nacken und Kiefer beim Einatmen. Ziehen Sie den gesamten Geschlechtsbereich, vor allem das Diaphragma urogenitale, den After und das Glied nach oben, um die heiße Energie ins Perineum zu ziehen und durch weiteren Sog durch das Steißbein bis ins Kreuzbein hinaufzuführen. Spüren Sie, wie die Energie durch die Hiatus-Öffnung im Kreuzbein strömt.

Aktivieren Sie die Kreuzbeinpumpe, indem Sie die untere Rückenpartie nach außen biegen, damit die Wirbelsäule gerade wird. Das erleichtert dem Chi den Aufstieg. Halten Sie die Energie im Kreuzbein, und atmen Sie weiter ein, dabei die besagten Muskeln emporziehend, bis Sie spüren, wie die Erektion sich wieder beruhigt. Es kann vorkommen, daß Sie dazu 3- bis 9mal einatmen und die Muskeln immer stärker anspannen müssen. Wenn Sie die Gesäßmuskeln fest zusammendrücken, gelingt es Ihnen, das Ching leichter ins Kreuzbein treiben. Können Sie den Atem nicht länger halten, atmen Sie aus. Entspannen Sie sich, und lassen Sie Kreuzbein und Nacken in ihre normale Haltung zurückkehren. Das aktiviert gleichzeitig die beiden Pumpen.

Wenn Sie die Hodenatmung praktiziert haben oder schon den Kleinen Energiekreislauf beherrschen, wird Ihnen dies bei der Kraftsperre sehr weiterhelfen. Es wird dadurch viel leichter, das heiße Sexual-Ching ins Kreuzbein zu führen. Sonst läßt sich mit dieser Region etwas schwieriger arbeiten, weil die Chi-Energie des Samens dichter als andere Chi-Arten ist und erst in die Höhe gepumpt werden muß. Dazu ist die Kreuzbeinpumpe nötig. Manche Menschen empfinden einen ziehenden oder stechenden Schmerz, Kitzeln oder Prickeln, wenn die heiße Sexualenergie ins Kreuzbein eindringt. Das braucht Sie nicht aus der Fassung zu bringen. Haben Sie Schwierigkeiten, das Ching in das Steißbein zu bringen, sollten Sie diesen Bereich von Zeit zu Zeit sanft mit einem Seidentuch massieren.

4. Wenn Sie das Kreuzbein durchdrungen haben, verwenden Sie die nächste Woche darauf, die Energie zum 11. Brustwirbel (T-11) an der Wirbelsäule zu ziehen. Er liegt dem Solarplexus gegenüber. Wiederholen Sie die ganze Übung wie gehabt – das Glied erregen, die Muskeln anspannen, einatmen. Pumpen Sie die Energie hoch: ins Perineum, ins Kreuzbein und dann zum T-11, wo Sie sie halten sollten, bis er sich voll anfühlt. Er ist erst richtig geöffnet, wenn Sie das Ching spüren. Setzen Sie auch wieder die Kreuzbeinpumpe ein, indem Sie das Hohlkreuz ausgleichen, damit das träge Ching leichter hochsteigen kann.

5. Als nächstes wird die Energie zum «Jadekissen» hochgeführt. Dieser Punkt liegt oben am Nacken zwischen dem 1. Halswirbel und der Schädelbasis. Verfahren Sie, wie bisher beschrieben – ziehen Sie die Energie also über das Perineum, das Kreuzbein und den T-11 bis zur Schädelbasis empor. Beim ersten Eindringen der Energie kann es geschehen, daß die Schädelpumpe heftig zu pochen beginnt.

6. Der nächste Energiehaltepunkt ist der Pai Hui am Scheitel. Wiederholen Sie den nun schon geübten Vorgang der Selbsterregung und der Zurücknahme der Erektion durch das Emporziehen der Energie. Achten Sie darauf, das Kinn leicht einzuziehen und den Schädel zu pressen, damit die Schädelpumpe noch stärker aktiviert wird. Halten Sie den oberen Teil der Wirbelsäule gerade. Ziehen Sie die Energie so lange zum Scheitel hinauf, bis die Erektion nachläßt.

Wenn die Energie schließlich in Ihren Kopf eingedrungen ist, werden Sie deutlich ihre Wärme und ein Prickeln spüren. Dies wird meist als angenehm und erstaunlich erfrischend empfunden. Manche Übende berichten, daß sie danach klarer denken können und kreativer sind; es ist möglich, daß sie sich bereits auf einer Stufe befinden, auf der sie das Ching Chi instinktiv und automatisch in erweitertes Bewußtsein umwandeln können. Die Samenenergie wird später in den höheren, spirituellen Stufen des Tao Yoga in Ur-Chi, die reine Lebenskraft, verwandelt. Ein alternder Mensch hat schon so viel Hirnenergie verbraucht, daß

Abbildung 20

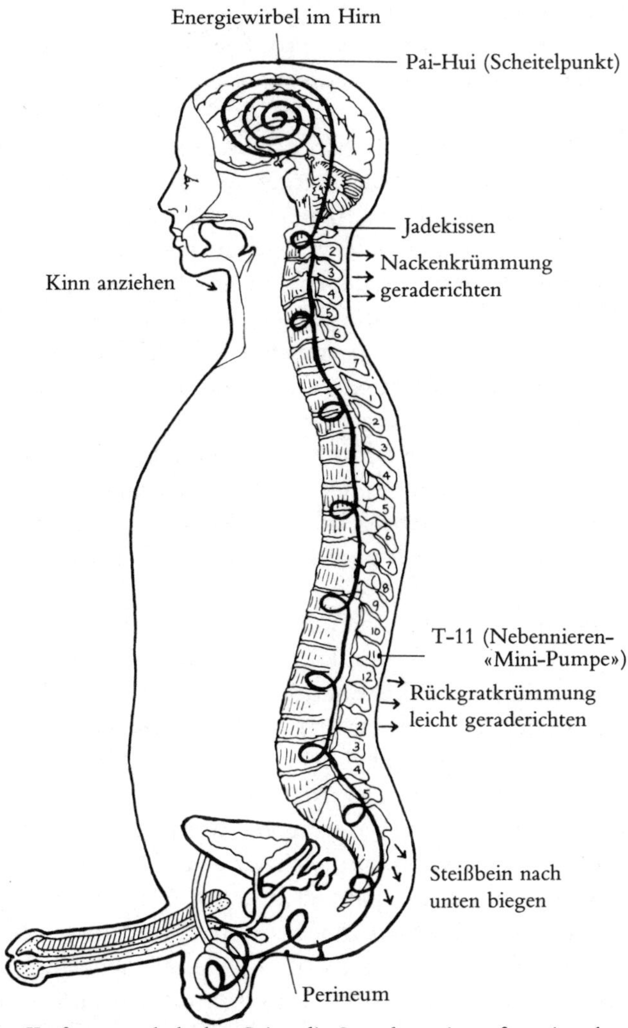

Die Übung der Kraftsperre schult den Geist, die Sexualenergie stufenweise ohne Muskelkontraktion in die höheren Energiezentren zu lenken.

seine Säfte nach und nach eintrocknen und eine Höhlung im Schädel zurücklassen. Die Kraftsperre hilft, die Sexualenergie emporzuleiten und diese Höhlung wieder aufzufüllen. Sie wird nun nicht mehr im Scrotum gespeichert, sondern in den höheren

Regionen des Körpers und des Geistes, die auf diese Weise sofort und unmittelbar Nutzen daraus ziehen können. Der Taoist sieht in der Sexualenergie eine schöpferische Energie, die in alle Teile unserer Vitalorgane, Drüsen und des Gehirns umgewandelt werden kann.

Üben Sie wie bei der Scrotum-Kompression die Kraftsperre so lange, bis Sie die Sexualenergie mit einem einzigen Zug aus dem Glied in den Kopf hinaufleiten können. Auch hier werden Sie am Anfang nur stufenweise vorgehen können, doch mit der Zeit werden Sie spüren, wie sich die Rückenbahn (das Lenkergefäß der Akupunktur) weiter öffnet. Schließlich wird es Ihnen gelingen, Ihren Geist in Hoden und Scheitel zu verlagern und die Sexualenergie mit rein geistiger Kraft ins Gehirn emporzuziehen. Lassen Sie sich genügend Zeit, um die Sexualenergie richtig zu spüren. Überstürzen Sie nichts. Halten Sie die Pumpen in Gang, während Sie nach der Übung ein- und ausatmen. Zunehmend verwenden Sie mehr geistige als Muskelkraft für das Emporziehen. Lassen Sie sich von dem Fühlen der Energie leiten.

7. Wenn Sie spüren, daß die Energie das Gehirn ausgefüllt hat, konzentrieren Sie sich auf den Punkt zwischen den Augenbrauen, und bringen Sie die Energie durch Nase und Gaumen in die Zunge und von dort ins Halszentrum, Herzzentrum, zum Solarplexus und in den Nabel. Mit dem inneren Druck der Kraftsperre können Sie nun einen Kreislauf herstellen. Sie pressen die Energie mit der Einatmung im unteren Rumpf in die Wirbelsäule und führen Sie nach oben, gleichzeitig drücken Sie die Energie im oberen Teil des Körpers nach unten. Halten Sie die Muskelanspannung so lange wie möglich aufrecht. Dann atmen Sie aus und entspannen den ganzen Körper. Der natürliche Fluß des Chi geht weiter, in einem Kreis den Rücken empor und auf der Vorderseite wieder hinunter in den Nabel.

Lassen Sie die Sexualenergie unentwegt kreisen, bis die Erektion aufgehört hat. Am Anfang (vor allem, wenn Sie sexuell sehr erregt sind) werden Sie vielleicht 3 bis 9 Runden brauchen, um bis hierhin zu gelangen. Doch mit etwas Übung wird schließlich eine einzige Runde genügen.

8. Führen Sie morgens und abends je 36 Kontraktionen durch. Einmal mit der Technik vertraut, sind 36 Muskelanspannungen für einen normalen Mann keine übermäßige Anstrengung. Bei starker Erregung brauchen Sie die Übung weniger häufig zu wiederholen, weil jede Erektion länger braucht, bis sie nachläßt. Mit einem solch intensiven Training werden Sie nach ein bis zwei Monaten den richtigen Muskeltonus entwickelt haben, um den Samen erfolgreich zurückhalten zu können. Es spielt keine Rolle, wie schnell Sie vorankommen: Wichtig ist, daß Sie regelmäßig üben. Das absolute Minimum ist eine Runde pro Tag, damit Ihnen diese Technik zur Gewohnheit wird. Wenn Sie tagsüber vielleicht einer hübschen Frau begegnen oder ein entsprechendes Foto sehen, können Sie sofort die Kraftsperre durchführen und die Energie nach oben ziehen.

Die günstigste Zeit zum Üben liegt zwischen 23 und 1 Uhr und zwischen 11 und 13 Uhr. Während dieser Phasen löst sich die Welle der Yin-Energie mit dem Yang ab und umgekehrt. Die Sonne beginnt ihren Aufstieg gegen Mitternacht und fängt um Mittag an, wieder unterzugehen. Zu diesen Zeiten fließt die Energie besonders stark. Wenn Sie dann nicht üben können, sollte Sie das jedoch nicht entmutigen. Regelmäßiges tägliches Üben wird Sie auf jeden Fall voranbringen.

9. Abschließend sei noch eine Feinheit erwähnt: Die untere Kontraktion findet weder im Magen- noch im oberen Unterleibsbereich statt, sondern man konzentriert sich auf die unterste Rumpfpartie – den Penis, das Perineum und das Diaphragma urogenitale. Unser Ziel ist es, diese Muskeln so zu trainieren, bis sie den Samenfluß völlig einzudämmen vermögen. Dann kehren wir ihn um und durchfluten den Körper mit seiner erneuernden, verjüngenden Energie.

Wenn wir aus der oberen und unteren Rumpfpartie Energie in die Körpermitte leiten, wird sie zum Nabel strömen. Da die Samenenergie (ähnlich wie das Blut) dazu neigt, der Bahn des Chi zu folgen, sammeln sich im Nabelzentrum tatsächlich die Samensäfte und werden von dort durch die Wirbelsäule wieder in den oberen Körperbereich emporgeschickt. Also spannen Sie das Diaphragma urogenitale an, als wollten Sie ihre mit Urin gefüllte Blase an der Entleerung hindern. Versperren Sie den Durchgang so kräftig, daß kein innerer Drang ihn plötzlich zu sprengen und die Muskelversiegelung zu durchstoßen vermag.

Sicherheitsmaßnahmen für Hodenatmung, Scrotum-Kompression und Kraftsperre

1. Liegen Sie bei diesen Übungen niemals flach auf dem Rücken, sonst könnte sich die Energie im Brustbereich stauen. Das kann zu starker Gereiztheit und unnötigem Herzdruck führen.

2. Liegen Sie bei diesen Übungen niemals auf der linken Seite, denn auch dadurch wird das Herz beengt und erhält zuviel Energie.

3. Beim Liegen sollten sich auch keine Gegenstände unter Ihrem Körper befinden. Dadurch wird die Energiebahn geändert und es kann zu Rückenschmerzen kommen.

Haben Sie mit den unter Punkt 1 bis 3 erwähnten Problemen zu tun, können Sie überschüssige Energie gefahrlos aus dem Körper lassen, indem Sie sich auf die Punkte Ming-Men und Yung-Chuan konzentrieren. Spätestens nach einer Woche werden alle Schmerzen und unangenehmen Begleiterscheinungen verschwunden sein.

4. Üben Sie stets mit leerem Magen. Ist das nicht möglich, sollten Sie frühestens eine Stunde nach dem Essen mit den Übungen beginnen.

5. Tragen Sie entweder bequeme Kleidung, oder hüllen Sie sich in eine leichte Decke. Bei richtigem Üben werden Sie ins Schwitzen geraten und könnten sich erkälten, wenn Sie nicht richtig bedeckt sind. Wechseln Sie auch hinterher die Kleidung, damit Sie nicht den feuchtgewordenen Stoff tragen müssen. Im Raum sollte frische Luft sein, aber vermeiden Sie Durchzug.

Wind kann die Chi-Kraft fortwehen, was Ihre Energie auch schnell auskühlen würde.

6. Nach fünf Scrotum-Kompressionen sollte sich Schweiß auf Ihrer Stirn sammeln. Mit fortschreitender Übung sollte dies bereits nach drei Kompressionen einsetzen. Reiben Sie diesen Schweiß in die Haut ein: Er enthält besondere Stoffe und Eigenschaften, die man dem Körper wieder zuführen sollte.

7. Atmen Sie nie durch den Mund. Die Nasenatmung erleichtert das Kontrollieren des Luftstroms, sie lädt die Luft mit Energie auf und belebt das Gehirn.

8. Seien Sie nicht entmutigt, wenn Sie in den ersten Tagen des Übens wenig oder nichts spüren. Verschiedenartige Menschen bedürfen auch unterschiedlicher Zeitspannen, bis die heiße Energie aus den Hoden fließt.

9. Sie müssen sich intensiv konzentrieren können. Zügeln Sie Ihren Geist, damit er nicht rastlos umherwandert. Lassen Sie die Gedanken und Bilder verschwinden. Folgen Sie ihnen nicht. Leeren Sie das Gefäß des Geistes von allen Gedanken, dann wird das so entstehende Vakuum von einer kraftvollen Energie aufgefüllt werden. Wenn Sie beharrlich daran arbeiten, wird Ihre Konzentrationskraft erheblich zunehmen. Lernen Sie auch die Meditation des Kleinen Energiekreislaufs, und führen Sie diese unmittelbar nach der Übung der Kraftsperre durch.

10. Während des Übens sollten Sie die Augen schließen und dem Weg der Energie folgen. Der Geist sollte keinen umherirrenden Gedanken oder Phantasien nachhängen, sondern strikt beim Energiefluß bleiben. Das hört sich schwieriger an, als es ist. Sie werden selbst staunen, wie schnell Sie sich für Ihre Energie sensibilisieren können. Haben Sie diese Energien erst einmal in Ihrem Inneren erlebt, werden Sie genau wissen, was gemeint ist. Der natürliche Fluß der Energie lenkt Ihren Geist, so wie Ihr Geist seinerseits die Energie lenkt.

11. Wer unter Verstopfung leidet, sollte diese Übungen am Morgen durchführen, der Zeit der natürlichen Darmentleerung. Es wird bei der Beseitigung dieses Problems helfen.

12. Geschlechtskrankheiten müssen völlig ausgeheilt sein, bevor man mit diesen Übungen beginnt. Wenn so große Mengen an Blut und Energie in den Schambereich geleitet werden, würden sich die Schmerzen erheblich verschlimmern.

13. Wenn diese Übungen Nutzen bringen sollen, dürfen Sie 30 Tage lang nicht ejakulieren. Nach jedem ejakulatorischen Orgasmus muß der Körper von neuem beginnen, genügend Chi-Druck in den Hoden aufzubauen. Haben Sie noch nicht gelernt, den Samen beim Liebesakt einzubehalten, sollten Sie 30 Tage lang enthaltsam leben. Nur so können Sie die volle Wirkung dieser Methode erfahren.

Natürlich habe ich nichts gegen Ihr Verlangen nach Sex. Ich weise lediglich darauf hin, daß Ihr Fortschritt gebremst wird, wenn Sie ejakulieren. Fangen Sie jetzt schon an, die Freude des Ejakulierens zugunsten größerer zukünftiger Freuden zu opfern. Haben Sie die Scrotum-Übungen gemeistert, werden Sie auch viel schneller den Ejakulationsdrang beim Liebesakt bemeistern können. Dies ist das Sexual-Kung Fu.

Reinigende Nebeneffekte

1. Ich habe die Erfahrung gemacht, daß viele Schüler mit dieser Methode schon sehr bald ihre Eingeweide ungewohnt mühelos bewegen können.

2. Manche werden eine Zeitlang ungewöhnlich viel Gase abgeben und zwei- bis dreimal täglich Stuhl entleeren. Das zeigt, wie der Körper seine neuen Kraftvorräte benutzt, sich auf natürliche Weise gründlich zu reinigen. Nach ein bis zwei Monaten werden diese Symptome verschwinden.

3. Der reinigenden Entgiftung folgt regelmäßiger Stuhlgang und das intensive Gefühl körperlicher Reinheit und Kräftigung. Der Speichel wird dünnflüssiger und angenehmer im Geschmack. Die Ausscheidung ist durch den verstärkten Strom der Vitalenergie durch die Eingeweide reguliert und verbessert worden. Möglicherweise kommt es zu vermehrtem Aufstoßen, was eine gesunde Form der Ausatmung von Unreinheiten und schädlichen Gasen darstellt. Auch dies wird nach einer Weile nachlassen, und Ihr ganzer Körper wird sich erfrischt und erneuert fühlen.

4. Die Kraftsperre ist eine ausgezeichnete Übung gegen Hämorrhoiden. Hämorrhoiden entstehen bei hauptsächlich sitzender Lebensweise, durch Ansammlung von Giftstoffen im Körper, durch schwerkraftbedingten Blutstau, durch angestrengte Kotentleerung und durch den Mangel an Chi-Energie im Hui-Yin. Bereits vorhandene Hämorrhoiden können durch das Üben der Kraftsperre zwei bis vier Wochen lang vermehrt bluten. Sind die Blutungen nicht übermäßig stark, können Sie mit halber Kraft weiterüben. Die Ursachen der Hämorrhoiden werden allmählich behoben; sie können die Heilung mit entsprechenden Arzneien unterstützen. Ackerschachtelhalm (Equisetum Arvensis) ist ein ausgezeichnetes Mittel gegen Hämorrhoiden, er wird als Tee und für Sitzbäder verwandt. Bei schweren Hämorrhoidalleiden sollte jedoch ein Arzt befragt werden, bevor man zu üben beginnt.

Zusammenfassung: Hodenatmung

1. Wählen Sie die Körperstellung, die Ihnen am meisten zusagt. Die stehende Haltung ist für diese Übung besonders geeignet. Entspannen Sie den gesamten Körper, und richten Sie Ihre Konzentration auf die Hoden.

2. Lassen Sie die Hoden beim Einatmen mental im Scrotum aufsteigen und beim Ausatmen wieder sinken. Üben Sie zwischen 36 und 108 Atemzüge lang.

3. Seien Sie entspannt. Benutzen Sie keine Muskelkraft, nur mentale Kraft. Behalten Sie die Zunge am Gaumen, und spüren Sie, wie die kühle Yin-Energie der Sexualsäfte Ihre Wirbelsäule emporsteigt.

Zusammenfassung: Scrotum-Kompression

1. Wählen Sie die Körperstellung, die Ihnen am meisten zusagt.

2. Atmen Sie sehr langsam durch die Nase ein, und konzentrieren Sie sich auf Rachen und Kehle. Drücken Sie die Luft im Hals-Rachen-Raum zusammen, bis Sie nicht weiter einatmen können.

3. Stellen Sie sich die Luft als Ballon vor, und schlucken Sie ihn kraftvoll in den Solarplexus hinunter. Halten Sie ihn dort.

4. Drücken Sie den Luftball zum Nabel hinab.

5. Vom Nabel aus drücken Sie ihn weiter nach unten in den Beckenbereich hinein.

6. Pressen Sie den Ballon kräftig und kontinuierlich ins Scrotum, bis Sie die Luft nicht länger anhalten können. Schlucken Sie dann zunächst den im Mund angesammelten Speichel hinunter.

7. Ruhen Sie sich aus, indem Sie schnelle, flache Atemzüge durch die Nase machen.

8. Entspannen Sie sich durch mehrmaliges Hüftkreisen.

9. Wiederholen Sie den ganzen Vorgang am Anfang 5mal, und steigern Sie sich langsam bis auf 36mal pro Sitzung.

10. Lassen Sie die Zunge stets am Gaumen.

Die Grundlagen der Alchemie des Sexus

Wenngleich sie sehr einfach erscheinen mögen, stellen die in diesem Kapitel beschriebenen Übungen hochentwickelte Techniken zur Erhöhung der Lebenskraft dar. Sie bilden den Kern der taoistischen Atemtechnik. Sie wirken wie scharfe Schwertklingen, die man mit Vorsicht handhaben muß, damit sie ihren Zweck erfüllen, ohne einem zu schaden. Wenn Sie die Anweisungen sorgfältig befolgen, werden keine unangenehmen Begleiterscheinungen auftreten. Studieren Sie die Methoden sehr genau, bis Sie jede Zeile verstanden haben. Dann üben Sie, bis Sie den gewünschten Erfolg erlangen.

Die hier behandelten Atemübungen stellen eine Verschmelzung der Lehren von vier verschiedenen Meistern dar. Jeder dieser Meister hielt seine eigene Methode für ein alle anderen überragendes Geheimnis und erzielte auch mit seiner einzigen Technik allein beachtliche Erfolge.

Von nichts kommt nichts: Sie müssen schon Zeit und Übung investieren, wenn Sie die Früchte genießen wollen. Ein Gramm Praxis ist mehr wert als eine Tonne Theorie. Das heutige Leben läßt uns in der Regel kaum Zeit für mehr als Geldverdienen und -ausgeben. Sie müssen dazu bereit sein, einen Teil Ihrer Zeit zu opfern, um voranzukommen. Die Übungen sollten zu einem festen Bestandteil Ihres Alltags werden. Wenn Sie nur ab und zu üben, aber immerhin öfter als gar nicht, werden Sie zwar auch einigen Fortschritt machen; doch wenn Sie so regelmäßig üben, wie Sie auch morgens aus dem Bett springen, wird Ihr Fortschritt rasch sein. Das Ching Chi, welches Sie in Ihrem Nabel sammeln, wird sich in Ihrem Oberkörper zu bilden anfangen.

Ein kleines Stück unterhalb des Nabels befindet sich das untere Tan Tien-Zentrum, jenes untere Energiefeld des Körpers, in dem die Taoisten Chi speichern, bevor sie es wieder nach oben leiten und verfeinern. Das Chi bewegt sich zwischen dem unteren, dem mittleren und dem oberen Tan-Tien in Kreisen. Jedesmal, wenn es spiralförmig durch eines dieser Zentren wirbelt, wird es verfeinert und bekommt eine höhere Energiequalität.

Der Vorgang der Höherentwicklung der Energien gleicht der Gewinnung von reinem Honig: Man nimmt den rohen Honig, der noch mit Wachsresten, Schmutz und toten Bienen vermengt ist, um ihn in mehreren Schritten zum allersüßesten Nektar zu raffinieren. Die Taoisten behandeln das Sperma wie rohen Honig. Durch die Kraftsperre verhindert man das Heraussickern und Entweichen des Honigs aus einem alten Eimer und lagert ihn statt dessen in einem intakten neuen Krug, der gut versiegelt ist, ein. Dieser Krug wurde in Nabelhöhe auf Zweidrittel der Strecke bis zur Wirbelsäule deponiert; die alten Meister nannten ihn den «Tiegel». In diesem Tiegel vermischten und brauten sie die verschiedenen Chi-Energien des Körpers zusammen, in einem Prozeß, den sie «Alchemie» nannten – dem Vorläufer der heutigen Chemie.

Das geheime alchemische Agens, mit dem sie arbeiteten, war nichts anderes als normale Sexualessenz, Ihr Ching also. Ohne das Ching kann auf keiner der höheren Stufen der Alchemie erfolgreich gearbeitet werden. Diese einfachen Übungen des Sexual-Kung Fu – die Hodenatmung, die Scrotum-Kompression und die Kraftsperre* – mögen uns als simpel und banal erscheinen, doch sie können unsere spirituelle Entwicklung entscheidend beeinflussen. Es ist unbedingt erforderlich, sie zu meistern, bevor Sie dazu übergehen können, eine Frau zu lieben, in voller Beherrschung Ihrer sexuellen und spirituellen Kräfte. Ihre Sexualessenz kann Ihr Lebenselixier und Ihr Jungbrunnen werden. Es lohnt sich, die Anstrengung zu machen, um sie bewahren zu können.

* Frauen können ebenso diese Übungen durchführen. Sie benutzen als Energiequelle die Eierstöcke (Ovarien).

7. Kapitel

Die Polarität als Schlüssel zur Transformation der Sexualenergie

«Der sexuelle Austausch läßt sich mit Wasser und Feuer vergleichen. Wasser und Feuer können einen Menschen töten oder ihm helfen, je nachdem, wie sie eingesetzt werden.»

Pao, der schlichte Meister

Als Taoist erfährt man das Leben als harmonisches Fließen der Lebensenergie. Der taoistischen Überlieferung zufolge verläuft dieser Strom im Menschen vom «Chi» zum «Ching» zum «Shien» – also vom Atem zur Sexualessenz zum Geist. Die Energie strömt sowohl sichtbar als auch unsichtbar in einem niemals endenden Kreislauf – innerhalb des Körpers, zwischen dem Menschen und der Welt und zwischen Himmel und Erde, wobei sich der Mensch in der Mitte befindet. Sie ist das Blut, das zwischen Herz und Niere strömt, die Liebe und der Haß zwischen Mann und Frau, die Unwetter und der Sonnenschein, die zwischen Firmament und Erdoberfläche kreisen.

Viele Menschen ertrinken in diesem Strom des Lebens – sie werden von ihm überwältigt. Manche «erwischen» nicht genug von diesem Strom, fühlen sich betrogen und werden verbittert. Andere irren ziel- und sinnlos umher, vom Leben entfremdet und unwissend, daß es so etwas wie einen Energiestrom überhaupt gibt. Wie immer man auch zum Leben stehen mag – fast jeder Mensch versucht früher oder später, sich in einer Liebesbeziehung zu verankern, in ihr Wurzeln zu schlagen. Das gehört zum Wesen des Ching Chi-Stroms zwischen Mann und Frau. Soviel ist offensichtlich. Was ebenso offensichtlich ist, aber meist nicht gesehen wird, das ist die Polarität zwischen dem Männlichen und Weiblichen und der subtile Kraftstrom zwischen ihren magnetischen Polen.

Dieser polare Energieaustausch wird übersehen, weil er für das physische Auge unsichtbar bleibt und auf derart subtile Weise wirkt, daß ein unentwickeltes Gemüt ihn nicht wahrzunehmen vermag. Aus diesem Grund studierten die Taoisten eingehend die Funktionen und Wirkungsweisen von Chi, Ching Chi und Shien. Diese Energien, die als die «drei Kostbarkeiten des Lebens» bezeichnet werden, stellen die subtile, feinstoffliche Sprache des Lebens dar.

Es bedarf jahrelanger Übung, Erfahrung und Verfeinerung, bis man sich dieser Sprache richtig bedienen kann. Zunächst kommt es einem vor, als müsse man eine gänzlich fremde Sprache erlernen. Doch schon nach wenigen Lektionen merkt man, daß man diese Sprache eigentlich von Geburt an beherrscht und die subtile Grammatik der Chi-Energie einfach vergessen hat, während man von Eltern und Lehrern in verstandesbetonteren Fächern unterwiesen wurde.

Der Energiefluß zwischen den gegensätzlichen Polen von männlich und weiblich ist der Schlüssel zur Harmonisierung des eigenen Lebensstroms. Das ist das einfachste und grundliegendste Geheimnis nicht nur der taoistischen, sondern aller esoterischen Überlieferungen. Es ist auch der Schlüssel zur geheimen taoistischen Liebeslehre. Es ist so einfach, weil es auf dem Grundgesetz des Universums beruht: Positive und negative Kräfte ziehen sich gegenseitig an und verbinden sich miteinander. Das gilt für zwei Magneten, die aneinander haften, ebenso wie für die Protonen und Elektronen, die sich im Tanz subatomarer Teilchen zum Atom verbinden. Die Taoisten nennen diese Polarität Yin und Yang, Begriffe, die heutzutage zwar populär geworden sind, im Hinblick auf ihre sexuelle Funktion jedoch noch nicht verstanden werden.

Die Taoisten veranschaulichen es häufig mit dem Bild vom Kochen: Das Yang ist das Feuer, und das Yin stellt das Wasser dar. Der Mann ist Feuer, die Frau ist Wasser. Wenn der Mann die Frau liebt, kocht er ihr Wasser (im Schoß) mit seinem Feuer (Penis). Die Frau ist sexuell fast immer der stärkere Teil, weil ihr Wasser das Feuer des Mannes löschen kann – dann verliert seine Erektion an Feurigkeit. Yin, das Weiche, Nachgiebige, besiegt stets das Yang, das Harte. Auf gleiche Weise triumphiert das Wasser auch über den harten Fels. Flüsse sind Yin oder weiblich, und ein Strom kann im Laufe der Zeit einen riesigen Berg durchschneiden und den Grand Canyon eineinhalb Kilometer tief aushöhlen.

Yin und Yang: Der Krieg der Geschlechter

Der Kampf zwischen Yin und Yang scheint ewig zu währen wie der Kampf der Geschlechter, der auch niemals ein Ende findet. Tatsächlich verwenden die taoistischen Weisen die Metapher vom Kampf oder Krieg, um den Liebesakt zu erläutern. Für manche Menschen stellt die Liebe einen leidenschaftlichen Kampf um Überlegenheit und Unterwerfung des anderen dar; dem Taoisten war und ist sie eher ein legitimes Spiel der Gegensätze. Im Idealfall sollte man mit spielerischem Geist in den Kampf der Geschlechter ziehen: Man will die Geliebte nicht besitzen, sondern hofft, ihrer Anmut und ihrer empfänglichen Energie mit genau ergänzendem männlichem Können und männlicher Kraft zu begegnen.

Leider scheinen heutzutage nur wenige Männer den Liebesakt mit einem solchen Taktgefühl anzugehen; die meisten werden vielmehr binnen weniger Minuten von der Frau hoffnungslos geschlagen. Dieses Versagen beruht auf dem taktischen Ungeschick, mit dem beide mit den männlichen Geschlechtsorganen und der Sexualenergie umgehen. Die Gesetze der Liebesstrategie sind gründlich mißverstanden worden, so daß der Mythos entstehen konnte, daß der Durchschnittsmann eine leidenschaftliche Frau niemals wirklich befriedigen könne.

In Wirklichkeit kann dieser Durchschnittsmann seine Partnerin mit absoluter Gewißheit befriedigen, wenn er nämlich gelernt hat, mit seinen Kräften diszipliniert umzugehen. Ohne besondere Schulung neigt er dazu anzugreifen. Schließlich ist er im Besitz der Angriffswaffe. Die Frau neigt dagegen zur Verteidigung. Sie schützt sich, ohne sich zu verausgaben. Wenn der Mann wie wild angreift und seinen Samen erschöpft, bricht er zusammen. Und die Frau wird vielleicht immer noch begierig darauf sein, weiterzumachen, selbst wenn sie es aus Nettigkeit leugnet und ihren Gegner «schont».

Betrachten wir noch einmal die «Kriegsmetapher» der Chinesen: Der Schild und das Kurzschwert der Frau sind ihre Vagina und die Klitoris. Der Mann ist dagegen nur mit einem langen Speer bewaffnet, dem Penis. Greift er zu stürmisch mit seiner Liebeswaffe an, so wehrt die Frau seine Stöße mühelos ab und versetzt ihm den Todesstoß, sobald er seinen Samen erschöpft. Hält der Mann sich jedoch außerhalb der Reichweite der weiblichen Waffen, wird sie den Schild aus Erschöpfung sinken lassen. Dann wird der Wettkampf zu Ende sein, bevor der Mann sein Vehikel gesteigerter Vitalität verloren hat.

Es geht vor allem um eins: Der Mann muß aufhören, seine Sexualenergien zu vergeuden. Sobald der Samenverlust aufhört, ist die Frau ihm auch nicht mehr überlegen. Statt dessen trifft sie in ihm auf einen gleichwertigen Gegner und erleidet keine Enttäuschung mehr. Der Mann dagegen braucht sich nicht mehr zu verausgaben und dann gedemütigt zurückzuziehen. In ihm wird das Gefühl bleiben, auf einen starken, guten Gegner getroffen zu sein. Auf die neue Weise kann die Frau die Grenzen ihrer erotischen Fähigkeit erreichen und ist bereit, wirklich Frieden mit ihrem Gegner zu schließen.

Aus diesem Grund raten die Weisen, zuerst die taktischen Waffen einzusetzen, die strategischen aber in der Reserve zu halten. Mit anderen Worten: Benutzen Sie zuerst Finger, Zunge und andere Körperteile, bevor Sie den Penis ins Gefecht führen. Durch einen zärtlichen und geschickten Gebrauch Ihrer anderen Glieder beim Vorspiel können Sie Ihre Partnerin in einen Zustand höchster Aufnahmebereitschaft versetzen, und das ist der erste Schritt auf dem Weg zur Gleichrangigkeit gegenüber einem an sich überlegenen Gegner.

Bei einem solchen Vorspiel werden sich die Brüste der Frau heben, ihre Atmung geht heftiger, und es kommt zu erhöhter Drüsensekretion. Sie sollten abwarten, bis die Schamlippen feucht geworden sind, bevor Sie Ihre Hauptwaffe einsetzen. Lassen Sie Ihrer Geliebten Zeit, bis sie sich voll im Zustand der

Liebesempfänglichkeit befindet, bevor Sie schließlich in sie eindringen.

Der Kampf zwischen Mann und Frau ist beendet, wenn beide erkennen, daß keiner «gewinnen» kann, indem er nachgibt oder die Vorherrschaft an sich reißt. In diesem Augenblick erlangen beide die Freiheit, sich hinzugeben und ihre tiefsten Gefühle der Liebe zueinander auszutauschen – denn ihre Verwundbarkeiten haben sich gegenseitig aufgehoben, und die Furcht vor dem Verlieren ist neutralisiert worden.

Der höhere Orgasmus: Das subtile Gleichgewicht zwischen polaren Energien

Wie erlangt man diesen Punkt der Zärtlichkeit, da beide Liebende einander freudevoll geben und voneinander Leben empfangen? Auf dem Papier liest sich so etwas wunderbar, doch was geschieht mit all den Spannungen, die der Arbeitstag oder eine Auseinandersetzung mit der Ehefrau über die Frage, ob sie wieder arbeiten gehen soll oder nicht, mit sich gebracht haben? Wie hält man die Politik des Alltags aus dem Schlafzimmer fern? Dieses Kapitel bietet Ihnen praktische Methoden, sich der körperlichen Liebe mit dem Ziel zu nähern, den Strom der Yin- und der Yang-Kraft ins Gleichgewicht zu bringen. Als erstes müssen Sie verstehen, daß in dieser Sexualpraktik das Prinzip der Polarität dominiert.

Erkennen Sie, daß die Energien von Yin und Yang keine getrennten Kräfte sind: Sie stellen ein und dieselbe Energie dar, nur mit unterschiedlicher Polung. Keine von beiden existiert jemals ohne die andere, beide befinden sich stets in einer fließenden Bewegung, wie ein Pendel, das hin und her schwingt; sie werden mal kalt, mal heiß, und wenn sie die vollkommene Mitteltemperatur erreicht haben, kommen sie zum Stillstand. Man könnte auch ein anderes Bild wählen und Mann und Frau als die zwei Seiten einer Münze betrachten. Während des Liebesaktes dreht sich die Münze mit großer Geschwindigkeit, wird zu einer Kugel und verschmilzt beide Seiten miteinander zu einer einzigen.

Auf diese Weise können Mann und Frau «eins» werden: Sie erkennen, daß der Strom der Sexualenergie unentwegt zwischen ihnen fließt und ihnen beiden gehört. Jeder der Liebenden befindet sich am anderen Ende des polaren Stroms. Erreicht der Austausch des Ching Chi eine bestimmte Intensität und ein gewisses Gleichgewicht, beginnen die Körper der beiden Liebenden zu vibrieren und zu pulsieren, als stünden sie unter Strom. Sie verlieren das Gefühl für ihre feststofflichen Körper. Mit einem Mal ist jeder der beiden eine Säule aus vibrierender Energie, die durch das Energiefeld des Liebespartners in einem makellosen Gleichgewicht gehalten wird. Dies ist ein totaler Orgasmus von Körper und Seele. Das kämpfende Ego schrumpft zu seiner wahren Größe zusammen, zu einem winzigen Sandkorn, und stimmt zögernd in den Chor ein, im Ozean des feinstofflichen Universums, der das «ich» in rhythmischen Wellenbewegungen überflutet.

Viele Männer haben eine gewisse Ahnung von diesem Zustand, aber nur wenige können diese Erfahrung stabilisieren, weil sie die Energie aus ihrer Hälfte des polaren Felds entladen, indem sie ejakulieren. Doch das ist nicht der wahre Orgasmus; es ist mehr ein Fortspülen von Unbehagen, das erlösende «Jukken» übererregter Energie, die keinen anderen Ausweg als den ins Freie findet.

Der wahre Orgasmus tritt ein, wenn Mann und Frau gemeinsam weiterpulsieren. Dann vollendet ihre Sexualenergie einen vollen Kreislauf zwischen ihren beiden magnetischen Polen und läßt sie erfüllter und aufgeladener zurück als vorher. Dieser Kreis ist das Tao, die schwarzweißen Tränensymbole von Yin und Yang, die in vollkommener Harmonie ineinanderfließen.

Der Strom der Sexualenergie allein kann diesen Kreis nicht vollenden, dazu bedarf es auch der Liebe. Der Geist muß an der Sexualität mit voller Aufmerksamkeit teilhaben. Es genügt nicht, wenn der Mann sein Glied einfach nur in die Scheide einer Frau einführt, ohne sie mit dem Herzen zu lieben. Das ist so, als würde man zwei Hufeisenmagnete eng aneinander halten, sie sich aber nur mit jeweils einem Pol berühren lassen: Der andere

Pol will ebenfalls angeschlossen sein, damit die magnetische Anziehung vervollständigt wird. Erst wenn sowohl die positiven als auch die negativen Pole von Mann und Frau verbunden sind, läßt sich ein kraftvoller und stabiler Energiestrom herstellen. Deshalb macht Sex ohne Liebe auch unglücklich: Sie verbinden nur eine Hälfte von sich mit der Frau, noch dazu die niedere. Der Chi-Fluß im Kreislauf des Tao wird unterbrochen. Sie können soviel Sex haben, wie Sie wollen – ohne diesen totalen Fluß zwischen Yin und Yang wird Ihr tiefsitzendes Bedürfnis nach Ganzheit niemals befriedigt werden können.

Der ejakulatorische Orgasmus, an dem die meisten Männer so sehr hängen, beschränkt ihre Lebenskraft lediglich auf die Genitalien. Während des Sexualaktes birst der Penis fast vor Leben, weil er zu klein ist, um die sich ausdehnende Sexualkraft völlig aufnehmen zu können. Der Penis ist nicht dazu gedacht, Ihre Lebenskraft zu halten, noch kann der Penis Ihr Gehirn oder Ihr zentrales Nervensystem sein. Die wirkliche Funktion des Penis besteht darin, das Leben in den Körper und aus ihm hinaus zu leiten. Die Geschlechtsorgane sind nichts anderes als Tore, durch welche das Leben eintritt und wieder nach außen gelangt.

Werden die oberen Pole – Mund und Herz – von Mann und Frau ebenso miteinander verbunden wie die Genitalien, kann aus dem Magneten ein elektromagnetischer Dynamo werden. Dann vermag das Chi das Ching Chi im unteren Körperbereich zu speisen und sich mit ihm zu verbinden, um in der oberen Körperhälfte in Geist transformiert zu werden. Wenn Mann und Frau ihr eigenes Chi verfeinern und nach oben leiten, um es durch Meditation und Liebe zu einer wirklich hohen Stufe weiterzuentwickeln, können sie eine Polarität erzeugen, die einen Supermagneten entstehen läßt und noch viel höhere, feinere geistige Energien durch ihren Körper strömen läßt. Solche Erfahrungen sprengen die Fesseln individuellen Vergnügens und Empfindens und führen über die reine Befriedigung des persönlichen Ego hinaus, um beide Partner in einen völlig andersartigen Seinszustand zu geleiten.

Vielleicht haben Sie in Ihrer Bekanntschaft ein strahlend glückliches Paar, das sich innig liebt. Es kennt keine esoterischen

Liebespraktiken; der Mann ejakuliert beim Liebesakt, beide haben nach Belieben ihre Orgasmen. In diesem Fall fragen Sie sich zu Recht, warum sich mit all diesen komplizierten und zeitraubenden Techniken zur Transformation der Sexualenergie abplagen? Warum sollten Sie nicht auch Ihre Frau weiterlieben wie bisher und der Natur freien Lauf lassen? Weshalb sollten Sie ausgerechnet in jenen Bereich der Freudenerfahrung eingreifen, der doch wohl als erster von aller «Schulung» und Bevormundung frei bleiben sollte?

Die einfachste Antwort lautet: Der Taoist hilft der Natur, ihren Lauf im Leben der Menschen zu nehmen. Er versucht nicht, die Grundprozesse der Natur zu verändern. Das glückliche, strahlende Paar ihrer Bekanntschaft könnte doppelt so glücklich und gesund sein und 10 oder 20 Jahre länger leben, wenn es sein Ching Chi bewahren und die Transformation der Sexualenergie üben würde. Vielleicht hängt das Glück dieser beiden von günstigen äußeren Umständen ab, von einer guten Arbeitsstellung, Beschäftigung mit den Kindern usw. Werden die beiden auch im Alter noch so strahlend sein? Können sie zu höheren, subtileren Stufen vordringen? Die taoistische Liebespraktik hilft den Menschen, ihre natürliche Entwicklung zu beschleunigen, zu intensivieren und zu stabilisieren. Der Tiefe und Intensität ihrer Gesundheit und Liebe sind keine Grenzen gesetzt. Auf jeder höheren Stufe begegnet man wieder neuen spirituellen Herausforderungen. Die Harmonie der Polarität führt über die Pole von Mann und Frau hinaus, und schließlich wird man sich des Spiels der Gegensätze zwischen Himmel und Erde bewußt.

Die Taoisten wissen, daß diese hohe Stufe der Harmonie eine greifbare Erfahrung ist, die der Mensch immer erleben kann. Sie nennen sie die «Unsterblichkeit». Sie bereiten sich darauf vor, indem sie ihre Sexualenergie bewahren und ihren Geist in harmonischen Einklang mit ihrem Liebespartner bringen. Auf diese Weise wird der Liebesakt zu einem Weg, der näher zu Gott führt, zu einem Akt der Verehrung und Anbetung im Tempel des Körpers und der Seele des Liebespartners.

Abbildung 21

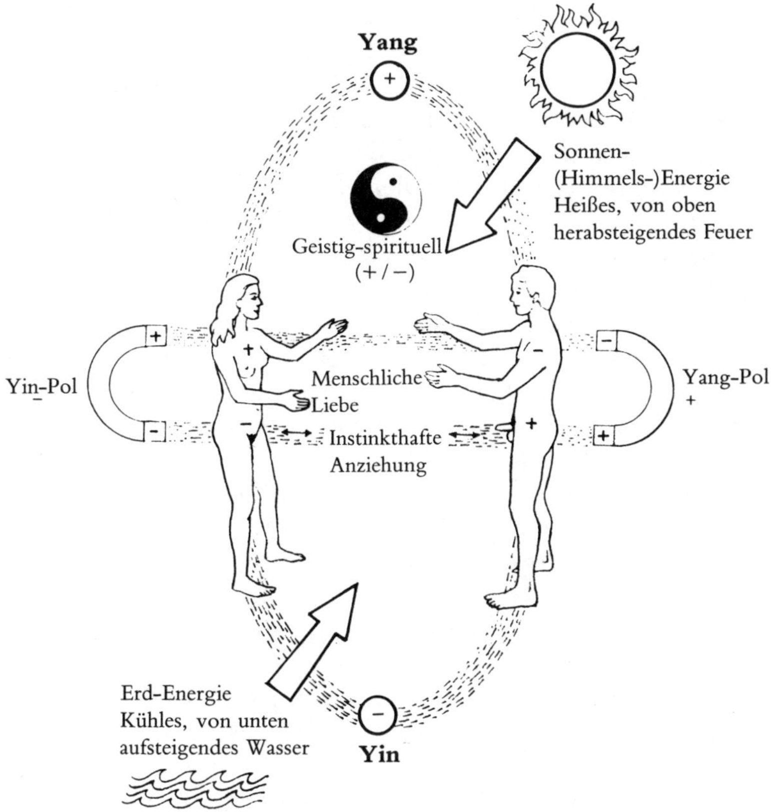

Der Schlüssel zum höheren Orgasmus besteht darin, die subtilen polaren Energien auf der physischen, emotionalen, mentalen und geistig-spirituellen Ebene ins Gleichgewicht zu bringen. Yin und Yang sind stets eine einzige Energie mit unterschiedlicher Ladung an jedem Pol.

Das sanfte Vorbereiten der Yin-Essenz

Als Mann haben Sie dafür zu sorgen, daß die Organe Ihrer Geliebten im wahrsten Sinne des Wortes «vorgewärmt» werden. Nach der taoistischen Methode harmonisiert das ihre Yin-Essenz und erhöht ihre Empfänglichkeit für den Liebesakt. Ihre inneren Organe, Nieren, Leber, Lungen, Milz, Bauchspeicheldrüse, produzieren und verfeinern das für das Lieben benötigte Chi. Sind diese geschwächt oder krank, wird die Melodie Ihres Liebens einen Mißklang erzeugen oder als zu schwer empfunden, so gut Sie selbst sich auch dabei fühlen mögen. Wollen Sie die Musik der Himmelssphären hören, müssen Sie lernen, die Gefühle und Empfindungen Ihrer Partnerin mit den Ihren in Einklang zu bringen. Meistens wird sie länger brauchen als der Mann, bis ihre Organe warm geworden sind und sich eingestellt haben.

Betrachten wir noch einmal das chinesische Bild von der Frau als Wasser und dem Mann als Feuer: Ein Mann kann sein Feuer zwar schnell entfachen, doch wenn er sein Holz zu schnell aufbraucht, reicht die Zeit nicht mehr für das Wasser im Topf, zum Kochen zu gelangen, denn Wasser erhitzt sich langsamer als Feuer. Deshalb sollte der Mann sparsam mit seinem Feuerholz umgehen, während er gleichzeitig das Wasser der Frau erhitzt. Befolgen Sie die Grundregel aller Kochkunst: Geben Sie Ihre Karotten und Erbsen (Penis und Hoden) nicht in den Topf, bevor das Wasser kocht. Viele Männer wissen das nicht, weil sie auch nichts vom Kochen verstehen: Wirft man Karotten und Erbsen in kaltes Wasser, nehmen sie die Kochhitze auf, so daß das Wasser viel länger zum Kochen braucht. Außerdem gelingen die Karotten nicht so gut, sie werden matschig und schmekken nicht.

Es ist also besser abzuwarten, bis das Wasser im Schoß der Frau kocht, bevor man mit dem Penis eindringt. Die traditionellen taoistischen Texte erwähnen neun Merkmale, die einem zeigen, ob die Frau wirklich bereit ist, den Mann in sich zu empfangen: Die Energie der Frau durchläuft neun Stadien, während alle ihre Organe sich erwärmen und ihr harmonisches Chi freisetzen. Diese Stadien wurden vor fast zweitausend Jahren von der Geheimnisvollen Dame, der Beraterin des Gelben Kaisers in Liebesdingen, so beschrieben:

1. Das Chi ist in den Lungen der Frau, wenn sie heftig zu atmen beginnt.
2. Die Energie hat ihr Herz erreicht, wenn sie den Mann zu küssen beginnt.
3. Umarmt sie den Mann, befindet sich das Chi in ihrer Milz.
4. Wird die Vagina feucht, ist das Chi in den Nieren und Genitalien.
5. Bewegt sie das Becken und beißt sie den Mann sanft, ist das Chi in ihre Knochen geströmt.
6. Umklammern ihre Beine den Mann eng, befindet sich das Chi in den Muskeln.
7. Streichelt sie das Glied, ist Chi in ihr Blut geströmt.
8. Küßt sie den Mann voller Leidenschaft, ist das Chi in Haut und Fleisch vorgedrungen.
9. Gibt sie sich hin und stöhnt sie in Ekstase, ist Chi in ihre Leber geflossen und hat ihren Geist freigesetzt. Nun ist sie wahrhaft bereit, den Mann zu empfangen und ihre Yin-Essenz mit seiner Yang-Essenz auszutauschen.

Der Sinn des Wartens wird Ihnen klarwerden, wenn Sie die Technik der Sameneinbehaltung üben. Mann und Frau beginnen die Sexualessenz, das Ching Chi, «emporzudampfen», doch wenn der «Tiegel» nicht richtig vorbereitet ist und die Temperatur nicht stimmt, fällt es schwer, die Sexualessenz erfolgreich in Geist umzuwandeln. Läßt der Mann sein Feuer durch Ejakulation erlöschen, bevor die Frau bereit für den «Verdampfungsprozeß» ist, wird es beiden unmöglich, die männliche Essenz mit der weiblichen zu einem Nektar zu raffinieren.

Die Kunst der Leidenschaft: Zeitliche Abstimmung und Häufigkeit

Befriedigung und Glück der Liebenden hängt nur unwesentlich von der Häufigkeit des Liebesaktes ab. Eine Frau kann nach einem Mal völlig befriedigt sein, nach fünfzehn phantasielosen Begegnungen aber überhaupt nicht. Es kommt eben darauf an, sie von Anfang an mit unwiderstehlicher Zärtlichkeit zu lieben.

Versuchen Sie, weder zu früh noch zu spät in sie einzudringen. Geschieht es zu früh, ermüden Sie vielleicht, bevor sie ihren Höhepunkt erreicht hat. Sind Sie dagegen zu spät, werden Sie den Höhepunkt ihrer Freude nicht mehr miterleben können. Kommen Sie also im richtigen Augenblick zu ihr, und befriedigen Sie sie gleich beim ersten Mal.

So wie man nicht bis zum «Vollgestopftsein» essen sollte, sollten Sie auch nicht lieben bis zur Erschöpfung. Nach dem Essen sollten Sie immer noch ein wenig Appetit haben, und nach dem Liebesakt sollten Sie Ihre Liebespartnerin immer noch begehren. Ein Meister der taoistischen Liebespraktik strebt nach Harmonie, indem er jede maßlose Gier zügelt. Weniger ist manchmal mehr! Überfüttern Sie Ihr sexuelles Verlangen nicht, sonst wird es in Ekel umschlagen. Extremes Yang, Ausdehnung, führt zu extremem Yin, Rückzug. Eine nicht stark sexorientierte Partnerin wird überfordert sein, wenn Sie sie sieben Tage in der Woche sexuell lieben. Verzichtet sie nicht ganz bewußt auf ihren Orgasmus, wird ihr Appetit auf tägliches Lieben nach einer Weile abnehmen. Der Macho-Mythos von «-zig-Mal-können» ist nichts als ein armseliger Versuch, die Oberflächlichkeit des Liebens hinter scheinbar beeindruckenden Zahlen zu verstecken. Nur wenige Partnerinnen werden nach einem einzigen, schönen, erfüllenden Liebesakt unbefriedigt sein. Bei einem ausgedehnten Liebesakt werden viele gleich mehrere Orgasmen erleben.

Der Einfluß der Liebesstellung auf den Energiestrom

Das Thema Liebesstellungen wurde bewußt ausgespart, weil es dazu schon viele andere Bücher gibt. Ein gründliches, reich bebildertes Werk ist *Sexual Secrets* von Nik Douglas und Penny Slinger (Inner Traditions, New York). Es bietet über dreißig klassische taoistische Liebesstellungen und zeigt auch die Sonderstellungen, mit denen sich die verschiedensten Krankheiten heilen lassen. Der Schlüssel zur Wahl der richtigen Liebesstellung liegt im Wissen um die verborgenen Gesetze des Energiestroms. Behalten Sie die folgenden Punkte im Gedächtnis, dann können Sie jede gewünschte Energie erschaffen:

1. Für *Entspannung* und *Harmonie* sollte Gleiches an Gleiches gelegt werden: Bauch an Bauch, Hand an Hand, Mund an Mund, geöffnete Augen an geöffnete Augen usw.

2. Zur *Stimulierung* und *Erregung* sollte Ungleiches an Ungleiches gebracht werden: Mund an Genitalien, Genitalien an After, geöffnete Augen an geschlossene usw.

Die Kunst des Liebens besteht darin, stimulierende und harmonisierende Stellungen zu einem sublimen Tanz zu verweben.

Die Abkühlung gegen vorzeitige Ejakulation

Sie haben Ihre Partnerin erregt und sind bereit, in sie einzudringen. Ihr Glied ist sehr steif und drängt hinein. Sollen Sie eindringen, wenn das Glied seine größte Länge erreicht hat? Das ist durchaus möglich. Ein geübter taoistischer Liebhaber kann eindringen, wann immer er will. Er hat einen Grad der Selbstbeherrschung erreicht, der ihm völlige Freiheit in der Kunst des Liebens gibt. Doch wenn Sie noch dabei sind, Ihre Leidenschaften unter Kontrolle zu bringen, ziehen Sie es vielleicht vor, sich vorher etwas abzukühlen.

Es gibt eine recht ungewöhnliche Methode für Männer, die zu schnell zum Höhepunkt kommen. Sie benötigen lediglich eine Schale kalten Wassers. Die Technik besteht darin, daß Sie Ihr Glied in das kalte Wasser tauchen, bis die Erektion auf etwa die Hälfte zurückgegangen ist. Das dauert nur wenige Augenblicke. Dann zählen Sie langsam bis 30, wobei Sie nur an das Zählen denken sollten und an nichts anderes. Unterdessen streicheln Sie weiterhin Ihre Liebespartnerin.

Nach der kurzen Abkühlung können Sie Ihrer Liebespartnerin großes Vergnügen bescheren, indem Sie Ihr Glied an der Scheidenöffnung drehen. Während dieser Drehbewegung können Sie erneut bis 30 zählen, wobei Sie langsam und tief atmen sollten. Ihre Partnerin wird sich mit ganzem Körper nach Ihnen sehnen, und wenn Sie schließlich in sie eindringen, wird sie das Gefühl haben, als würde die ganze Welt in sie einströmen.

Anders als der stereotype Macho-Grobian werden Sie Ihre Vitalität nicht schon kurz nach dem Eindringen ausgespien haben. Da, wo andere längst «gestorben» sind, werden Sie erst in der Frau neugeboren! Die Lust Ihrer Partnerin hat sich bereits eine ganze Weile gesteigert, und nun beginnen Sie beide mit dem Anstieg. Das Ziel besteht nicht darin, gemeinsam einen einzigen Gipfel zu erklimmen, sondern ganze Gebirgszüge, wo jeder Gipfel höher ist als der vorige und einen noch schöneren Ausblick bietet. Eine solch ehrgeizige Expedition bedarf eines gewissen disziplinierten Trainings, das andererseits mit Ihrer Liebespartnerin sehr viel Spaß machen kann.

Bildung der Ausdauer

Diese nützliche Technik der Gedankenbeherrschung ist gleichzeitig eine Atemübung. Zählen Sie langsam von eins bis hundert, und dulden Sie dabei keinen anderen Gedanken in Ihrem Geist. Verbinden Sie eine tiefe, harmonische Unterleibsatmung mit dem Zählen: ein tiefes Ein- und Ausatmen zählt zusammen als eins.

Das ist nicht halb so einfach, wie Sie glauben. Die meisten

Menschen können kaum bis zehn zählen, ohne abgelenkt zu sein. Schweift Ihr Geist ab, beginnen Sie wieder bei 1, bis Sie 100 ohne unerwünschte Gedanken erreicht haben.

Diese Methode beruhigt nicht nur den aufgewühlten Geist, sie hilft Ihnen auch, Selbstkontrolle zu entwickeln, die Grundlage zur Vermeidung der Ejakulation. Haben Sie keine Erfahrung mit Entspannungsübungen, wird es Ihnen schwerfallen, den Drang zu zügeln, Ihren Samen auszustoßen.

Üben Sie das Zählen bis 100 zweimal am Tag. Nach einer Weile gewissenhaften Übens sollte es Ihnen gelingen, den Geist klarwerden zu lassen und auch die heftigste Aufgewühltheit und Aufregung mit einigen Atemzügen, aus der Tiefe des Diaphragma pelvis heraus, zu besänftigen.

Die Abkühlung mit dem Wasser stellt eine einfache mechanische Technik dar, um Selbstkontrolle zu lernen. Es ist vor allem für Männer gedacht, die sich in keiner Weise selbst beherrschen können.

Das Zählen bis 100 wird Ihnen auch helfen, dem Penis zu befehlen, sich abzukühlen, wenn er zu heiß geworden ist. Um den Samen einzubehalten, müssen Sie willentlich die überschüssige Hitze aus dem Genitalbereich zurückziehen können. Durch regelmäßiges Üben werden Sie die Ejakulation viel leichter verhindern können, als Sie es selbst für möglich hielten. Dies ist ein wichtiger Schritt auf dem Weg zu den höheren Formen esoterischer Liebeskunst. Esoterisches Wissen allein ist nutzlos oder sogar schädlich. Es führt nur zu Selbstzufriedenheit, die jeden Zweifel ausschließt und die praktische Erfahrung an wirklichen Ereignissen und Menschen verhindert. Meine Arbeit möchte dagegen Erkenntnis durch die Praxis lebendig machen.

Die meisten Bücher zur Kunst des Liebens begraben den Leser unter einem verwirrenden Wust zweitklassiger Methoden. Ich finde es weitaus sinnvoller, einige wenige erstklassige Methoden zu erlernen, diese dafür aber gründlich und detailliert. Natürlich bin ich mit einer Vielzahl anderer Techniken vertraut. Die Erfahrung hat mich jedoch gelehrt, daß ein Schüler bei dieser Praktik leicht scheitert, wenn er mit Informationen überladen wird. Ein Boxer, der zwanzig verschiedene Hiebtechniken kennt, versagt meistens vor einem Gegner, der nur zwei oder drei kennt, sie aber bis zur Perfektion entwickelt hat. Meistern Sie zuerst die Grundprinzipien der Liebeskunst, indem Sie die Energie mit Hilfe dieser Techniken in Ihrem Körper zu lenken verstehen; dann können Sie nach Ihrem Willen im Bett improvisieren.

Finger, Zunge, Penis – alle haben sie ihre eigenen Qualitäten. Der Penis kann zwar die höchste Vereinigung herbeiführen, doch ist es für den Anfänger gefährlich, ihn einzusetzen. Bis Sie eine gewisse Selbstkontrolle erlangt haben, benutzen Sie ihn nur für taktische Zwischenspiele. Ist eine Frau eingestimmt, wird ihr schon die bloße Berührung durch den Penis mehr bieten als zahllose leidenschaftliche Stöße ohne richtiges Vorspiel.

Reife ist alles! Ein reifer Apfel schmeckt besser und ist nahrhafter als zehn unreife. Nur wenn eine Frau für das Empfangen des Penis reif ist, kann sie Ihre Yang-Essenz mit jeder Faser ihres Leibes würdigen und lieben.

Die vier Errungenschaften des Jadestengels

Will ein Mann in vollkommener Harmonie mit einer Frau sein, die die neun Stufen der Erregung erlebt, wird auch er naturgemäß verschiedene Erregungstufen erfahren, bevor er in sie eindringt. Der Gelbe Kaiser, so wird erzählt, stellte eines Tages folgende Frage: «Wenn ich lieben will, aber keine Erektion erhalte, ist es da weise, den Verkehr zu erzwingen?»

Die Geheimnisvolle Dame erwiderte: «Nein, das ist nicht weise. Der Jadestengel (Penis) sollte erst die Vier Errungenschaften durchlaufen haben, bevor es richtig ist, in die Frau einzudringen.» Worauf der Kaiser natürlich wissen wollte: «Welches sind diese Vier Errungenschaften?»

«Wenn der Jadestengel unfähig ist zu erigieren», gab sie zur Antwort, «so befinden sich Yin und Yang nicht in Harmonie miteinander. Die erste Errungenschaft ist die Festigkeit. Wenn der Jadestengel zwar erigiert, dabei jedoch nicht anschwillt, so mangelt es dem Blut an Chi. Das Anschwellen ist die zweite

Errungenschaft. Ist der Jadestengel des Mannes zwar angeschwollen, aber nicht steif, so hat das Chi seine Knochen nicht durchdrungen. Steifheit ist die dritte Errungenschaft. Und ist der Jadestengel schließlich steif, ohne heiß zu sein, so hat die Lebenskraft den Geist des Mannes noch nicht erreicht. Hitze aber ist die vierte Errungenschaft.»

Ein kleiner, aber harter, steifer Penis ist viel besser als ein großes, aber halbschlaffes Glied. Deshalb ist auch kein Mann dem anderen im Bereich der Sexualität biologisch-anatomisch wirklich überlegen. Jeder Mann kann seine innere Energie zu einer hohen Stufe der Intensität entwickeln, unabhängig von seiner äußeren Erscheinung. Disziplinen wie Eisenhemd Chi Kung, Tai Chi Chi Kung und Meditation helfen, das Chi zu einer höheren Energie zu entwickeln, das man mit einer Frau austauschen kann, ohne das Glied als Übermittlungskanal zu verwenden. Dann genügen eine leise Berührung mit der Hand, ein Blick oder auch nur ein Gedanke, um die Energie zu übertragen. Doch auch dann wird der Penis nicht überflüssig, da es immer noch subtilere Stufen des Liebens zu erleben gibt.

Sie können Ihr Glied beobachten, um den Grad seiner Erregtheit abzuschätzen. Doch was soll man tun, wenn noch nicht die höchste Stufe erreicht ist, der Penis nicht sehr hart ist und keine Hitze ausstrahlt, die Partnerin aber schon bereit ist, ihn aufzunehmen? Ich empfehle, daß Sie dann in sie eindringen. Die anderen Errungenschaften des Jadestengels werden sich während des Liebesaktes einstellen. Wenn Sie die Technik der «Kraftsperre» oder des «Großen Emporziehens» anwenden, ist das gefahrlos. Kommt Ihr Penis auf diese Erregungsstufe, werden Sie versucht sein, den Samen auszustoßen; deshalb müssen Sie am Anfang den Samen «einsperren», bevor Sie zur vierten Errungenschaft gelangen.

Die Methode des Stoßens

Es gibt eine Vielzahl von Stoßmethoden für das männliche Glied. Das Kama Sutra erwähnt besonders viele. Wir wollen hier eine Methode empfehlen, die zu den allerbesten zählt. Sie basiert auf der Zahl Neun, die in der taoistischen Praktik als machtvolle Yang-Energie angesehen wird.

Das Prinzip dieser Methode besteht darin, neun flache und einen tiefen Stoß zu führen. Dieser eine tiefe Stoß verändert nicht nur die Stimulierung, er zwingt auch die Luft aus der Vagina. Dadurch können Sie mit den neun folgenden flachen Stößen ein Vakuum in der Scheide erzeugen. Sie ziehen das Glied dabei nie völlig aus der Scheide, denn dies würde das Vakuumsiegel aufbrechen. Statt dessen verbleiben Sie mit dem Glied am äußersten Rand der Vagina, wo sich ein dichtgespanntes Nervengewebe befindet.

Dieser Rhythmus, neun flache und ein tiefer Stoß, wird Ihre Partnerin entzücken. Das dadurch erzeugte Vakuum hat immense Wirkungen: Sie wird sich zuerst leer und dann voll fühlen, leer und wieder voll. Diese Pause erzeugt deshalb soviel Genuß, weil Sie damit ihre Sinnesorgane unentwegt durch Abwechslung verwöhnen. Wenn wir einfach nur essen, bis wir voll sind, mögen wir hinterher nichts mehr. Ein köstlicher Happen aber, in diesem Fall der tiefe Stoß, steigert das Verlangen. Auf diese Weise befriedigen wir das Verlangen, um es wieder zu wecken, und erzeugen Verlangen, um es dann zu befriedigen.

Ein weiterer Grund für die große Befriedigung der Frau durch flache Stöße ist darin zu sehen, daß sich ihre empfindlichste Zone etwa eineinhalb Zentimeter hinter dem Scheideneingang an der oberen Scheidenwand befindet. Dort verbindet ein dichtes Netz von Nerven zusammen die Geschlechtsorgane mit dem restlichen Körper. Man nennt diese Stelle den «G-Punkt», nach ihrem Entdecker, Graffenberg. Von hier stößt die Frau bei sehr großer Erregung auch eine Flüssigkeit aus. Die Taoisten sind der Auffassung, daß diese Flüssigkeit hochgeladen mit der Sexualessenz der Frau ist und von der Eichel direkt aufgenommen wird.

Fahren Sie mit den neun flachen Stößen und dem einen tiefen fort, bis Sie insgesamt neun Runden erzielt haben. Die Zahl der flachen Stöße beträgt dann 81 – ebenfalls eine sehr kraftvolle Zahl. Vielleicht werden Sie am Anfang zunächst 3 Zyklen, dann 6 und erst nach einer Weile 9 durchführen wollen. Die Kraft wird noch erhöht, wenn Sie jedesmal in der kurzen Pause vor dem tiefen Stoß den Speichel der Partnerin hinunterschlucken. Diese Flüssigkeit ist stark mit ihrer Yin-Essenz geladen und wird Ihre eigene, sich ausdehnende Yang-Essenz ausgleichen. Haben Sie Ihr Ziel erreicht, können Sie sich ausruhen oder die im Kapitel 8 beschriebenen fortgeschritteneren Techniken anwenden.

Nachdem Sie sich ausgeruht und den Überschuß an Energie aus den Hoden geleitet haben, beginnen Sie wieder mit dem aktiven Stoßen. Sie befinden sich nun in einem sehr angenehmen Zustand: ruhig und gelassen und doch fähig, die Samenflüssigkeit einzubehalten und Ihre Erektionskraft zu bewahren, um einen weiteren Zyklus von Stößen durchzuführen. Danach ruhen Sie sich erneut aus.

Vielleicht ziehen Sie es vor, langsam in Ihre Partnerin einzudringen, um das Glied dafür dann recht schnell herauszuziehen. Das entspricht vollkommen dem inneren Wesen der Frau. Dringen Sie langsam in sie ein, weil sie ja auch langsamer erregt wird als der Mann. Der ungeschulte Mann dagegen fängt immer schnell an und ist auch schnell am Ende.*

Da sie das Leben hervorbringt, benötigt die Frau natürlicherweise länger für Anfang und Ende. Der Mann muß sich bewußt auf den Ur-Rhythmus der Frau einstellen. Entzünden Sie die heiligen, geweihten Kerzen in ihren Schenkeln mit Ehrfurcht.

Wird sie zu heftig und abrupt genommen, hat die Woge des Wohlgefühls keine Zeit, um ihr gesamtes Nervensystem zu durchfluten. Alle Empfindung bleibt auf den Genitalbereich beschränkt. Man kann es auch so betrachten: Wenn man sich nur

* Die Frau bedarf weniger Belehrung als Sie: Der Mensch ist das Geheimnis Gottes, die Macht ist das Geheimnis des Mannes, die Sexualität ist das Geheimnis der Frau.

Abbildung 22

Flacher Stoß:

Die 3, 6 oder 9 flachen Stöße stimulieren das Nervengeflecht am G-Punkt. Sie sind am besten für den Austausch von Sexualenergien geeignet.

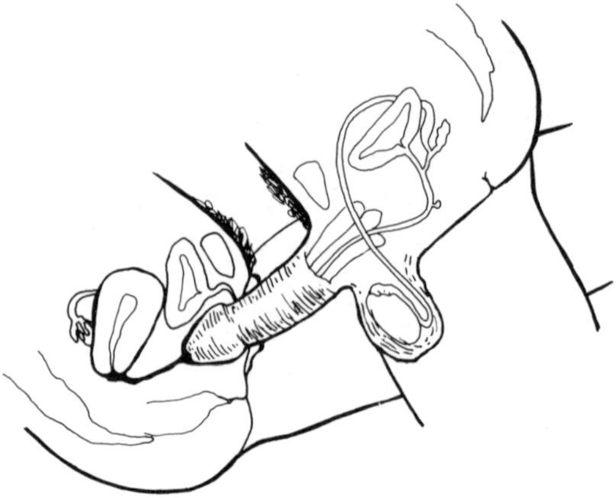

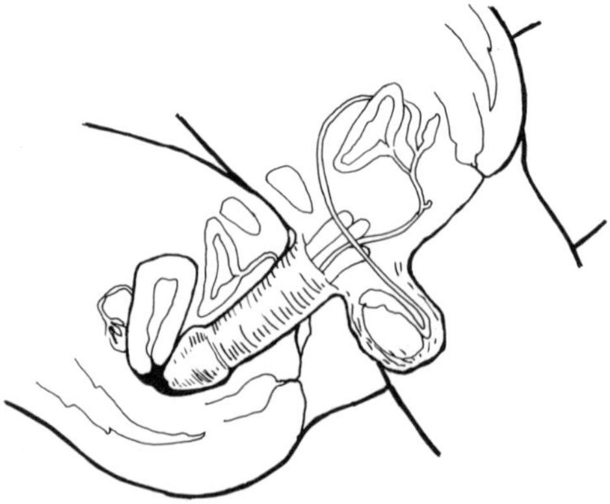

Der tiefe Stoß

drängt die Luft aus der Vagina. Durch die folgenden neun flachen Stöße wird ein Vakuum erzeugt, das auf die Frau sehr stimulierend wirkt.

ein oder zwei Sekunden lang kneift, dann spürt nur die Stelle zwischen den Fingern dieses Kneifen. Dauert es jedoch länger, wird sich die Empfindung über eine größere Fläche ausbreiten und schließlich selbst weitab befindliche Gliedmaßen erreichen. Wie beim Schmerz – so bei der Freude!

Deshalb sollten Sie langsam stoßen: Jeder Stoß ist in sich selbst ein Akt der Liebe. Die Frau erwacht nach ihren eigenen geheimnisvollen Zyklen. Handelt man aber wider die Gesetze der Schöpfung, ist die Enttäuschung gewiß.

Sie haben Ihre Partnerin bereits stimuliert: Sie benötigt nun einen stärkeren Reiz, um zu neuen Höhen zu gelangen. Wenn Sie nach langsamem Eindringen schneller zurückziehen, wird ihr dies zusätzliche Erregung bieten. Doch ziehen Sie das Glied nicht völlig aus der Scheide, lassen Sie es ein bis drei Zentimeter tief in ihrem Körper. Die Rückzugsbewegung drückt Ihr gebogenes Glied heftig gegen die Klitoris der Frau, dem Sitz ihrer erotischen Sensitivität. Erfüllen Sie sie also mit Freude, um dann voller Hitze zuzustoßen.

8. Kapitel

Das Geheimnis der Sameneinbehaltung

«Verwerft alles Vernünfteln über die Geschlechtlichkeit; übt Euch vielmehr in besonderen Praktiken. Das Geheimnis der Zurückführung des Samens besteht darin, sich zu lieben, ohne den Samen zu verlieren. Den Samen zu mehren und zu kräftigen, ist der Pfad der Lebenskraft.»

Rat der Einfachen Frau an den Gelben Kaiser, 2. Jh. v. Chr.

In früheren Jahrhunderten pflegte der Kaiser von China die Weisen seines Hofs zusammenzurufen, um sich Rat für sein Liebesleben zu holen. Man erzählt sich, daß jeder zukünftige Berater zuerst einen Beweis seiner sexuellen Beherrschung erbringen mußte. Dazu wurde ihm ein volles Glas Wein gereicht, in das er sein Glied einzutauchen hatte. War er ein wahrer Meister, konnte er den Wein mit seinem Penis aufnehmen und wieder in das Glas zurückfließen lassen. Dies galt als absoluter Beweis, daß der Weise auch die Sexualsäfte einer Frau, ihre Yin-Essenz, aufzunehmen verstand und folglich um das Geheimnis der Unsterblichkeit wußte.

Bei dieser Praxis der Flüssigkeitsaufnahme mit Hilfe des Penis handelt es sich um ein höchst reales Phänomen: Noch heute kann man es auf den Straßen Indiens vorgeführt bekommen. In Bombay lebt ein recht geschäftstüchtiger Yogi, der mit seinem Penis insgeheim Öl aufsaugt, um es dann in aller Öffentlichkeit beim Urinieren anzuzünden und zu verkünden, es handle sich um «göttliches Feuer». Dieses amüsante Beispiel kann natürlich nicht als Modell für die Transformation der Sexualenergie dienen. Die Saugtechnik des Yoga hat nichts mit der wahren Praktik der Sameneinbehaltung zu tun.

Das Emporziehen von Flüssigkeit in die Harnröhre des Glieds wird erreicht, indem man mit Hilfe bestimmter Körperübungen in der Blase einen Unterdruck erzeugt. Diese Praktik ist gefährlich, weil Prostata und Blase durch die eingesaugten Flüssigkeiten leicht infiziert werden können; das gleiche gilt für die von der Frau beim Liebesakt ausgeschiedenen Säfte, die aus der bakteriell stark belebten Scheidenwand stammen. Mancher Yogi hat sich auf diese Weise Krankheiten zugezogen. Das ließ das Gerücht entstehen, die Technik der Sameneinbehaltung sei ungesund und führe zu Impotenz und Prostatabeschwerden.

Ich warne meine Schüler, die Säfte der Partnerin einzusaugen. Die von mir gelehrte taoistische Methode der Sameneinbehaltung verfolgt ein einziges Ziel: die Transformation der Sexualenergie, des Ching, in höhere Stufen des Körpers, der Seele und des Geistes. Der Samen wird nur einbehalten, damit seine Essenz nicht außerhalb des Körpers verlorengeht. Die Methode ist nutzlos, wenn das Ching nicht dem Samen entzogen, emporgeleitet und in einem Kreislauf durch den Körper geführt wird. Es besteht keinerlei Notwendigkeit, die Körpersäfte der Frau in den eigenen Penis hinaufzusaugen. Die Eichel ist ohnehin so beschaffen, daß sie die mächtige Yin-Essenz der Frau direkt durch die Haut aufzunehmen vermag.

Der kraftvollste Energieaustausch findet bei der taoistischen Methode auf einer Stufe äußerst subtiler, feinstofflicher Energie statt. Aus diesem Grund lehre ich alle meine Schüler, ihr Chi im Kleinen Energiekreislauf zirkulieren zu lassen; denn dies ist die Voraussetzung für die Entwicklung des Ching von der rohen physischen Stufe zur verfeinerten subtilen Energie des Shien oder geistigen Wesens. Hat jemand seinen Kleinen Energiekreislauf hergestellt, ist das bereits eine kleinere Erleuchtung. Der Geist beginnt zu erkennen, daß er seine eigene feinstoffliche Energie selbst beherrschen kann. Und schließlich wird man erkennen, daß auch der Geist nichts als die Bewegung subtiler Energie ist.

Das Kreisenlassen des Chi im Kleinen Energiekreislauf

Alle in diesem Buch besprochenen Methoden der Chi-Entwicklung, von der Hodenatmung über das «Große Emporziehen» bis zum Tal-Orgasmus, beruhen darauf, daß die in den Hoden gespeicherte Samenenergie die Wirbelsäule entlang ins Gehirn emporgeleitet wird. Ist dieses mit Energie angefüllt, strömt sie vorne am Körper hinab in Hals, Herz und Nabel. Hirn und Hirnanhangdrüse helfen dem Organismus, diese kraftvolle Energie dorthin zu bringen, wo sie jeweils benötigt wird, sei es zur Abwehr von Erkrankungen, sei es zum Beantworten der Frage, die ein Kind einem gestellt hat, zum Malen oder zum Lieben. Diese einzigartige Eigenschaft unterscheidet das Ching von anderen Arten des Chi, die speziellere Funktionen wahrnehmen, wie zum Beispiel das Leber-Chi. Sexualenergie ist außerordentlich wandlungsfähig und kann durch Transformation vielerlei Funktionen wahrnehmen. Deshalb wirkt sie so fördernd und nährend auf unser geistiges Sein. Der Geist kann sie so mühelos verdauen wie Säuglingsnahrung.

Hat man verstanden, in welchen Bahnen sich die Energie im Körper bewegt, wird es viel leichter, sie weiterzuentwickeln. Die taoistischen Meister entdeckten zwei Bahnen, die einen besonders kraftvollen Energiestrom befördern.

Die eine Bahn nennt man das «Diener»- oder «Yin»-Gefäß. Sie beginnt fast am Ende der Wirbelsäule in der Mitte zwischen Hoden und After, an dem Punkt, den man als Perineum oder Damm bezeichnet. Von dort verläuft sie vorn im Körper an Penis, Verdauungsorganen und Herz aufwärts zum Hals, um in der Zungenspitze zu enden. Die zweite Bahn, das «Lenker»- oder «Yang»-Gefäß, beginnt an derselben Stelle. Hier fließt die Energie vom Damm zum Kreuzbein hoch, um durch die Wirbelsäule ins Gehirn zu gelangen und vorn wieder hinabzufließen bis zum Gaumen.

Die Zunge funktioniert wie ein Schalter, der diese beiden Energieströme miteinander verbindet: Berührt sie den Gaumen unmittelbar hinter den Vorderzähnen, kann die Energie in einem Kreis die Wirbelsäule empor und vorne im Körper wieder hinabströmen. Die beiden Gefäße oder Bahnen, in der Akupunktur als Meridiane bekannt, bilden zusammen eine Kreisschaltung, durch welche die Energie zirkuliert. Dieser Vitalkreislauf, auch «Kleiner Energiekreislauf» genannt, führt an den Hauptorganen und den Nervensystemen des Körpers vorbei und versorgt die Zellen mit allem, was sie benötigen, um wachsen, heilen und arbeiten zu können. Er stellt die Grundlage der Akupunktur dar, die inzwischen auch von der westlichen Medizin als klinisch wirksam anerkannt wird, obgleich sie zur Zeit noch zugeben muß, daß sie sich nicht erklären kann, wieso dieses System funktioniert. Die Taoisten haben sich jedoch seit Jahrtausenden mit den subtilen Energiepunkten und -zentren im Körper beschäftigt und sich von der Bedeutung einer jeden Bahn überzeugt.

Dieser Kreislauf befördert auch den Strom der Sexualenergie aus den Hoden weiter und versorgt die anderen Teile des Körpers mit Lebenskraft. Die Drüsen werden z.B. veranlaßt, die stimulierenden Sexualhormone zu produzieren, welche die chemischen Abläufe im Körper regeln und letztlich unser ganzes Handeln bestimmen. Besonders stark beeinflußt der Kreislauf der Sexualenergie die Qualität des Liebens. Sexualität auf der biologischen Ebene ist zum größten Teil eine Frage des hormonalen Gleichgewichts.

Die im Kleinen Energiekreislauf zirkulierende Sexualenergie stellt eine Ur-Energie dar. Menschliches Leben beginnt mit dem Eindringen einer Samenzelle in ein Ei. Dies ist der ursprüngliche Akt des Kung Fu im Wettkampf zwischen Yin und Yang. Sexual-Kung Fu ist das Nachspielen dieses Akts im männlichen Körper. Doch wird dabei nicht ein Fötus aus einem befruchteten Ei innerhalb der weiblichen Gebärmutter gebildet, sondern die Samenenergie dringt in die höheren Energiezentren im männlichen Körper ein und gebiert den Mann auf einer geistigen Ebene. Die Energie wird durch den Kleinen Energiekreislauf emporgeleitet, um dem Mann im wörtlichen Sinne eine Wiedergeburt zu schenken, ein «neues Leben» – Selbstvertrauen durch die Beherrschung eines kraftvollen Stroms schöpferischer Energie und Erfüllung durch eine tiefempfundene Harmonie. Wann immer Sie in eine Frau oder in das Leben allgemein «verliebt» sind, strömt die Energie in Ihren Kleinen Energiekreislauf. Es ist ein Gefühl intensiver Verbundenheit und ein Gegründetsein im warmen Lebensstrom.

Die Bedeutung des Kleinen Energiekreislaufs

Wird der Kleine Energiekreislauf hergestellt und von körperlichen oder seelischen Blockaden freigehalten, kann immer mehr Sexualenergie die Wirbelsäule emporgepumpt werden. Sind diese Bahnen jedoch durch Verspannungen blockiert, sucht sich die heiße Samenenergie während der Erregung beim Liebesakt den nächstbesten Ausweg mit dem geringsten Widerstand, durch den Penis. Die Sexualenergie geht verloren, und der Körper muß sich wieder an die langwierige und physisch anstrengende Herstellung weiteren Samens machen. Durch den Samenverlust büßt der Mann vorübergehend etwas von seiner sexuellen Anziehungskraft ein. Kundalini und Tantra Yoga kennen eine Reihe von Methoden, um einen äußerst kraftvollen Energiestrom die Wirbelsäule empor in den Kopf zu erzeugen. Mit Hilfe von Mantras, Atemtechniken, Yoga-Stellungen und bestimmten Verschlüssen wird die Samenkraft nach oben gelenkt. Das Herstellen des Kleinen Energiekreislaufs stellt einen wichtigen Schritt dar, um die Energie innerhalb des Körpers zu versiegeln, damit sie kreisen kann und Geist und Körper beleben. Unterläßt man dies, entsteht im Kopf ein starker Druck, der die Energie aus Augen, Ohren, Nase und Mund entweichen läßt. Das ist etwa so, als wollten Sie ein Zimmer mit Ihrer Körperwärme heizen, während alle Fenster offenstehen: Nur die Heizkostenrechnung erhöht sich! Sie aber vergeuden unwiederbringlich eine Menge Samenenergie, ohne sie praktisch anwenden zu können, etwa um sie mit Ihrer Partnerin zu teilen.

Die einfachste Art, den Kleinen Energiekreislauf herzustellen,

Abbildung 23

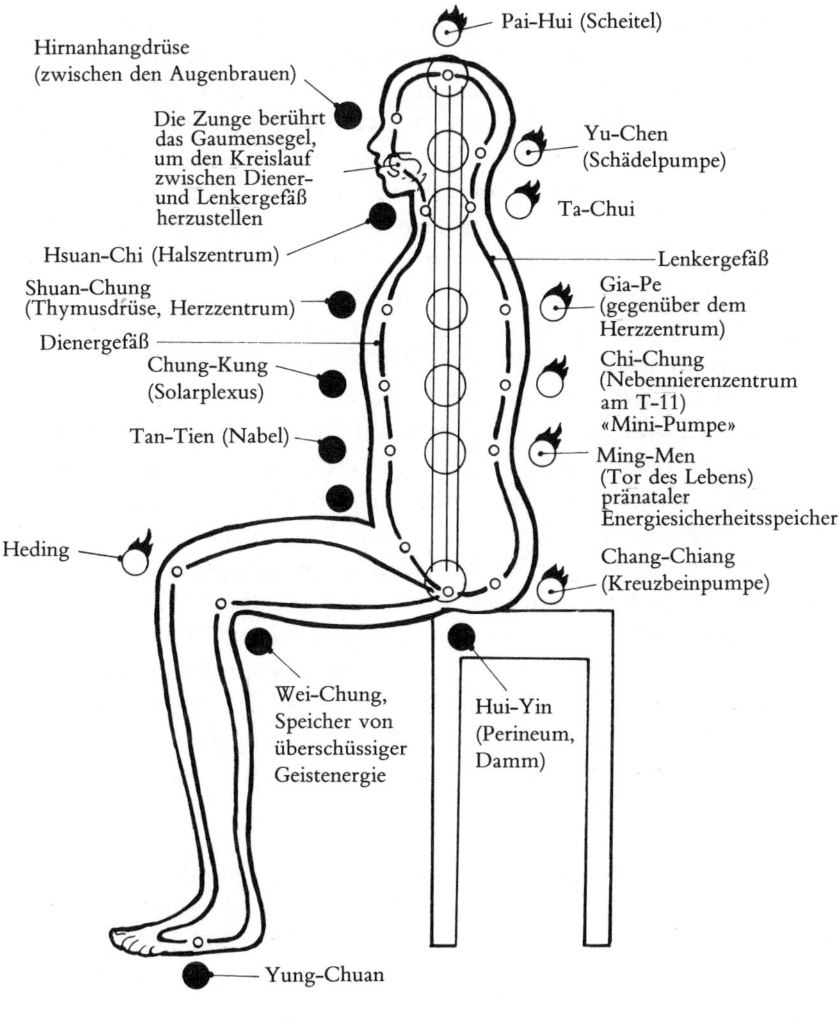

Kreisenlassen des Chi im Kleinen Energiekreislauf erleichtert dem Mann die Sameneinbehaltung und die Transformation von Sexualenergie

besteht darin, sich jeden Morgen hinzusetzen, sich zu entspannen und zu meditieren. Gestatten Sie Ihrer Energie, den Kreislauf von allein herzustellen, indem Sie Ihren Geist mit dem Strom fließen lassen. Beginnen Sie in den Augen, und fließen Sie mit der Energie, während diese durch die Zunge den Hals hinabströmt, durch Brust und Nabel fließt und schließlich durch Kreuzbein und Wirbelsäule zum Kopf emporsteigt.

Am Anfang werden Sie das Gefühl haben, daß überhaupt nichts geschieht; doch nach einer Weile spüren Sie vielleicht, wie sich der Energiestrom an manchen Körperstellen warm anfühlt. Das Geheimnis liegt darin, sich einfach zu entspannen und zu versuchen, den Geist in jenen Teil des Kreislaufs zu lenken, auf den Sie sich gerade konzentrieren. Das ist jedoch etwas anderes, als sich im Geiste ein Bild im Kopf vorzustellen und zu visualisieren, wie ein bestimmter Körperteil aussieht oder wie er sich anfühlt. Benutzen Sie Ihren Geist nicht wie einen Fernsehschirm, sondern spüren, erfahren Sie den tatsächlichen Chi-Strom. Entspannen Sie sich immer wieder, und lassen Sie Ihren Geist mit dem Chi zusammen durch den physischen Körper strömen, entlang den von der Natur gegebenen Bahnen, um das Chi zu jedem gewünschten Punkt zu befördern, z. B. zum Nabel, ins Perineum usw.*

Der beste Liebhaber ist der völlig entspannte Mann, der genau versteht, was in seinem Inneren vorgeht. Dem Mann, der dieses mühelose Fließenlassen der Energie im Kleinen Energiekreislauf des Körpers gemeistert hat, fällt es auch nicht mehr schwer, seine Sexualkraft anzuzapfen. Für ihn ist dies ein ganz einfacher, natürlicher Vorgang.

Ohne die Beherrschung des Kleinen Energiekreislaufs ist es außerordentlich schwierig, die höheren Stufen der Transformation der Sexualenergie zu erreichen. Viele Menschen haben diese Bahnen bereits in ihrem Inneren geöffnet und brauchen nur

* Wer an einem intensiven Einstieg in diese Methode der Entspannung und der Herstellung des Kleinen Energiekreislaufs interessiert ist, der sei auf mein erstes Buch *TAO YOGA, Praktisches Lehrbuch zur Erweckung der heilenden Urkraft Chi* (Ansata Verlag, München) verwiesen.

noch Erklärungen, wohin die Energie gelenkt werden soll. Andere wiederum gelangen ans Ziel, indem sie ohne Streß und naturnah leben. Der Kleine Energiekreislauf fördert nicht nur den Strom der Sexualenergie, er hat auch eine Vielzahl anderer Vorzüge, unter anderem verhindert er das Altern und vermag zahlreiche Krankheiten zu heilen, angefangen bei Bluthochdruck über Schlafstörungen und Kopfschmerzen bis zu Arthritis.

Betrachten wir nun die erste Technik der Sameneinbehaltung beim Liebesakt. Auch wenn Sie den Kleinen Energiekreislauf nicht täglich üben sollten, genügt schon das Bewußtsein, daß er in Ihrem Körper existiert und automatisch funktioniert, um die Techniken der taoistischen Liebeskunst schneller zu meistern.

Abbildung 24

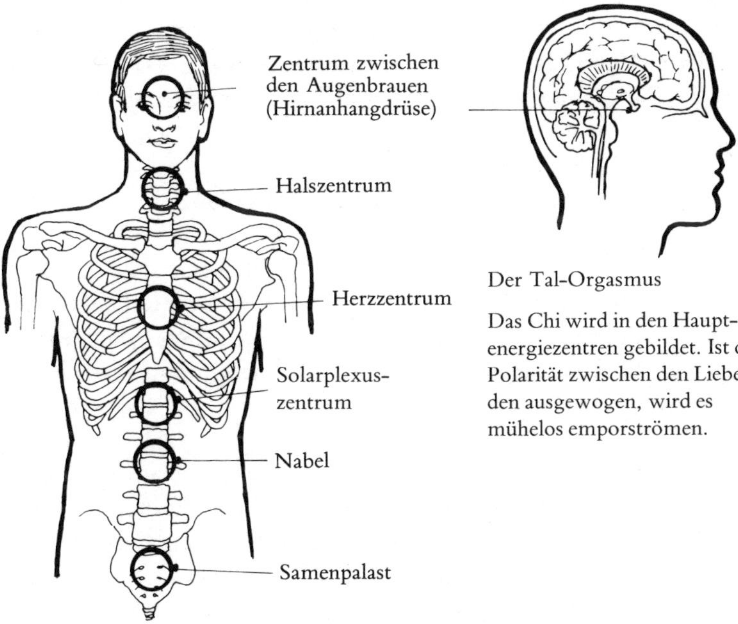

Der Tal-Orgasmus

Das Chi wird in den Hauptenergiezentren gebildet. Ist die Polarität zwischen den Liebenden ausgewogen, wird es mühelos emporströmen.

Sie können ihn sogar durch den Liebesakt selbst lernen; es bedarf nur der entsprechenden Aufmerksamkeit. Je weniger «automatisch-unbewußt» die subtile Chi-Energie Körper, Geist und Seele durchströmt, je bewußter Sie sich ihrer werden, um so größer wird Ihre Freiheit, auf schöpferische Weise zu lieben und Sie selbst zu sein.

Der Außenverschluß: Die Dreifingermethode

Die Dreifingermethode der Samenzurückhaltung wird in China schon seit über 5000 Jahren praktiziert. Sie ist so einfach und schlicht, daß jeder sie schnell erlernen und erfolgreich anwenden kann. Die Samenflüssigkeit wird durch Fingerdruck von außen zurückgehalten. Dazu braucht es nicht mehr Koordinationsfähigkeit als den Wasserfluß in einem Gartenschlauch zu unterbrechen, indem man einen Fuß auf ihn stellt.

Im Prinzip besteht die Dreifingermethode aus folgenden Schritten: Mehrere Sekunden vor der nahenden Ejakulation preßt man mit den drei längsten Fingern der rechten Hand den mittleren Punkt zwischen After und Hodensack. Dadurch werden die Säfte einbehalten – und mit ihnen eine Menge Energie.

Zum praktischen Vorgehen

1. Den richtigen Punkt finden: Drücken Sie den Punkt, der sich in der Mitte zwischen After und Hodensack befindet. Das ist der unterste Punkt des Rumpfs; er stellt ein «Tor» dar, durch welches die Energie in den Körper eindringt und ihn wieder verläßt.

2. Druck ausüben: Geben Sie weder zuviel noch zuwenig Druck. Das Gespür für die richtige Druckstärke bekommen Sie durch die Erfahrung. Allgemein läßt sich sagen: Je kräftiger die Fingerspitzen sind, um so weniger Druck wird gebraucht, um den Samen zu halten.

Abbildung 25

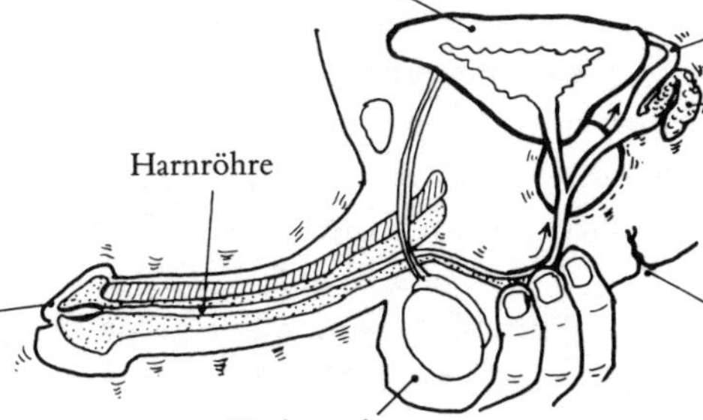

Die Außendruckmethode:
Mehrere Sekunden vor der Ejakulation wird der Punkt zwischen After und Hodensack mit Zeige-, Mittel- und Ringfinger der rechten Hand gepreßt.

3. Gebrauch der drei Finger: Der Samenleiter entgleitet leicht dem Griff der Finger: Zwei Finger allein können dieses Röhrchen nicht gleichzeitig greifen und abschnüren. Deshalb benutzen wir den Zeige- und Ringfinger dazu, um beide Seiten der Harnröhre zu pressen und an Ort und Stelle festzuhalten. Dann drückt der Mittelfinger automatisch auf die Harnröhre, die nicht mehr abrutschen kann, weil Zeige- und Ringfinger sie blockieren. Die Finger sollten dabei leicht gekrümmt bleiben, wobei die Krümmung des Mittelfingers noch etwas stärker ist als die der beiden anderen, um den Samenfluß wirkungsvoll zu blockieren.

4. Wahl des richtigen Zeitpunkts: Sobald Sie spüren, daß die Ejakulation unweigerlich bevorsteht, wenden Sie den Außendruck nach der Dreifingermethode an. Zögern Sie damit zu lange, kann keine noch so große Kraft den Samenfluß mehr aufhalten. Bringen Sie die Finger also rechtzeitig an die richtige Stelle. Sie sollten vor, während und nach den Kontraktionen Druck ausüben, bis Sie sicher sind, daß das Pumpen gänzlich aufgehört hat.

Durch das Einbehalten des Samens kehrt ein Großteil der Säfte in den Speicher zurück, aus dem sie stammen. Dabei erleiden die Organe keinerlei Schaden, weil das Gewebe in diesem Bereich äußerst elastisch ist und die Säfte wieder aufnehmen kann, nachdem Sie den Strom umgekehrt haben.

Man könnte annehmen, daß der Samenspeicher überfließt, sobald seine Aufnahmekapazität erschöpft ist. Das würde auch geschehen, hätten wir es dabei lediglich mit einer Art Tank mit einem angeschlossenen Abflußschlauch zu tun. Doch dem ist nicht so. Erreicht die Flüssigkeit einen besonders hohen Stand, geschehen gleich mehrere Dinge. Als erstes wird die Samenproduktion automatisch eingestellt. Das spart Energie und Rohsubstanzen ein, die für das nährstoffreiche Sperma erforderlich wären. Zum zweiten neigt der Körper von selbst dazu, diese Säfte wieder zu absorbieren. Und drittens haben die Taoisten ein System vervollkommnet, bei dem die Samenkraft durch «Verdampfung» in die höheren Vitalzentren geleitet wird. Der Druck in den unten gelegenen Samengefäßen und der Prostata wird dadurch vermindert. Dazu muß der flüssige Samen auf einen höheren Energiezustand gebracht werden. Man kann es mit kochendem Wasser vergleichen, das in Dampf (Gas) übergeht, wodurch die Feuchtigkeit zum Himmel emporsteigen kann, ohne ihre Wasser-Natur dabei einzubüßen. Ähnlich wird auch das flüssige Ching Chi in eine andere, schneller beweglichere Energie transmutiert, welche die kreative Essenz des Ching bewahrt.

Vergessen wir nicht, daß die Samenkraft aus mehr besteht, als die rein chemische Analyse zeigen kann. Jeder Wissenschaftler kann die einzelnen Bestandteile des Sperma miteinander mischen, doch ihnen die Fähigkeit zu verleihen, Leben hervorzubringen, ist eine weitaus schwierigere Aufgabe. Unser Ziel ist es, das im Samen enthaltene Leben zu bewahren und zu transformieren.

Die Außendruck-Methode ist in erster Linie für Anfänger gedacht und für Schüler, die die Technik des «Großen Emporziehens» noch nicht beherrschen, dabei aber weiterhin sexuell lieben wollen, ohne ihren Samen zu verlieren. Es handelt sich um eine äußere Krücke, die man fortwerfen kann, sobald man die inneren Techniken gelernt hat. Es mag vorkommen, daß Sie nach den ersten Malen ein leichtes Unbehagen verspüren. Das ist normal und kein Grund zur Besorgnis; es ist wie die Steifheit lange Zeit unbenutzter Muskeln nach einer anstrengenden Arbeit.

Ratschläge und Vorsichtsmaßnahmen

1. Übertreiben Sie nichts! In den ersten Wochen sollten Sie diese äußerst wirkungsvolle Methode nicht öfter als alle zwei oder drei Tage anwenden. Ältere und kranke Menschen sollten sie am Anfang höchstens zweimal pro Woche anwenden.

2. Es kann vorkommen, daß Ihre Körperwärme sich erhöht und Sie sehr durstig werden. Trinken Sie dann einfach mehr Wasser.

3. Nach dreimonatiger Anwendung (eventuell auch früher) wird der Geschlechtstrieb sich merklich verstärken, und es kommt zu häufigeren Erektionen als früher. Steigern Sie Ihre sexuelle Aktivität in gemäßigtem Tempo. Mißbrauchen Sie nicht Ihre neugewonnene Kraft.

4. Die Methode erfordert starken Fingerspitzendruck. Sind Sie zu schwach, machen Sie täglich mehrere Liegestütze auf den Fingerspitzen. Beginnen Sie mit fünf Fingern, üben Sie dann mit vier und drei Fingern; wenn Ihre Kraft sich steigert, erhöhen Sie auch die Zahl der Liegestütze.

5. Nach dem Ausüben des Dreifingerdrucks bleibt ein kleiner Rest Sperma in der Harnröhre. Es ist möglich, daß etwas Samen austritt, nachdem die Erektion aufgehört hat. Wollen Sie diese Methode zur Empfängnisverhütung benutzen, müssen Sie sich noch vor dem Abflauen der Erektion zurückziehen. Dann sollten Sie zuerst urinieren, bevor Sie ein zweites Mal eindringen. Wenn Sie 100%ig sichergehen wollen, verwenden Sie zusätzlich

Abbildung 26

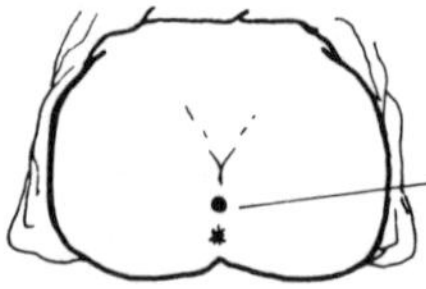

Der Chang-Chiang liegt zwischen
Steißbeinspitze und After

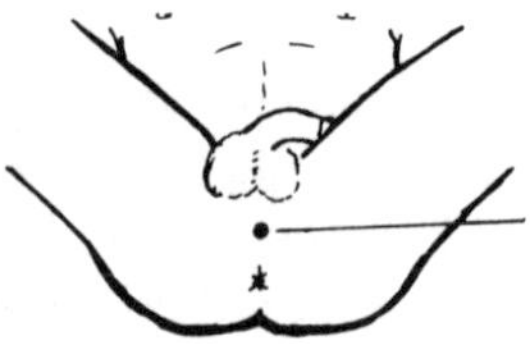

Das Perineum (der Damm) liegt in der Mitte zwischen After und Hodensack.

Werden Perineum- und Steißbereich sanft massiert, so erleichtert dies die Reabsorption der Samenflüssigkeit und verhindert einen etwaigen Energiestau in der Prostata.

einen samentötenden Schaum oder ein anderes Verhütungsmittel Ihrer Wahl.

6. Am Anfang werden Sie sich nach dem Liebesakt vielleicht leicht ermattet fühlen. Doch werden sich die Energiereserven des Körpers schon bald erhöhen und die Mattigkeit verschwinden. Allerdings werden Sie bei dieser Methode immer etwas Kraft verlieren.

7. Der Verlust an Vitalenergie läßt sich nur durch die Methode des Innenverschlusses völlig verhindern. Bei der Technik des Außenverschlusses geht in der Regel zwischen 40% und 60% der Samenkraft verloren. Das ist immer noch weit besser, als die gesamte Samenflüssigkeit ziellos zu vergeuden. Durch den

Außenverschluß werden Kraft und Virilität merklich gesteigert. Er ist für Anfänger geeignet und eine gute Vorübung für die Methode des Innenverschlusses.

Die anschliessende Massage des Perineums

Wenn Sie die Methode des Außenverschlusses angewandt haben, sollten Sie hinterher zwei wichtige Akupunkturpunkte massieren: Den Hui-Yin am Damm und den Chang-Chiang am Steißbein.

Hui-Yin: Er liegt ganz unten am Rumpf, in der Mitte zwischen Hodensack und After. Er ist der Anfangspunkt der Energiebahn, die vorn den Rumpf emporführt. Sie haben ihn schon zur Sameneinbehaltung gepreßt. Er verbindet den höchsten Punkt des Körpers, den Scheitelpunkt des Kopfs, Pai-Hui, mit dem untersten Punkt, dem Yung-Chuan, an der Fußsohle.

Durch den Pai-Hui wird die Kraft des Himmels in den Körper gesogen. Durch den Yung-Chuan nimmt das ätherische Energienetz des Körpers die Kraft der Erde auf. Der Hui-Yin bildet also die Mitte zwischen Scheitel und Fußsohle. Er stellt eine Schaltzentrale der Energieübertragung dar.

Durch das Hui-Yin gelangt die Yin-Energie, die Energie der Erde, in den Rumpf. Auch die Hoden-Energie dringt durch dieses Tor in den oberen Körper ein und verläßt ihn durch dieselbe Stelle. Ist das Tor des Hui-Yin verschlossen, wird die Lebensenergie zurückgehalten. Wird der Hui-Yin jedoch durch die Ejakulation geöffnet, kann die Lebenskraft entweichen. Durch die aussickernde Energie wird der Chi-Fluß schwächer und der Blutkreislauf langsamer. Zusätzlich von der Schwerkraft angezogen, staut sich das Blut im Perineum, was zu vielen gesundheitlichen Problemen führen kann, u. a. zu Hämorrhoiden.

Chang-Chiang: Dieser Punkt liegt zwischen Steißbeinspitze und After. Hier laufen viele wichtige Nervenenden zusammen. Das «Lenkergefäß», die Energiebahn, die die Wirbelsäule empor verläuft, beginnt an dieser Stelle.

Massieren Sie die Punkte Hui-Yin und Chang-Chiang mit

zwei Lagen gefalteten Seidenstoffs. Machen Sie 27 bis 81 kräftige Kreisbewegungen. Benutzen Sie Zeige-, Mittel- und Ringfinger. Die Seide hilft eine Überreizung dieser sensitiven Punkte zu vermeiden und erhöht den Kraftstrom, weil sie Elektrizität erzeugt.

Die Massage löst Muskelverspannungen und erleichtert die Reabsorption der Samenflüssigkeit. Sie ist unverzichtbar zur Vermeidung von Prostatabeschwerden. Vor allem stimuliert sie das Aufsteigen der Energie in den Pai-Hui am Scheitelpunkt.

Die große Kraft der Sameneinbehaltung

Die Kraft, die Sie mit der Einbehaltung des Samens zu erzeugen begonnen haben, ist unerhört gewaltig: Sie ist stark genug, um harte Knochen zu zerbrechen. Bei fortgeschrittenen Adepten lockern sich die Knochenfugen am oberen Schädel. Die Kraft kann die Schädelplatten durchbohren und so unmittelbar Zugang zu höheren Energien eröffnen.

Mit den empfohlenen Praktiken kann der Übende einen Teil der wunderbaren Lern- und Regenerationsfähigkeit des Kindes wiedererlangen. Die einzigen Menschen mit gelockerten Schädelknochenfugen (Fontanellen) sind der hochentwikkelte Adept und das Kind. Andere taoistische Meditationstechniken ermöglichen ihm sogar, die Lebensprozesse des ungeborenen Kindes zu wiederholen und seine Energie die gleichen Bahnen «elektrischer Atmung» entlangzulenken wie einst als Fötus im Mutterleib. Der Fötus geht mit Energie weitaus effizienter um, als es der Mensch auf späteren Entwicklungsstufen jemals tut. Verglichen mit der im Mutterleib vollbrachten Leistung sind alle anderen menschlichen Errungenschaften geradezu winzig. Der Meditationsprozeß erneuert die Quellen schöpferischer Energie, die bereits aktiviert waren, als sich ein einziger, mikroskopisch kleiner Punkt zu einem Menschen mit Abermilliarden von Körperzellen zu entwickeln begann.

Nach ein bis fünf Monaten Übung der Sameneinbehaltung wird man vielleicht einen gewissen Kopfdruck verspüren. Dies wird manchem als unangenehm erscheinen, während andere es nicht nur erträglich, sondern geradezu als wunderbar empfinden. Es zeigt an, daß die Vitalkraft mit bisher ungewohnter Intensität in den oberen Kopf strömt. Es ist ein Symptom des Fortschritts; der Körper verfügt über mehr Lebenskraft als jemals zuvor.

Wem die Praktik der esoterischen Liebeskunst im Blut liegt, der wird diese Lebensintensität sehr genießen. Im Körper beginnt sich eine Art «Super-Chemie» zu entwickeln. Die auf dem Hinduismus basierenden Yogalehren haben dieses Phänomen als «Kundalini-Kraft» im Westen bekannt gemacht. Durch diese veränderte Körperchemie wird Energie, die normalerweise verlorengeht, einbehalten und in höhere Stufen der Gesundheit und des Bewußtseins transformiert. Wird diese Vitalkraft nach und nach gesteigert, so hat dies keinerlei schädliche Auswirkungen. Wird die Kraft jedoch zu stark oder sehr schmerzhaft, kann man sie auch freilassen oder in andere Körperteile umlenken. Körperliche Arbeit, Fußmassage und eine stark getreide- oder fleischbetonte Diät können ebenfalls helfen, diese Energie zu erden.

Wenn Sie die in Kapitel 6 beschriebenen Umlenkungsübungen nicht durchführen mögen und im Moment auf diesem Weg auch nicht weitergehen wollen, brauchen Sie nur ein- oder zweimal zu ejakulieren, um die überschüssige Energie loszuwerden. Danach hüten Sie den Samen wieder sorgfältig für bessere Gesundheit und Lebensfreude, bis der Druck einmal mehr zu groß wird. Dann können Sie erneut ejakulieren. Selbst wenn Sie in ein bis drei Monaten ein- bis zweimal ejakulieren, werden Sie Ihre Energien wesentlich wirksamer nutzen. Schon durch das regelmäßige Einbehalten Ihres Samens, ohne zu höheren Stufen dieser Praktik vorzustoßen, werden Sie sich vieler Vorteile erfreuen.

Das Kreisenlassen der Energie in den Kopf

Der Außenverschluß, die Dreifingermethode, bewahrt zwar einen großen Teil der Energie davor, verlorenzugehen, führt sie aber nicht automatisch nach oben. Dazu muß eine besondere Technik angewandt werden. Sie lenkt die Sexualkraft aus den unteren Zentren nach oben in die Kraftspeicher im Kopf. Ist der Kopf mit Energie gefüllt, durchströmt die hochwertige Kraft als nächstes den gesamten Organismus. Die Methode gleicht der Hodenatmung (Kapitel 5), mit einem Unterschied: Während die Hodenatmung beim Liebesakt einen Speicher aus Ching Chi aufbaut und im unteren Körperbereich beläßt, wird beim Kreisenlassen der Energie in den Kopf die den Hoden bereits entzogene und durch den Liebesakt zwar erhitzte, sich danach aber wieder abkühlende Energie emporgeleitet. Das macht diese Technik viel wirksamer als die reine Hodenatmung allein.

Grundlagen: Nachdem Sie während des Liebesaktes die Technik des Außenverschlusses angewandt haben, waschen und massieren Sie die Punkte Hui-Yin und Chang-Chiang mit einem Seidentuch oder auch nur mit den Fingern, falls ein solches gerade nicht zur Verfügung stehen sollte. Dann legen Sie sich auf die rechte Seite und ziehen die Kraft aus Penis, Hoden und Hui-Yin in den Kopf empor. Die Zunge muß an den Gaumen gedrückt werden, wie bei allen Übungen, bei denen wir die Energie zum Kreisen bringen.

Ziehen Sie die Energie aus den Sexualorganen wie bei der Hodenatmung. Wenden Sie aber beim Einatmen nicht zuviel Kraft an. Bei der Ausatmung fixieren Sie die Energie an dem höchsten Punkt, den sie bereits erreicht hat. Lassen Sie die Kraft beim Ausatmen nicht wieder hinuntersinken. Beim nächsten Einatmen ziehen Sie die Energie dann erneut aus den drei unteren Zentren empor.

Um diesen Vorgang zu veranschaulichen, brauchen Sie sich nur einen sehr langen Strohhalm vorzustellen, den Sie mit Wasser füllen wollen. Das untere Ende dieses Strohhalms ist Ihr Penis mit den Hoden, das obere Ende Ihr Scheitelpunkt. Der

Strohhalm ist zu lang, als daß man ihn mit einem einzigen Atemzug füllen könnte. Zwischendurch müssen Sie auch ausatmen. Das obere Ende verschließen Sie dabei, weil sonst die Flüssigkeit wieder ausläuft und Sie von vorne beginnen müßten. Halten Sie die Energie also auf der Stufe, auf die Sie sie bereits hinaufgesaugt haben, und atmen Sie aus; beim nächsten Einatmen ziehen Sie die Kraft dann wieder ein Stück höher. Sie werden spüren, wie eine kühle Energie (oder, wenn Sie noch immer sexuell erregt sind, eine heiße) aus Ihren Lenden kommt und die Wirbelsäule hochfließt.

Ziehen Sie die Energie immer höher die Wirbelsäule hoch, bis sie schließlich in den Schädel eindringt und zum Pai-Hui gelangt. Es kann ein oder zwei Monate dauern, bis die Kraft das Kreuzbein zu durchstoßen vermag, doch wird sie dann dafür auch sofort die halbe Wirbelsäule emporschießen. Als nächstes erreicht sie dann mit einem Sprung den Nacken und von dort den Pai-Hui.

Je nach individueller Körperbeschaffenheit und Häufigkeit des Übens werden Sie nach einigen Wochen oder auch erst Monaten der Praxis Ihren Kopfspeicher gefüllt haben, so daß nun die Kraft vergleichsweise mühelos vorn am Körper wieder nach unten strömen kann. Dabei fließt sie durch den Punkt zwischen den Augenbrauen bis zum Gaumen hinab, wo sie die Zungenspitze erreicht und ihre Bahn durch den Hals und Brustkorb bis zum Nabel fortsetzt. Sammeln Sie die Energie im Nabel; ist dieser (der sogenannte «Tiegel») mit Chi angefüllt, wird sie in die Geschlechtsorgane überfließen, so daß der Kreislauf am Hui-Yin wieder geschlossen wird.

Natürlich können Sie diese Technik nicht von heute auf morgen beherrschen. Wenngleich Sie vielleicht schon innerhalb weniger Tage oder Wochen die lauwarme Energie (den einbehaltenen Samen) im Unterleib spüren können, mag es noch einige Monate dauern, bis es Ihnen gelingt, diese die ganze Wirbelsäule emporzuleiten und in den Kopf zu lenken. Lassen Sie sich nicht entmutigen. Bleiben Sie beharrlich, eines Tages wird die Kraft mit Sicherheit richtig zu strömen beginnen.

Haben Sie den Kreislauf vollends hergestellt, werden Sie

spüren, wie ein Strom kühler Yin-Energie die ganze Bahn durchfließt. Sie haben eine wichtige Stufe auf Ihrer Erfolgsleiter erreicht, einen entscheidenden Schritt auf dem Weg zu gesteigerter Kraft und Gesundheit getan.

Zusammenfassung der Methode des Außenverschlusses

A. Während des Liebesakts

1. Wenn Sie spüren, daß Sie kurz vor der Ejakulation stehen, unterbrechen Sie den Samenfluß mit den drei längsten Fingern.

B. Nach dem Liebesakt

1. Waschen und massieren Sie sanft den Hui-Yin (Perineum) und den Chang-Chiang (Steißbein) mit einem zusammengefalteten Seidentuch.

2. Legen Sie sich auf die rechte Seite, und ziehen Sie aus Penis, Hoden und Hui-Yin die Kraft in den Kopf hinauf. Ist dieser damit gefüllt, lassen Sie sie durch Gaumen, Hals, Herzzentrum und Solarplexus strömen, um sie im Nabel zu sammeln. Schließlich lassen Sie die Sexualenergie wieder nach unten fließen, um die Geschlechtsorgane damit zu kräftigen.

Der Innenverschluß: Das Emporziehen des Nektars in die Goldene Blüte (Das «Große Emporziehen»)

Von allen hier beschriebenen Methoden verlangt diese die größte Sorgfalt und Aufmerksamkeit. Die Praktik der Einbehaltung und Transformation des Samens und der Austausch von männlicher und weiblicher Energie werden in allen Einzelheiten erklärt. Sie sollten sich möglichst genau an meine Beschreibung halten. Erst wenn Sie die Grundlagen gemeistert haben, können Sie selber experimentieren und Änderungen durchführen. Sie werden feststellen, daß einige der Methoden bei Ihnen besser wirken als andere. Jeder Mensch ist anders, deshalb benutzen Sie, was am besten für Sie geeignet ist. Vergessen Sie nicht, daß die Einbehaltung des Samens ein Mittel zum Zweck ist und nicht das Ziel selbst. Wir bewahren den Samen, um Energie zu sammeln, damit wir zu größerer Freude an der Liebe und am Leben gelangen.

Wahrhaft esoterische Methoden sind nie kompliziert. Wenn eine bestimmte Technik nur von einem Genie durchgeführt werden kann, kann man sicher sein, daß es sich um keine sonderlich gute Praktik handelt. Das wahre Geheimnis der esoterischen Liebeskunst besteht in ihrer Einfachheit. Ich werde Ihnen alles sorgfältig bis in die Einzelheiten erklären, um Unklarkeiten und Zweifel zu vermeiden, die Sie in die Irre führen könnten. Haben Sie die Technik erst einmal verstanden, ist alles sehr einfach. Um der Kürze willen werde ich die Praktik des «Emporziehens des Nektars in die Goldene Blüte» schlicht als «Das Große Emporziehen» bezeichnen. Dies ist der verkürzte Ausdruck, den meine englischsprechenden Schüler anstelle des älteren chinesischen Namens benutzen, und diese Bezeichnung beschreibt den Vorgang auch sehr präzise.

Aus pädagogischen Gründen habe ich die Methode des Großen Emporziehens in mehrere Einzelstufen unterteilt. Wird sie richtig angewandt, haben wir es jedoch mit einer einzigen Bewegung zu tun, die durch die Einheit von Körper, Geist und Seele ausgeführt wird. Sollten Sie das Gefühl haben, daß die drei Aspekte Ihrer Persönlichkeit noch nicht gut integriert sind, üben Sie das Große Emporziehen zunächst auf der körperlichen Ebene. Machen Sie täglich die Meditation des Kleinen Energiekreislaufs, damit Ihre Energie gleichmäßig im Körper verteilt wird. Wenn Sie eine Vielzahl von Blockaden oder Verunreinigungen haben, die Ihr nun höherentwickeltes Chi zu beseitigen versucht, kann das eine ziemlich harte Zeit für Sie werden. Bei beharrlicher Praxis werden Sie jedoch merken, wie das Chi Ihres physischen Körpers sich besser mit der subtilen Sexualessenz und Ihrer Seele integriert. Das erkennen Sie auch daran, daß Ihr Leben reibungsloser und liebevoller zu verlaufen beginnt.

Die geheime Technik des Großen Emporziehens in Einzelschritten

Um dem Drang zur Ejakulation widerstehen zu können, müssen Sie den Nervenreiz unterbinden, der die Ejakulation auslöst. Dies geschieht im Prinzip, indem Sie die Muskeln des unteren Rumpfs sowie Zähne und Fäuste stark und schnell anspannen. Diese Nervenblockade führen Sie durch, nachdem Sie den ersten Zyklus des Stoßens vollendet haben.

Stufe 1: Beenden des Stoßens, festes Anspannen der Muskeln und Rückzug

Als Stoßtechnik für Anfänger empfehle ich drei langsame, flache Stöße, gefolgt von einem tiefen Stoß bis zum Grund der Vagina. Der empfindlichste Teil der Vagina befindet sich innerhalb des etwa vier bis fünf Zentimeter breiten Bereichs unmittelbar hinter dem Scheideneingang. Hier finden wir ein dichtes Nervengeflecht, entsprechend den ersten vier bis fünf Zentimetern des männlichen Penis. Weiter innen wird dieses Netz von Nerven dünner.

Je tiefer Sie stoßen, um so mehr verengt sich Ihre Partnerin. Aus diesem Grund wird die Einbehaltung des Samens dann auch schwieriger. Betrachten wir es wieder aus der Sicht unserer Metapher vom «Krieg der Geschlechter», so entspräche ein zu tiefes Stoßen einem wiederholten zu weiten Vorstoß ins Feindesland, wo der Feind einen einkreisen und niederschlagen kann. Der Rückzug aus einem zu tiefen Stoß ist tückisch, es bedarf dazu großer Disziplin und einem Minimum an Bewegung.

Mit zunehmender Übung werden Sie zunächst sechs, später dann neun flache Stöße ausführen, auf die jeweils ein tiefer folgt.

Abbildung 27
DAS GROSSE EMPORZIEHEN

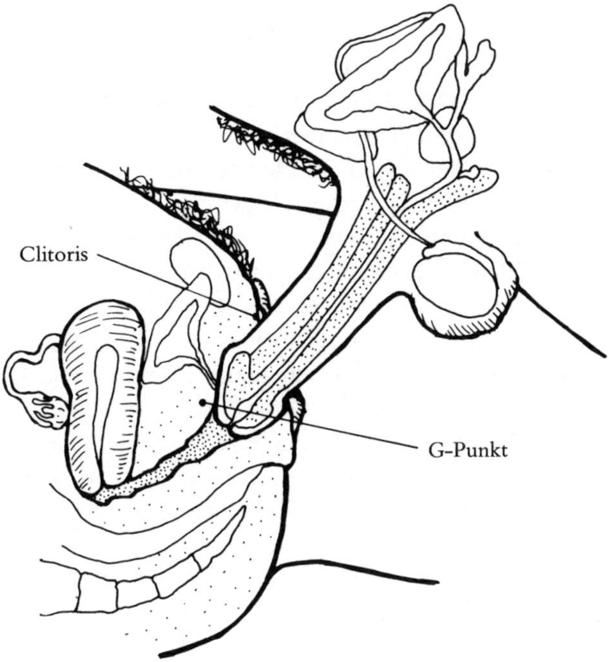

Vor der nahenden Ejakulation wird das Glied bis auf ca. zwei Zentimeter aus der Scheide zurückgezogen, und zwar unmittelbar im Bereich des G-Punkts.

Wenn Sie mit der Einbehaltung des Samens noch unvertraut sind oder wenn Sie es mit einer neuen, aufregenden Partnerin zu tun haben, wird es Ihnen vielleicht schwerfallen, 81 flache und 9 tiefe Stöße auszuführen, ohne zwischendurch aufhören zu müssen.

Wenn Sie die Ejakulation nahen spüren, so stellen Sie das Stoßen ein, egal wieviel Stöße Sie bereits ausgeführt haben, und verschließen möglichst fest das Diaphragma urogenitale. Ziehen Sie Ihr Glied nun bis auf ca. zwei Zentimeter aus der Scheide, und verharren Sie in dieser Position, bis Sie die Kontrolle über sich wieder erlangt haben. Das Stoßen selbst entwickelt eine große Menge elektrischer Spannung, und beim Liebesakt wird noch mehr elektromagnetische Energie erzeugt, weil die Hunderte von Millionen Samen sich dabei schneller bewegen als sonst. Während sich immer mehr Energie im Genitalsystem ansammelt, schießen die dort befindlichen Nervenimpulse zum Gehirn, bis es den Befehl «Feuer frei!» erteilt. In diesem Sinne findet selbst der Genitalorgasmus im Geist statt. Sie aber sind dabei, Ihren Geist darauf zu trainieren, einen höheren, mental und spirituell besser integrierten Orgasmus zu erreichen.

Versucht Ihre Partnerin, Sie mit ihrem Körper zu umschlingen und Sie tief in sich hineinzuziehen, müssen Sie sich bis zu dem Punkt zurückziehen, an den sie Ihnen nicht mehr folgen kann. Beugt sie ihren Rücken zurück, so folgen Sie ihr nach unten, wobei Ihr Glied an der Scheidenöffnung bleibt. Bringen Sie ihr bei, sich auszuruhen, während Sie eine Pause machen, um Ihre Kontrolle wiederzugewinnen: Vergessen Sie nie, daß Ihre Partnerin zu Ihrem besten Verbündeten wird, sobald Sie sich ihrer liebevollen Mitarbeit versichert haben.

Stufe 2: Neun schnelle, starke Kontraktionen bei angehaltenem Atem

Nachdem Sie durch die Nase eingeatmet haben, ziehen Sie die gesamte Unterleibs-, Kiefer und Faustmuskulatur neunmal fest zusammen. Dies ist eine Variante der Kraftsperre mit ihren 36 Wiederholungen. Bei dieser Übung haben Sie mit jedem tiefen Atemzug einmal eine lange Muskelkontraktion durchgeführt. Beim Großen Emporziehen dagegen müssen Sie pro Atemzug neunmal schnell die Muskeln anspannen. Dieses Anspannen der Muskulatur ist sehr kräftig, und es nimmt so viel Energie in Anspruch, daß in den Nerven nur noch wenig davon übrigbleibt, um eine Ejakulation auszulösen. Führen Sie bis zu sechs Zyklen neunmaliger Kontraktion durch, bis der Ejakulationsdrang verebbt ist.

Durch diese Methode wird Ihre erregte Sexualenergie aus den Nerven austreten und sich dafür in den sich zusammenziehenden Muskeln sammeln. Der Atemzug nach dem neunmaligen Zusammenziehen muß sehr schnell erfolgen, um die Nervenreizung so häufig wie möglich zu unterbrechen. Haben Sie die neunmalige Kontraktion sechsmal wiederholt, sollte der Ejakulationsdrang deutlich abgeflaut sein. Sie können sich auch mit weniger Zyklen begnügen, wenn Sie dadurch bereits die geforderte Selbstkontrolle wiedergewinnen. Weil Sie in den Armen einer Frau liegen und Ihr Glied sich in ihrer Scheide befindet, wird Ihr Samen weitaus stürmischer sein als sonst, nämlich wie ein junges, sich aufbäumendes wildes Pferd, das man zum ersten Mal gesattelt hat, um ihm nun die Sporen zu geben. Am Anfang werden Sie die neun Kontraktionen des Großen Emporziehens brauchen, um dem Samen die Zügel anlegen zu können. Mit der Zeit wird es Ihnen jedoch immer leichter fallen, das Aufbäumen zu bezwingen und einen mühelosen und kräftigen Ausritt zu machen.

Die Geschlechtsdrüsen schwellen an, um die Flüssigkeit auszustoßen. Durch die Kontraktionen des Großen Emporziehens schwellen sie wieder ab, weil im wahrsten Sinne des Wortes die Energie herausgepreßt wird, was die sexuell-elektrische Spannung abfallen läßt. Je kürzer die Abstände zwischen den Kontraktionen sind, um so leichter gelingt es den Muskeln, den Samen aufzunehmen. Lassen Sie dazwischen zu viel Zeit verstreichen, können sich die Muskeln nicht stark genug anspannen. Auch das Einatmen muß so schnell erfolgen, daß die Energie nicht wieder in den Sexualbereich zurückströmen kann. Und das Anhalten der Luft während der gesamten neun Kontraktionen schwächt den Nervenimpuls, zu ejakulieren.

Ihr Ziel ist es, die Fließrichtung des Samens umzukehren. Physisch gesehen muß die Samenenergie immer schneller die Wirbelsäule emporgeleitet werden. Diese Beschleunigung wird jedoch nur während der Muskelkontraktion selbst erzielt und nicht während des Beibehaltens der Muskelanspannung. Deshalb bedarf es auch vieler einzelner Kontraktionen, um die Säfte ins Innere des Körpers hineinzupumpen und dem Drang zu begegnen, den Samen ausfließen zu lassen.

Stufe 3: Das Zusammenziehen der Gesäßbacken

Ziehen Sie die Gesäßbacken möglichst fest zusammen. Das kann gar nicht genug betont werden. Wir müssen uns der gewaltigen Schubkraft dieses größten aller Körpermuskel bedienen. Pressen Sie also die Hinterbacken so stark zusammen, daß sich Ihr ganzer Körper anhebt.

Das Aufrechterhalten eines guten Muskeltonus in den Gesäßbacken ist von größter Wichtigkeit für die ganze Gesundheit. Ist dieser Muskel nämlich schlaff, sickert die Energie ständig aus dem Körper. Ist er dagegen fest, so wird eines der beiden unteren «Lecks» versiegelt. Das zweite «Leck» ist der ejakulierende Penis.

Preßt man die Muskeln zusammen, läßt sich auch Schmerz leichter ertragen. So wie der Nervenimpuls namens «Schmerz» durch harte Muskelkontraktion abgeschwächt wird, so wird auch der Nervenimpuls, zu ejakulieren, geschwächt. In beiden Fällen absorbieren die Muskeln Energie, was die Nervenleitung unterbricht. Werden bestimmte muskuläre Schlüsselbereiche zusammengezogen, entzieht dies dem Genitalbereich Energie. Das Zusammenziehen der Gesäßbacken ist besonders hilfreich, die Nervenbahn zwischen Gehirn und Geschlechtsorganen am Ende der Wirbelsäule zu unterbrechen. Pressen Sie die Gesäßbacken zusammen, bis sie steinhart sind. Die Botschaft des Gehirns an die Nerven, den Samen zu ejakulieren, wird abgefangen und erreicht niemals ihr Ziel.

Stufe 4: Das Zusammenbeißen der Zähne

Beißen Sie die Zähne aufeinander, und drücken Sie die Zunge fest gegen den Gaumen. Wenn man die Zähne zusammenbeißt, unterbricht dies den Nervenstrom in Kopf und Nacken und hilft außerdem dabei, die Gesäßbacken fester zusammenzupressen. Beide Muskelkontraktionen müssen gleichzeitig erfolgen, damit sie einander verstärken und eine vollständige Blockade hergestellt wird. Während Sie die Zähne zusammenbeißen, pressen Sie den Samen immer tiefer in den Körper hinein. Der größte Rückzug der Samenflüssigkeit erfolgt gegen Ende des Zyklus:

mit der 7., 8. und 9. Kontraktion preßt man sie am tiefsten ins Innere des Körpers. Bleiben Sie unumstößlich entschlossen, die Säfte zurückzuzwingen. Die Kontraktionen sollten von 1 bis 9 immer fester und kräftiger werden.

Während Sie den Liebesakt auf diese Weise verlängern und ausdehnen, wird Ihr Vergnügen daran immer intensiver werden. Haben Sie eine hohe Stufe der Freude erreicht, so sollten Sie das Diaphragma urogenitale unentwegt verschlossen halten. Das hindert den Samen daran, sich heimlich aus der Tür zu stehlen. Bremsen Sie die Säfte hinter dem «Deich» ab. Sind sie erst einmal übergeflossen, sind alle Versuche, sie noch aufzuhalten oder ihre Kraft zu zügeln, vergebens. Sie müssen die Ejakulation verhindern, bevor der Samen begonnen hat, sich im Körper zu bewegen.

Stufe 5: Das Emporziehen der Energiewelle aus den Genitalien in den Kopf

Man kann sich das Große Emporziehen als eine innere Welle vorstellen, die mit Kontraktionen an der Gliedspitze beginnt, sich durch das Perineum und die Gesäßbacken fortsetzt, um schließlich durch die Wirbelsäule in den Kopf zu gelangen. Auf diese Weise wird die Energie, die auf dem Wellenkamm gesteuerter Muskelanspannung reitet, in den Scheitelpunkt gelenkt.

Sollten Sie Schwierigkeiten haben, die Kraft in den Kopf emporzuziehen, versuchen Sie es zunächst damit, sie bis zum Nabel zu leiten. Nachdem sie sich dort eine Weile gesammelt hat, lenken Sie die Energie erneut zum Hui-Yin hinab und die Wirbelsäule empor in den Kopf. Das sollte der Kraft dabei helfen, leichter emporzuströmen, vor allem dann, wenn Sie Ihren Samen sorgfältig einbehalten haben.

Die Entspannung nach dem Großen Emporziehen weitet die zusammengezogenen Blutgefäße im Penis. Dies ist auch der Zeitpunkt, an dem Sie ohne jede zusätzliche Anstrengung die größte Menge an Yin-Energie aufnehmen. Während des Großen Emporziehens dringt die Kraft der Frau in den Unterleib des Mannes ein. Während der Entspannungsphase schießt sie in die

Abbildung 28

DAS GROSSE EMPORZIEHEN

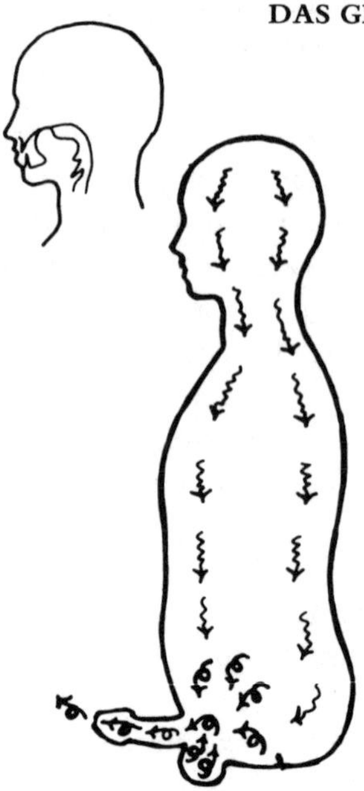

Atmen Sie ein, und ziehen Sie die Orgasmus-Energie in den Kopf empor. Sollte Ihnen das schwerfallen, ziehen Sie die Kraft erst in den Nabel, gestatten ihr, sich dort zu sammeln, und lenken sie zurück zum Hui-Yin und dann die Wirbelsäule empor.

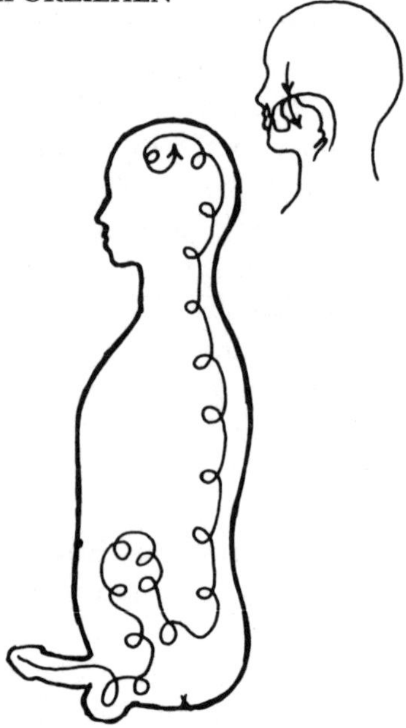

Beim Ausatmen lassen Sie alle Yang-Energie frei und lösen alle Spannungen, indem Sie Kopf, Hals, Brustkorb, Unterleib und Becken lockern. Lassen Sie die Entspannung als Welle von oben nach unten durch den gesamten Körper fluten, und erlauben Sie der Energie, in Ihre Partnerin einzuströmen.

höheren Zentren empor, was Sie besonders dann bemerken werden, wenn Sie die Übung der Kraftsperre regelmäßig durchgeführt haben.

Am Anfang mag es den Anschein haben, als ob diese Technik sehr schwierig sei und den Spaß am Liebesakt regelrecht ruiniere, doch mit etwas Übung wird es Ihnen immer leichter fallen. Halten Sie den rebellischen Samen zurück, der durch das Tor im unteren Körper preschen und Ihnen Ihre Kräfte rauben will. Mit jedem Mal wird Ihr Wille zur Beherrschung des

Samenverlustes stärker werden; und je stärker Ihre Willenskraft bei der Bewahrung der Sexualessenz wird, um so stärker wird sie auch in allen anderen Bereichen Ihres Lebens. Bei der Arbeit, in der Freizeit, in Ihren Familienbeziehungen werden Sie einen solch kraftvollen Willen zur Liebe und zur Spiritualität entfalten, daß Sie täglich aufs neue darüber staunen werden.

Stufe 6: Nach der Erektion: erneutes Stoßen und Sanftes Saugen

Nach dem ersten Zyklus des Stoßens und der starken Kontraktionen können Sie die Eichel, den Kopf Ihres Penis, gelegentlich beim Stoßen in der Frau zusammenziehen. Sie ist wie ein Säugling, der sanft die Milch der Mutterbrust saugt. Auf diese Weise werden Sie das Yin behutsam einziehen. Das Große Emporziehen ist um so wirkungsvoller, wenn der Penis durch das Sanfte Saugen bereits mit Yin-Energie gefüllt wurde.

Seien Sie sich klar bewußt, daß das Sanfte Saugen und das Große Emporziehen zwei verschiedene Techniken sind. Zum Sanften Saugen gehört das regelmäßige Stoßen. Nur die Eichel, die Hoden und das Diaphragma urogenitale werden dabei kontrahiert, die anderen Muskeln bleiben entspannt und saugen keine Kraft auf. Bei dieser Technik leiten wir die Energie auch nicht tief in den Körper hinein. Wir hindern unsere eigene Energie daran, langsam vorwärtszuströmen und plötzlich in die Frau hineinzudrängen. Außerdem wird der Penis selbst mit Energie gefüllt, die wir mit dem Großen Emporziehen zum Kopf emporleiten.

Das Große Emporziehen als Praktik für die Frau

Frauen sollten ebenfalls das Große Emporziehen praktizieren und mit ihrer Scheide die Yang-Kraft des Mannes aus dem Penis einsaugen. Eine ausführliche Beschreibung der Liebestechniken für Frauen gibt der nächste Band dieser Reihe, der sich mit dem Ovar-Kung Fu befaßt. Vorerst genügt es, die Prinzipien des

Samen-Kung Fu auf die weibliche Anatomie zu übersetzen und das Große Emporziehen mit den Eierstöcken durchzuführen. Frauen verstehen diesen Vorgang oft sehr gut intuitiv, was auch ihre sexuelle Überlegenheit ausmacht. Doch gibt es immer noch höhere, verfeinertere Stufen der Liebe. Ich möchte den Frauen ausdrücklich empfehlen, sich ebenfalls in der Vermeidung des Genitalorgasmus zu üben. Es wird ihren Energieverlust während des Liebesakts erheblich mindern. Auch die Frau kann einen «Höheren» Orgasmus erlangen, der als «Geheimnisvolles Tor» zum Tao dient. Gemeinsam können Mann und Frau das Tao über den Weg der «Zweifachen Höherentwicklung» erreichen.

Das Große Emporziehen und Selbstbefriedigung

Die Methode des Großen Emporziehens kann sehr gut von alleinstehenden Männern angewandt werden, die keine Partnerin finden oder freiwillig im Zölibat leben. Manche Männer mit Partnerinnen ziehen es vielleicht ebenfalls vor, am Anfang allein zu üben. Ich möchte dies sogar den meisten Männern empfehlen. Es ist viel leichter, den Drang zur Ejakulation zu unterbinden, wenn man nicht noch zusätzlich von der Hitze und der Berührung einer Frau stimuliert wird. Die Technik bleibt gleich, mit dem einzigen Unterschied, daß der Mann seine Eichel durch Streicheln und Massieren erregt, anstatt sie in die Scheide einer Frau einzuführen.

Das ist etwas anderes als Masturbation, die mit dem Ejakulieren endet. Sie müssen den Drang zur Ejakulation unterbinden, indem Sie die schnellen kraftvollen Kontraktionen und Muskelanspannungen des Großen Emporziehens anwenden. Dies können Sie in jeder beliebigen Stellung tun, im Stehen, Sitzen oder Liegen. Am Anfang wird es besser sein, dabei zu stehen. Ihre Füße sind dann fest mit dem Boden verwurzelt, und der Kontakt zur kühlenden Yin-Energie kann leichter hergestellt werden.

Wenn Sie das Große Emporziehen zunächst allein üben, können Sie genau überprüfen, ob Sie die erste Stufe dieser Methode, die physische Kontrolle über die Ejakulation, schon gemeistert haben.

Erregen Sie Ihr Glied so lange, bis Sie den ersten Ejakulationsreiz verspüren. Dann führen Sie das Große Emporziehen durch, bevor sich der Samen in Bewegung setzt. Das wiederholte Anspannen der Muskeln und das Ziehen erfolgen so lange, bis das Glied wieder erschlafft. Der Steifheitsgrad Ihres Glieds ist der Gradmesser Ihrer Beherrschung des Großen Emporziehens. Je schneller Sie damit die Erektion zum Abflauen bringen, um so besser meistern Sie diese Technik. Schließlich werden Sie die Erektion durch reine Geisteskraft umkehren können, indem Sie dem Glied einfach die Energie entziehen und sie ohne jede Muskelanspannung in den Kopf leiten.

Diese Methode kann sehr hilfreich sein für sexuell frustrierte Männer. Vollziehen Sie den Liebesakt einfach in Ihrem eigenen Inneren, zwischen den Yin- und Yang-Polen Ihres Körpers, indem Sie sich vorstellen, Sie würden das Ching Chi nach oben ziehen, um sich mit Ihrem höchsten Zentrum, dem Scheitelpunkt, zu vereinigen. Wenn Sie beim Masturbieren Ihren Samen ausgeben, wird er gänzlich vergeudet. Das ist viel schlimmer, als wenn Sie Ihren Samen an eine Frau verlieren, die davon immerhin profitieren kann und im Austausch ihre liebliche Yin-Essenz hergibt. Selbst wenn Sie Ihren Samen einbehalten, bietet Ihnen die Masturbation lediglich eine sehr trockene Yang-Energie, die zwar äußerst feurig und intensiv sein kann, aber nicht ausgeglichen ist, solange Sie nicht mit höheren Meditationsstufen vertraut sind, die den Yin-Pol im Mann entwickeln. Aus diesem Grund sollte man auch nur zu Übungszwecken masturbieren. Gibt man sich dem Masturbieren zu sehr hin, kann es schließlich die eigene Reifung behindern. Bei manchen Männern wird sich diese Übungsstufe über ein bis zwei Jahre hinziehen, abhängig von der Häufigkeit Ihres Übens des Großen Emporziehens und der anderen Techniken wie auch vom Vorhandensein einer geeigneten Partnerin.

Das kraftvolle Chi der Morgenerektion

Eine weitere Gelegenheit, das Große Emporziehen allein zu praktizieren, ergibt sich für alle Männer, wenn sie nachts oder früh am Morgen mit einer Erektion aufwachen. Diese Erektion ist Zeugnis für ein sehr kraftvolles und reines Chi, das produziert wird, nachdem Körper und Geist vom Schlaf erfrischt sind. Manche Taoisten sind sogar der Auffassung, es sei das stärkste Chi, das einem Mann überhaupt zur Verfügung steht. Es ist noch unbefleckt von den psychischen Giften anderer, und der Geist ist entspannt und frei von äußerem Druck, so daß er leichter Energie aufnehmen kann als bei anderen Gelegenheiten.

Sie können das Große Emporziehen im Bett, auf der rechten Seite liegend, so lange praktizieren, bis die Erektion verschwunden ist. Eventuell sind mehr Kontraktionen erforderlich, weil sich im Samenpalast besonders viel Energie angesammelt hat. Gelangt dabei zu viel Energie in den Kopf, sollten Sie diese Energie durch geistige Konzentration in den Nabel hinunterführen und sie sich dort in einem kleinen Kreis von etwa 7 Zentimetern Durchmesser spiralförmig drehen lassen. Lassen Sie die Energie erst im Uhrzeigersinn und anschließend gegen den Uhrzeigersinn kreisen. Das wird die überschüssige Energie ins Gleichgewicht bringen und zentrieren. Sollte dies nicht genügen, können Sie außerdem die Energie aus dem Körper leiten.

Das Ableiten zu starken Drucks

Während der starken Kontraktionen wird die Kraft aus dem unteren Rumpf nach oben gepreßt, während gleichzeitig Kraft vom Kopf nach unten gedrückt wird. Dadurch entsteht im mittleren Rumpf ein gewaltiger Druck, der umgelenkt werden muß. Schließlich kann er weder durch das Glied noch durch den After entweichen, weil Sie diese beiden verschlossen halten.

Dieser Druck schießt hinauf in Ohren und Augen und entweicht durch diese Körperöffnungen. Während die Kraft durch diese Sinnesorgane fließt, werden sie belebt und gekräftigt. Hält man die Augen dabei geöffnet und bewegt sie etwas in ihren Höhlen, fließt ihnen noch mehr regenerierende, heilende Energie zu.

Die natürliche geistige Beherrschung der Ejakulation

Nach taoistischer Überlieferung besaßen unsere Vorfahren in den frühen Zeiten der Menschheit die Fähigkeit, ihre Sexualität instinktiv zu steuern. Sie konnten Gefühle, Ejakulation und Sexualität nach Wunsch lenken. Nach und nach gingen sie dieser Fähigkeit verlustig. Durch ein Übermaß an sexuellen Genüssen, durch Vergnügungs- und Trunksucht und durch ein Zuviel an denkerischer Tätigkeit verlor sich diese Gabe im Laufe der Zeit. Doch läßt sie sich wiedergewinnen, indem der Geist dazu erzogen wird, das Aussickern von Sexualenergie automatisch zu unterbinden. Der Schlüssel zu dieser Fähigkeit besteht darin, das Große Emporziehen so lange zu üben, bis es zu einem instinktiven Reflex geworden ist. Dann haben Sie den verborgenen Schlüssel gefunden, und der Nektar Ihrer Sexualessenz wird unentwegt zum Scheitelpunkt, der Goldenen Blüte, emporströmen. Die Zirbeldrüse ist an dieser automatischen Kontrolle entscheidend beteiligt.

Das höchste Ziel besteht darin, nach 6 bis 21 Monaten oder zehntausendmaligem Großen Emporziehen die Energie allein durch reine Geisteskraft emporleiten zu können, unabhängig von Ort und Zeit, ob im Stehen oder Sitzen oder während einer Unterhaltung. Wenn Sie mit Hilfe des Großen Emporziehens das lecke Tor eine Woche lang ununterbrochen versiegelt halten können, kann man sagen, daß Sie nun begonnen haben, Ihre Sexualität zu bemeistern. Haben Sie das erreicht, konzentrieren Sie sich auf den Scheitel (die Zirbeldrüse) und versuchen, die Energie ohne große Anstrengung durch reine Gedankenkraft hinaufzulenken; dann wird sich das Tor automatisch so lange schließen, wie Sie es wünschen. Wenn Sie Ihre Aufmerksamkeit auf den Scheitelpunkt richten, wird die Kraft in den Kopf emporgezogen.

Manche Schüler begehen den Fehler, zu oft emporzuziehen oder es falsch zu machen, so daß die Kraft im Herzzentrum steckenbleibt. Um sie zu befreien, trinken Sie warmen Kräutertee mit viel Honig, oder streichen Sie die Energie mit der Hand vorne am Körper zum Nabel hinunter. Dort läßt sie sich ungefährlicher speichern. Bleibt sie trotzdem im Herzen, atmen Sie ganz normal, und versuchen Sie, diesen Zustand mit der Kraft des Geistes zu beheben. Lassen Sie Ihr Chi aus dem Perineum (Hui-Yin) emporsteigen. Atmen Sie ein, und «denken» Sie die Kraft vom Hui-Yin (dem «Tor des Lebens und des Todes») zum Scheitelpunkt (Zirbeldrüse) empor, um sie dann zum dritten Auge (Yin-Tang) zwischen den Augenbrauen zu führen. Dort verharren Sie eine Weile. Dann atmen Sie die Energie nach unten. Wenn sie durch Ihr Herz fließt, stellen Sie sich vor, daß die Kraft wie ein Wasserfall nach unten in den Nabel strömt. Wenn Sie dies 9- bis 36mal tun, wird die im Herzen gestaute Kraft nach und nach verschwinden.

Schließlich werden Sie eine Stufe erreichen, auf der Sie Ihren Geschlechtstrieb jederzeit beherrschen können. Selbst wenn Sie nachts eine Erektion bekommen, werden Sie die Kraft einfach emporziehen, die Erektion wird nachlassen, und Geist und Geschlechtsorgane werden eins sein. Dann können Sie die Sexualität ebenso beherrschen wie etwa die willkürliche Muskulatur Ihrer Arme. Es hängt vom einzelnen ab, wie lange es dauert, bis er diese Stufe erreicht. Manche Menschen kommen schneller voran, andere brauchen mehr Zeit. Der Schlüssel dazu ist die Praxis! Nachdem Sie eine Weile geübt haben, wird Ihr Selbstvertrauen wachsen, und Sie werden Ihren Geschlechtsorganen befehlen können und das Tor der Unsterblichen (das Tor des Lebens und des Todes) nach Belieben öffnen und schließen.

Praktische Hinweise:

1. Nachdem es Ihnen ohne jeden Zweifel gelungen ist, durch geistige Kraft den Drang zur Ejakulation zu unterbinden, kann es geschehen, daß Sie am zweiten oder dritten Tag Ihrer Übung leichte Schmerzen im Hui-Yin oder im Penis verspüren. Das ist eine ganz normale Erscheinung. Der Geist befiehlt den Muskeln, sich zusammenzuziehen und die Flüssigkeit zurückzudrängen, wozu es großer Muskelkraft bedarf. Es ist nur natürlich, wenn Sie in diesem Bereich einen Muskelkater bekommen. Reiben Sie einfach den Hui-Yin, und versuchen Sie, die Muskeln zu entspannen. Nach mehrmaligem Üben werden die Beschwerden verschwinden.

2. Manche Menschen, die auf diese Weise eine große Menge Energie angesammelt haben, fühlen sich dadurch sehr überhitzt. Andere leiden vielleicht unter Brechreiz oder Kopfschmerzen, weil sich die Sexualenergie im Kopf oder im Brustkorb gestaut hat und die entwickelte Kraft zu stark wird. Dies sind milde Formen des «Kundalini-Syndroms». Mit Honig und Brustmassage allein lassen sich diese Beschwerden nicht lindern. Möglicherweise müssen Sie viel laufen oder sich sonstwie körperlich anstrengen, um die Energie zu verbrennen. Sie sollte möglichst auf unschädliche Weise abgebaut werden. Das Herstellen des Kleinen Energiekreislaufs ist das sicherste Ventil zur gleichmäßigen Verteilung der Sexualenergie im Körper.

3. Auf den letzten Stufen der automatischen geistigen Kontrolle der Sexualenergie wird es nicht mehr nötig sein, die Zähne zusammenzubeißen und After und Gesäßbacken anzuspannen. Dann bleibt der ganze Körper entspannt, während Sie ausschließlich das Diaphragma urogenitale und das Perineum kontrahieren.

4. Wenn Sie den automatischen Innenverschluß erreichen wollen, sollten Sie daran denken, daß Sie diesen überall und jederzeit üben können, ob Sie nun Auto fahren, irgendwo sitzen, Kaffee trinken oder arbeiten. Üben Sie die Kontraktion des Diaphragma urogenitale, also die vordere Kontraktion, ohne dabei die Gesäßbacken anzuspannen. Tun Sie dies so lange, bis Sie jede Erektion oder jeden Ejakulationsdrang mit einem kurzen Gedankenfunken völlig unter Kontrolle bringen können.

3. TEIL

Die Transformation der Sexualenergie in spirituelle Liebe

9. Kapitel

Der Austausch von Yin und Yang: Der Tal-Orgasmus

«Yang kann nur in Zusammenarbeit mit Yin wirken, Yin kann nur in der Gegenwart von Yang wachsen.»

Die Liebesberaterin des Gelben Kaisers

Unser Universum verändert sich unentwegt durch den ewigen Strom der Energien von Yin und Yang. Der zyklische Wechsel von Tag und Nacht stellt eine Verkörperung des Yin-Yang-Prinzips dar. Durch diesen sich wandelnden Energiefluß, durch dieses Atmen des Himmels, kann alles Lebende erst gedeihen. Gäbe es nur den Tag und keine Nacht, würde alles verbrennen; gäbe es dagegen nur die Nacht ohne den Tag, besäße nichts die Kraft zu wachsen. Als Lebewesen unterliegt auch der Mensch den Gesetzen der Wechselwirkung von Yin und Yang.

Der Mensch kann nur dann ein glückliches Leben führen, wenn er sich in Harmonie mit den Prinzipien des Lebens befindet. Verstößt er gegen das Gesetz des Austauschs von Yin und Yang, indem er die sexuelle Vereinigung der Yin- mit der Yang-Energie unterbindet, kann die Energie im Körper nicht fließen, wird die Lebenskraft langsam zum Stillstand kommen und entweichen. Dann wird das Leben für ihn zu einem langen Marsch in die Depression, der gelegentlich von Spasmen des sklavischen Verhaftetseins an die Leidenschaften unterbrochen wird.

Wenn Sie gelernt haben, den Ejakulationsdrang zu verhindern, oder sich auch nur vorgenommen haben, das Tao der Liebe zu erlernen, stehen Sie an der Schwelle zu einer neuen Erfahrung. Diese Erfahrung wird Ihre Körper- und Geisteswahrnehmung gründlich verändern, wird dazu führen, daß Sie

Ihren Liebespartner mit völlig anderen Augen sehen und zu einem neuen Verständnis von Sexualität und Liebe finden.

Das «Emporziehen des Nektars in die Goldene Blüte» ist unvollständig, solange kein Austausch von Yin- und Yang-Energie stattfindet. Die Goldene Blüte ist das Licht auf dem Scheitelpunkt des Hauptes; das Große Emporziehen bewahrt den Nektar, die Sexualessenz. Erst durch den Austausch mit Ihrer Liebespartnerin wird das Ching transformiert. Während dieses Vorgangs erleben Sie eine Sexualität, die als tiefe Liebe empfunden wird. Ihr Orgasmus wird völlig anderer Art sein als der, den Sie durch die einfache Ejakulation kannten. Während des ausgedehnten Liebens wird die Freude Ihren ganzen Körper durchfluten und erfüllen. Der hastig ejakulierende Mann kennt diesen Ganzkörperorgasmus nicht, weil sich sein sexuelles Vergnügen vornehmlich auf den Genitalbereich beschränkt. Am wichtigsten aber ist, daß Sie durch diese Praktik ein neues inneres Gleichgewicht erfahren werden, das, noch lange nachdem die Freuden der sexuellen Begegnung verklungen und zu einem Schimmer der Erinnerung geworden sind, in Ihrem Körper gegenwärtig bleiben wird.

Mit dieser Methode wird die Penetration auf eine halbe Stunde, eine ganze Stunde, auf zwei Stunden oder noch länger ausgedehnt. Diese Form der sexuellen Liebe können Sie unbegrenzt genießen, ohne dafür mit Ihrer Lebenskraft büßen zu müssen. Der entscheidende Unterschied zur gewöhnlichen, nicht-esoterischen Praxis besteht in dem andersartigen Orgasmus, den man durch Sexual-Kung Fu erzielt. Den gewöhnlichen Höhepunkt könnte man den «Gipfel-Orgasmus» nennen: ein kurzer Augenblick intensivster, ja quälender Freude – und dann nichts.

Die Taoisten dagegen empfehlen den «Tal-Orgasmus»: eine sich ständig ausdehnende Orgasmuswoge, die den ganzen Körper durchflutet. Der Tal-Orgasmus beschert uns eine sich nur allmählich steigernde, dafür aber weitaus intensivere Ekstase. Carlos Suares verwendet ein ähnliches Bild, um die wahre sexuelle Liebe von der reinen Ejakulation abzugrenzen: «Erotisch gesehen, ist der Mensch eher wie ein Tal, das von zahllosen

Bächen bewässert wird, als wie eine tiefe Schlucht, durch die ein tosender Strom jagt.»

Während des Tal-Orgasmus können die Liebenden sich entspannen und sich so viel Zeit lassen, wie sie nur wollen, um zärtlicher zueinander zu sein. Es findet keine panische Explosion statt, sondern eine Welle feinstofflicher, hochgepolter Energie folgt auf die andere und badet die miteinander verschmolzenen Liebenden in ihrer Kraft. Der Tal-Orgasmus ist keine Technik, sondern vielmehr eine Erfahrung, welche die Liebenden sich selbst angedeihen lassen. Doch läßt sich diese Erfahrung fördern, indem Sie auf folgende erprobte Weise vorgehen:

1. *Die zeitliche Koordinierung:* Nach dem Stoßen ruht man sich aus, entspannt sich und tauscht Energie aus.

Nachdem Sie die kraftvollen Kontraktionen des Großen Emporziehens durchgeführt haben, beginnen Sie wieder zu stoßen. Nach einem weiteren Zyklus von 81 flachen und 9 tiefen Stößen werden Sie sich möglicherweise von neuem der Ejakulation nähern. Inzwischen ist die Frau durch Ihre Leidenschaft stark angeregt worden und steht auch vielleicht kurz vor dem Orgasmus.

Ist sie sehr erregt, beginnt die Scheide vermehrt Gleitflüssigkeit abzusondern. Diese Flüssigkeit enthält große Mengen Yin-Energie. Nach dem zweiten Zyklus von Stößen sollten Sie erneut das Große Emporziehen durchführen, um die Ejakulation zu verhindern. Wenn Ihre Partnerin unmittelbar vor dem Orgasmus steht, hören Sie auf, sich zu bewegen, während sie das Große Emporziehen praktiziert. In beiden Fällen ist nun genügend Triebkraft für Ihre Sexualenergien vorhanden, und Sie sollten sich auf die oberen Zentren des Körpers zubewegen.

An diesem Punkt hören Sie auf zu stoßen, und beginnen Sie, die belebenden Energien mit Ihrer Partnerin auszutauschen. Während Sie auf sanfte Weise die heiße männliche Yang-Energie in sie verströmen, wird sie die kühle weibliche Yin-Energie in Ihren Körper fließen lassen. Vergessen Sie nicht, daß Sie ihre Kraft nur dann aufnehmen können, wenn Sie ihr auch großzügig von Ihrer eigenen geben. Durch diesen Austausch erreichen beide die Heilung: Der Mann bedarf der sanften, empfänglichen Energien der Frau, um zu einem vollkommenen Gleichgewicht zu gelangen. Die Frau wiederum braucht die expansiven männlichen Energien, um zu ihrer eigenen höheren Harmonie zu finden. Dies ist es auch, was die Geschlechter überhaupt erst gegenseitig anzieht.

2. *Die Stellung:* Beendigung des aktiven Stoßens und Umarmens der Partnerin in jeder beliebigen angenehmen Stellung.

Ist der Mann sehr schwer, sollte die Frau oben liegen. Ist sie kräftiger als er, sollte sie meistens unten liegen, damit er die Kraft leichter emporziehen kann. Auf jeden Fall sollten Sie eine Stellung wählen, in der Sie beide lange Zeit bequem bleiben können. Halten Sie auch zwei zusätzliche Kopfkissen bereit.

3. *Das koordinierte Atmen der Liebenden:* «Chi» bedeutet im Chinesischen «Atem». Das Leben ist Atem. Alles, was lebt, kennt die Qualität des Ein- und Ausatmens oder eine Kombination von beiden. Aus diesem Grund wird auch in der chinesischen Philosophie alles als mehr oder weniger Yin (Ausatmung) oder Yang (Einatmung) klassifiziert. Der Liebesakt ist im Prinzip ein Akt der Atmung: Man atmet das eigene Ching in den Körper und die Seele des Liebespartners.

Nachdem Sie das Stoßen beendet und Ihre Partnerin umarmt haben, stimmen Sie nun Ihren Atem aufeinander ab. Jeder der Partner legt sein Ohr neben die Nase des anderen, wobei Brust an Brust liegt. In dieser Stellung können Sie mühelos die Atmung des Partners spüren. Beim Liebesakt stimulieren und harmonisieren die Atemzyklen alle Lebensprozesse. Atmen die Liebenden physisch im Einklang miteinander, werden sie dadurch eins. Der Rhythmus aller ihrer Energien zentriert sich, so daß sie gemeinsam zur Urquelle ihres Lebensstroms vorstoßen können. Sie sollten so sensibel für die Atmung der Partnerin werden, daß Sie sich in ihrem Atem ebenso intensiv und kraftvoll spüren, als würden Sie Ihr Glied bis in die Tiefe ihrer Scheide stoßen.

Abbildung 29

Der gewöhnliche Orgasmus

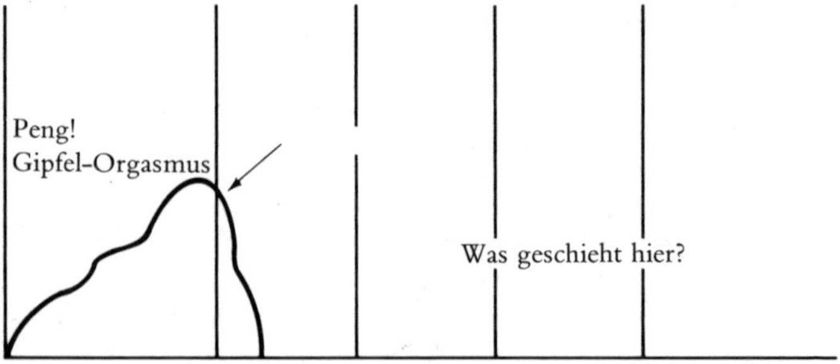

Der ejakulatorische Genitalorgasmus ist zwar intensiv, beendet aber den Liebesakt abrupt.

Der Tal-Orgasmus

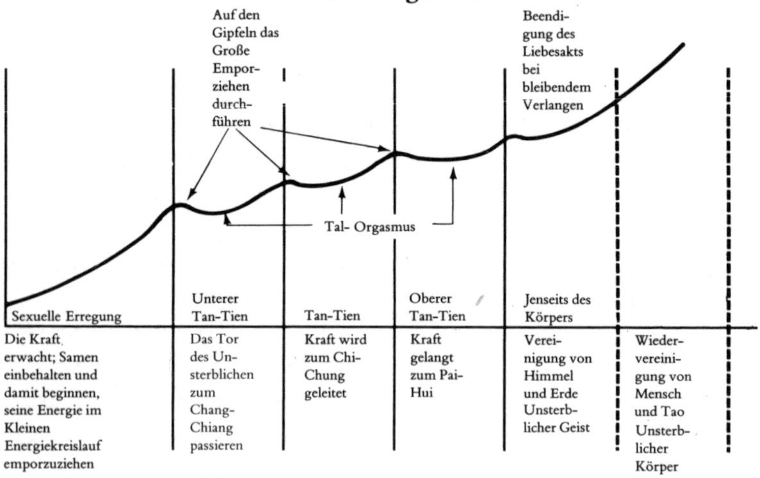

Die Talorgasmen sind spontane Öffnungen, durch welche die Liebenden zu höheren spirituellen Stufen vorstoßen können.

4. *Das Einatmen durch die Wirbelsäule bis in den Kopf und das Ausatmen durch den Penis:* Nachdem beide eine Weile gemeinsam im Einklang geatmet haben, ziehen Sie die Kraft langsam zum Scheitel empor. Beim Einatmen führt der Mann die Yin-Energie mit Gedankenkraft aus der Scheide in den Penis, während die

Frau die Yang-Kraft aus dem Penis in die Scheide «denkt». Dann ziehen beide die Energie zum Hui-Yin (Perineum), dann zum Chang-Chiang (Steißbein) und schließlich stufenweise bis zum Pai-Hui (Scheitelpunkt) empor. Von dort strömt sie dann durch die Zunge hinab, die während der ganzen Übung am Gaumen liegt.

Nehmen Sie nicht die Muskelkraft zu Hilfe wie beim Großen Emporziehen, sondern steuern Sie die Sexualenergie nur mit der Kraft der Gedanken. Denken Sie die Energie empor. Diese Anweisung mag sich zunächst verwirrend lesen, doch wer mit dem Sexual-Kung Fu begonnen hat, wird die Kraft bereits in sich spüren und ganz intuitiv verstehen, was ich meine. Wenn der Geist gelernt hat, seine eigene Chi-Energie, die Körper und Geist miteinander verbindet, zu lenken, wird die Kraft schließlich in den Kopf emporsteigen.

Am Anfang können Sie den Austausch von Yin- und Yang-Kraft mit einer langen, tiefen Muskelkontraktion beschleunigen. Wenn die Scheidenflüssigkeit in der Frau wallt, atmen Sie langsam und tief durch die Nase ein. Dabei spannen Sie den Penis, den Hui-Yin, den After, die Gesäßbacken, den Kiefer und die Fäuste, und zwar in dieser Reihenfolge. Während Sie die Kontraktion stärker werden lassen, denken Sie die Kraft in den Penis hinein, vorbei am Hui-Yin in den Chang-Chiang und die Wirbelsäule empor bis zum Scheitelpunkt. Ist das Einatmen beendet, halten Sie Atem und Kontraktion so lange an, wie Sie nur können. Ziehen Sie dabei die Kraft unentwegt in den Kopf empor, bis Sie die Luft nicht mehr länger anhalten können.

Während Sie die Luft ausatmen, geben Sie Ihre überschüssige Yang-Energie und Hitze an die Frau ab. Dazu müssen Sie allerdings sehr tief ausatmen und alle Spannung von sich weichen lassen, indem Sie Kopf, Hals, Brustkorb, Unterleib und Beckenbereich wieder entspannen. Lassen Sie die Entspannung als Welle von oben nach unten durch Ihren Körper fluten. Hat diese sanfte Woge die Beckenregion erreicht, geben Sie die Wärmeenergie des Yang – nicht jedoch den Samen! – durch Ihr Glied an die Frau weiter. Kontraktion und Entspannung sollten

Abbildung 30

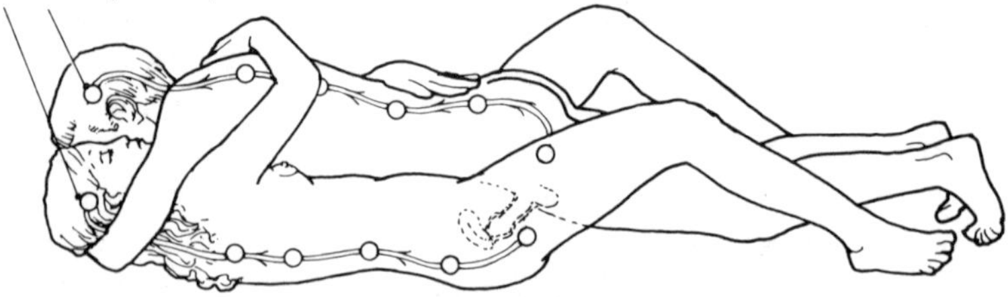

Der Austausch von Yin und Yang
Beide Partner ziehen die Energie langsam zum Pai-Hui, dem Scheitelpunkt, empor, bevor sie sie miteinander austauschen.

sehr sanft ausgeführt werden und beide fühlen lassen, wie es zwischen den Körpern pulsiert.

Bieten Sie Ihrer Liebespartnerin liebevoll Ihre Energieessenz dar. Diese Hingabe wird begleitet von jeder nur erdenklichen Liebe und Verehrung. Das hat nichts mit Sentimentalität zu tun! Die Frau wird dadurch inspiriert, ihre nährende Yin-Essenz hinzugeben und das Yang völlig in ihr Yin aufzunehmen. Dies ist ihre wahre Erfüllung. Wenn Sie jedoch Ihre eigene Energie zurückzuhalten versuchen, wird sie, bewußt oder unbewußt, Ihre Distanz spüren, Ihr hartnäckiges Ego, das in gewissem Sinne nichts anderes ist als Energie, die sich an einer Stelle gestaut hat (beim Mann meistens im Kopf). Gestatten Sie ihr, die Yang-Energie aufzunehmen, die sie braucht, indem Sie den Überschuß an Yang geben, der Sie sonst zur Ejakulation getrieben hätte. Wenn der Ejakulationsdrang mit zunehmender Entspannung von Ihnen weicht, wird die Yin-Energie Ihren gesamten Körper durchfluten, während Ihr Yang das gleiche im Körper der Partnerin tut.

Am Anfang dieser Praktik kann die Freude an der sexuellen Liebe Sie derart überwältigen, daß es Ihnen unmöglich erscheint, die Yin-Energie Ihrer Partnerin von Ihrer eigenen Yang-Kraft zu unterscheiden. Vielleicht erscheint Ihnen alles wie eine einzige heiße, explosive Energie. Indem Sie jedoch Ihr Nervensystem nach und nach aufbauen, um immer stärkere

Energien zu verkraften und mit ihnen umzugehen, wird dieser Austausch von Yin und Yang Ihnen schließlich immer bewußter werden. Wenn Sie Energie an aufeinanderfolgenden Punkten im Körper bilden, werden sich Ihnen und Ihrer Partnerin immer größere Austauschmöglichkeiten erschließen. Beginnen Sie damit, die Kraft in den Hui-Yin zu ziehen und sie meditativ dort zu halten.

Steht dem Mann mehr Energie zur Verfügung als der Frau, kann er ihr helfen, die Zentren zu öffnen, indem er seine Kraft in ihre verschlossenen Zentren schickt; dabei konzentrieren sich beide auf diese Punkte. Das Chi fließt stets dorthin, wo der Geist sich konzentriert hat. Nachdem die Kraft in den Hui-Yin (Perineum) geströmt ist, leiten Sie sie zum Chang-Chiang (Steißbein) empor. Wenn Sie auf diese Stelle meditieren, werden Sie ein leises, leicht schmerzhaftes Prickeln auf dem Scrotum fühlen, während sich das Zentrum öffnet. Dann führen Sie die Energie zum Ming-Meng, dem Tor des Lebens, am Rücken gegenüber dem Nabel, und zum T-11 an den Nebennierendrüsen. Spüren Sie die Wärme an dieser Stelle, leiten Sie sie höher zum Punkt Gia-Pe zwischen den Schulterblättern.

Ist sie dorthin geströmt, wird sich der Punkt stark erwärmen, und diese Wärme wird sich in die Lunge ausbreiten. Als nächstes wird die Kraft zum «Smaragd-» oder «Jade-Kissen», dem Punkt Yu-Chen am oberen Halswirbel im Hinterkopfbereich, geführt. Das Öffnen dieses Zentrums wird von einem Gefühl der Schwere begleitet. Dann lenken Sie die Energie zum Scheitel, und zwar auf einer gedachten Linie zwischen Ohr und Nase. Eventuell fühlt sich Ihr Kopf sehr schwer, oder Sie haben die Empfindung, als ob sich etwas von unten in Ihren Schädel bohrt. Danach führen Sie die Kraft zum Punkt mitten zwischen den Augenbrauen.

Bedenken Sie, daß Sie in einem einzigen Liebesakt nicht sämtliche Punkte auf einmal öffnen können. Es kann eines mehrfachen Austausches von Yin und Yang bedürfen, um einen Punkt zu öffnen. Wenn man ejakuliert, läßt sich kaum Energie austauschen, weil der Mann viel Kraft verliert und nur wenig übrigbleibt, was nach oben geleitet werden könnte. Sind die oberen Zentren mit Kraft angefüllt, wird die Energie von der Zunge hinabströmen. Führen Sie sie dann zum Nabel, um sie dort zu sammeln.

5. *Die Plateau-Phase: Die Verschmelzung des Kleinen Energiekreislaufs der Liebenden:* Abhängig von der Vitalenergie und der geistigen Entwicklung der einzelnen Partner, wird das Liebespaar im Laufe der Zeit neue «Öffnungen» während des Liebens erleben. Das bedeutet, daß Sie plötzlich einen «Quantensprung» in Ihrer Gefühls- und Bewußtseinsentwicklung gemacht haben. In der Regel geschieht dies beim Austausch von Yin und Yang während der Plateau-Phase: Das ist die Phase des Liebesspiels, in der Sie keine leidenschaftlichen Stöße führen. Die «Gipfel» sind die Augenblicke kurz vor dem durch das Große Emporziehen vermiedenen Orgasmus. Das «Plateau» ist der körperlich passive Austausch von Energie zwischen diesen Gipfeln.

Die subtilen Energien der ruhenden Körper sind während dieser Periode jedoch alles andere als passiv: Sie bewegen sich sehr dynamisch zwischen den Partnern hin und her und bauen eine neue Ebene sexuell-elektromagnetischer Spannung auf. Dabei handelt es sich um eine innere Energiewelle, um eine Meereswoge, die sich erhebt, an Wucht gewinnt und sich schließlich bricht, nur um von der nächsten Woge ersetzt zu werden. Ist die Sexualenergie durch Stoßen intensiviert und mit Hilfe des Großen Emporziehens entlang der Bahn des Kleinen Energiekreislaufs die Wirbelsäule emporgeleitet worden, kann der Austausch von Yin und Yang zwischen den Liebenden auf sehr unterschiedliche Weise stattfinden.

Am Anfang mag dieser Energieaustausch chaotisch wirken und zwischen irgendwelchen beliebigen Körperpunkten stattfinden, die einander berühren. Je vertrauter Sie jedoch mit der durch die Unterbindung der Ejakulation gewonnenen Energie werden, um so leichter werden Sie spüren, wie die Energie klar den Bahnen des Kleinen Energiekreislaufs die Wirbelsäule empor folgt, um vorne am Körper wieder hinabzuströmen. Während der Plateau-Phase werden Sie dann vielleicht einen Wärmestrom spüren, der zwischen der Scheide Ihrer Partnerin

Abbildung 31

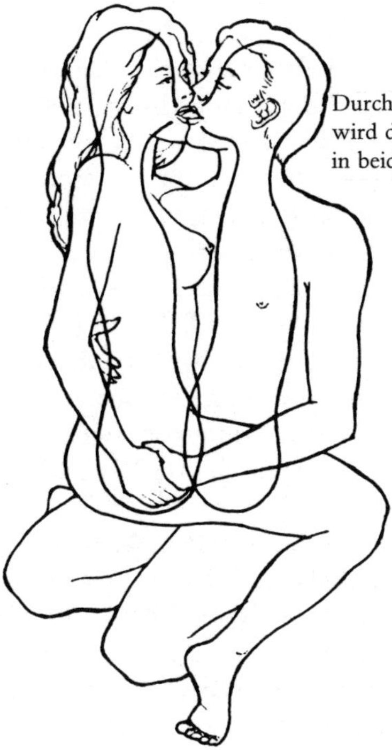

und Ihrem Penis sowie von Mund zu Mund und Brust zu Brust fließt.

Die beiden individuellen Kleinen Energiekreisläufe werden miteinander verbunden, um einen größeren Kreislauf herzustellen, der beide Körper durchströmt. In beiden Liebenden wird das Energiegleichgewicht harmonisiert. Eine tiefe, liebevolle Verbundenheit auch im Alltagsleben ergibt sich daraus. Der Chi-Strom wird verstärkt. Sie können sogar so etwas wie einen warmen elektrischen Strom zwischen sich fließen spüren. Diese Wirkung zeigt sich übrigens recht schnell bei Liebespartnern, die sich guter Gesundheit erfreuen und das Große Emporziehen praktizieren, oft schon nach wenigen Liebesakten, manchmal erst nach mehreren Wochen oder Monaten.

Die beiden Kleinen Energiekreisläufe von Mann zu Frau lassen sich auf verschiedene Weise miteinander verbinden. Die verbreitetste Technik besteht darin, die Kreisläufe am Mund und an den Genitalien der Partner zu verbinden und eine Acht zu bilden. Dabei zieht der Mann seine Energie die Wirbelsäule empor und gibt sie durch die Zunge weiter, die als elektrischer Zwischenschalter fungiert. Die männliche Energie tritt in den Kleinen Energiekreislauf der Frau ein, um durch ihr Dienergefäß vorne am Körper hinabzuströmen, durch ihre Vagina zu fließen und in seinen Penis zu gelangen, von wo sie erneut die Wirbelsäule emporgezogen wird. Die Frau läßt ihre Energie auf ähnliche Weise kreisen, also ihre eigene Wirbelsäule empor und sein Dienergefäß hinab, um sie wieder in der Scheide zu empfangen und über den Damm die Wirbelsäule hochzulenken. Dies ist die einfachste Methode, den Austausch von Yin und Yang bewußt zu lenken.

Jedes Liebespaar kann seine eigenen Achterfiguren für den Energieaustausch entwickeln und damit spielen. Am Anfang werden Sie sich vielleicht noch mündlich mitteilen müssen, worauf Sie sich gerade konzentrieren. Später, wenn beide sensitiver geworden sind für die eigene Energie und die des anderen, wird der Chi-Austausch zu einer stummen Sprache, von der Freude getragen, einen prickelnden warmen Strom in den Partner leiten zu können. Die Achterfigur kann nur am Mund hergestellt werden oder, wenn Sie sich nicht küssen, aber ineinander sind, nur an den Genitalien. Sie kann sich auch schlangengleich um Ihre Lenkergefäße ranken, etwa indem die Energie Ihre Wirbelsäule empor- und die Wirbelsäule der Partnerin hinabströmt und umgekehrt.

Auf dieser Stufe erleben viele Liebespaare ein spontanes Sich-Öffnen einiger der 8 Besonderen Bahnen, was im System des Tao Yoga unter der Bezeichnung «Verschmelzung der Fünf Elemente» gelehrt wird. Zu diesen Bahnen gehören die positiven und negativen Arm- und Beinkanäle, die Gürtelbahn, die sich spiralartig um den Leib windet, und die Aufsteigende Bahn, die mitten im Körper emporführt. Seien Sie nicht beunruhigt, wenn Ihre Energie «wild» wird und plötzlich Bahnen entlangläuft, die Ihnen unvertraut sind. Viele Liebende spüren auch eine Energiesäule, die auf einer Mittellinie durch ihren Körper emporsteigt: Sollte dies geschehen, so entspannen Sie sich einfach und genießen das Spiel dieser subtilen Energien. Manche Paare berichten auch davon, wie ihnen das Chi in den Kopf schießt und wie ein Nektar-Springbrunnen hinabsprüht. Andere wiederum haben das Gefühl, mit ihrem Liebespartner in einen Kokon eingehüllt zu sein und von Strängen unsichtbarer Energie umsponnen zu werden.

Wenn Sie alle Ihre subtilen Bahnen geöffnet haben und um alle Möglichkeiten des Energieaustauschs wissen, können Sie selbst frei entscheiden, auf welcher Bahn Sie Ihrer Liebe Ausdruck verleihen wollen. Interessant ist auch die Tatsache, daß Liebende, die nichts über diese esoterischen Methoden wissen, oft ganz ähnliche Erfahrungen machen. Zwar können sie diese Erlebnisse nicht willentlich herbeiführen, aber sie kennen sie aus eigener Anschauung, weil sich einige ihrer feinstofflichen Energie-Bahnen spontan geöffnet haben. Die geheimen Lehren taoistischer Liebeskunst dienen dazu, Ihr Bewußtsein auf die unendlichen Möglichkeiten, die in Ihrem Inneren verborgen liegen, zu richten. Dieses konzentrierte Bewußtsein führt auch diese Erfahrungen göttlichen Energieaustauschs spontan herbei. In diesem Sinne ist die Liebe der universelle Weg zu größtmöglicher Freiheit – je mehr Sie mit Ihrem Liebespartner teilen, um so mehr Möglichkeiten eröffnen sich für Sie.

6. *Der Tal-Orgasmus in den drei Tan-Tiens:* Haben beide Partner ihr Chi im Kleinen Energiekreislauf oder über andere Bahnen miteinander ausgetauscht, ist ihre Energie intensiviert und harmonisiert worden. Nun ist die Voraussetzung für eine wirkliche Verschmelzung ihres Seins im Tal-Orgasmus gegeben.

Der Tal-Orgasmus stellt eine noch intensivere Erfahrung des Austauschs von Yin und Yang dar. Er kann bei jedem Paar, das daran arbeitet, Liebe und spirituelles Bewußtsein weiterzuentwickeln, spontan auftreten. Es gibt keine Technik, die den Erfolg garantieren könnte, doch erhöhen die hier gelehrten Methoden die Wahrscheinlichkeit, daß es während des Liebens

Abbildung 32

DER AUSTAUSCH VON YIN UND YANG:

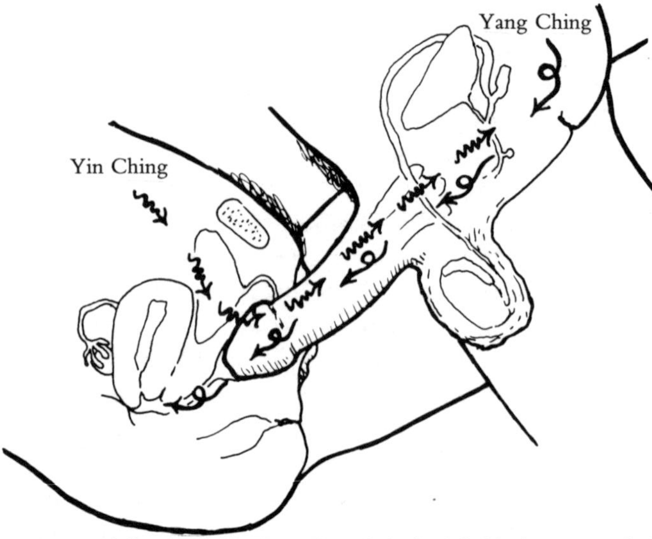

Der Mann entläßt seine heiße Yang-Energie in die Scheide der Frau und nimmt ihre kühlende Yin-Energie durch seinen Penis auf.

zu regelmäßigen Tal-Orgasmen kommt. Dabei handelt es sich um einen ausgedehnten Orgasmuszustand, der in der Regel während der Plateau-Phase auftritt, wenn sich die Yin- und Yang-Energien zu einer feinausgewogenen Harmonie finden. Es geschieht eine Vereinigung der Gegensätze, eine wirkliche Verschmelzung. Seien Sie nicht enttäuscht, wenn Sie, obwohl Sie die Ejakulation verhindern können und das Große Emporziehen beherrschen, dennoch aber keinen Tal-Orgasmus erleben. Das kommt recht häufig vor, vor allem in einer streßreichen städtischen Umgebung, wo es so viele ablenkende Kräfte gibt, die dem dauerhaften Gleichgewicht feinstofflicher Energie entgegenwirken.

Während eines Tal-Orgasmus erleben die Liebenden gleichzeitig das «Sich-Öffnen» eines Energiezentrums. Es setzt eine gewaltige Energie frei, die alle Zellen des Körpers durchflutet und sie mit denen des Liebespartners verschmilzt. Die Hindus nennen diese Zentren «Chakras». Im Taoismus werden sie als Unterer, Mittlerer und Oberer Tan-Tien bezeichnet, die sich im Unterleib, im Herzen und im Kopf befinden.

In Wirklichkeit ist der ganze Körper ein einziges Energiefeld. Doch in der Praxis ist es leichter, zunächst mit kleineren Energiewirbeln zu arbeiten, bis man mit stärkerer Kraft umgehen kann. Die Zentren sollten sich in der Reihenfolge von unten nach oben öffnen. Wenn sich zuerst die höheren Zentren zu öffnen beginnen, ist die Energie oft recht instabil und kurzlebig. In diesem Fall sollten die Liebenden ihre höhere Energie zu den unteren Zentren leiten, um eine stärker geerdete Polarität zu schaffen. Sind die unteren Körperpartien mit höheren Energien gefüllt, führt dies zu größerer Vertrautheit und erschafft eine stabilere Grundlage für weitere gemeinsame Forschungsreisen in die geistige Welt.

Das Öffnen dieser Energiezentren stellt den eigentlichen Prozeß der Umwandlung der Sexualessenz in Geist dar. Der Tal-Orgasmus ist eine Verschmelzung von Ching, Chi und Shien der beiden Liebenden. Alle drei sind zwar in jedem Menschen vorhanden, aber in getrennter und geschwächter Form. Liebende können sich gegenseitig die Energie übertragen, die im anderen fehlen sollte, und allein durch die Gegenwart ihrer jeweils gegenpoligen feinstofflichen Energie auch verborgene Energien freisetzen. Wenn Sie ein neues Energiezentrum öffnen, vollzieht der Geist einen Bewußtseinssprung. In dem spontanen alchemistischen Prozeß, der Ching, Chi und Shien miteinander verschmilzt, wird der Geist gereinigt und gelangt einen Schritt weiter auf dem Weg zur wirklichen Zentrierung im Körper.

Das Öffnen dieser Zentren läßt sich nicht erzwingen, ebensowenig wie man ein Kind zwingen kann, plötzlich erwachsen zu werden. Es sind natürliche Entwicklungs- und Wachstumsstufen. Durch völliges Entspanntsein kann man die Tan-Tiens dazu verlocken, sich zu öffnen. Dann erfährt man den Tal-Orgasmus als unerwartetes Geschenk, als funkelndes Juwel, welches das Tao einem beschert. Man hat diese Erfahrung auch als Zustand tiefster Klarheit und Ruhe beschrieben, doch alle Worte genügen nicht, um ihre unbeschreibliche Schönheit und Wahrheit wiederzugeben.

Je tiefer Sie sich während des Austauschs von Yin und Yang entspannen, um so intensiver können Sie sich Ihrem Liebespartner hingeben und um so wahrscheinlicher wird es, daß Sie das Gleichgewicht der polaren Kraft erreichen, das für das Öffnen aller Zentren erforderlich ist. Diese Öffnung findet zwar innerhalb eines Sekundenbruchteils statt, kann aber monate- oder gar jahrelanger Vorbereitung durch die Liebenden bedürfen, die ihre Energien fein aufeinander abstimmen müssen. Wenn man die höheren Stufen der Zweifachen Höherentwicklung erreichen will, ist in der Regel eine feste Partnerschaft nötig. Es verlangt sehr viel Zeit, das Spiel der feinstofflichen Kräfte zu erfassen und die gröberen körperlichen und emotionalen Energien zu verfeinern.

Darüber hinaus muß das Nervensystem gestärkt genug sein, um den intensiven Chi-Strom während eines Tal-Orgasmus auszuhalten. Aus diesem Grunde empfehle ich Übungen wie die Kraftsperre (Kapitel 6). Jede Arbeit mit Tai Chi, Chi Kung oder anderen reinigenden meditativen Techniken ist ebenfalls von großem Nutzen.

Der Tal-Orgasmus kann geschehen, wenn beide Liebende ihre Willenskraft und ihre Atmung während des Austauschs von Yin und Yang miteinander harmonisiert haben. Dann strömt die Energie zwischen Mann und Frau, und beide konzentrieren sich gemeinsam auf jedes der Zentren. Bei manchen Punkten kann es hilfreich sein, die Energie in einem Kreis von etwa 8 Zentimetern Durchmesser kreisen zu lassen (beim Mann im Uhrzeigersinn, bei der Frau umgekehrt), und zwar etwa 8 Zentimeter tief im Körperinneren. Manchmal wirkt die Energie auch kraftvoller, wenn sie sich ein Stückchen näher am Rückgrat befindet.

Die Chi-Energie bewegt sich mit Vorliebe in einer Spiralbahn; wenn Sie also an den Schlüsselpunkten die Energie entsprechend kreisen lassen, können Sie eventuell einen weitaus intensiveren Energiewirbel auslösen, den Tal-Orgasmus. Die Spiralbewegung des Chi wird vom Zusammenspiel zwischen männlicher und weiblicher Energie verursacht. Das läßt sich

Abbildung 33

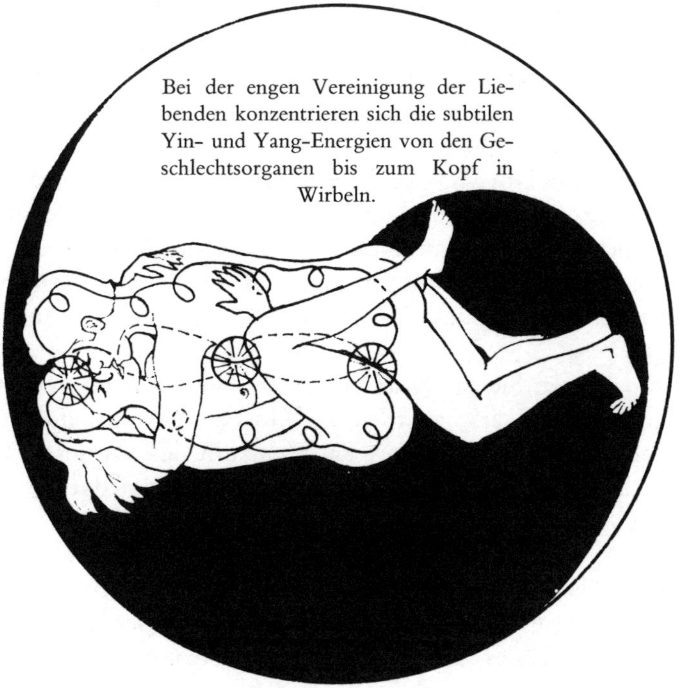

Bei der engen Vereinigung der Liebenden konzentrieren sich die subtilen Yin- und Yang-Energien von den Geschlechtsorganen bis zum Kopf in Wirbeln.

auch am Symbol des Weiblichen, einem Kreis, und des Männlichen, eines geraden Pfeils, erkennen. Die Verschmelzung dieser beiden Zeichen ergibt eine Spirale, also eine kreisförmige Energie, die eine lineare Energie enthält, welche sich auf eine Kreismitte zubewegt. Wenn Mann und Frau sich lieben, geschieht das gleiche: Das Yang-Chi dringt in den Kreis des Yin-Chi ein. Beide Chi verschmelzen miteinander, der Energiekreis dehnt sich aus und bewegt sich in einer Spiralbewegung in beiden Körpern empor.

Führen Sie die Energie in der angegebenen Reihenfolge durch die einzelnen Zentren:

1. Das Nabelzentrum, der Untere Tan-Tien, ist die Verbindungsstelle vieler Energiebahnen. Durch das Öffnen des Nabels werden alle Bahnen im Körper miteinander verbunden. Dann erhalten Sie etwas von der gewaltigen Vitalität eines Neugeborenen zurück, das seine Energie von der Mutter auch durch den Nabel empfangen hat.

2. Als nächstes bewegen Sie die Kraft in den Solarplexus, der das Verdauungssystem, den Magen, die Milz und die Leber kontrolliert. Hier werden Gesundheit und Willenskraft gekräftigt. Im Solarplexuszentrum ist die Kraft stärker, reiner und expansiver, doch muß sie zuerst durch den Nabelpunkt geflossen sein.

3. Nun führen Sie die Kraft ins Herzzentrum, wodurch Herz und Lungen gestärkt werden und Liebe und Mitgefühl eine Vertiefung erfahren. Dies ist das Zentrum des Mittleren Tan-Tien, das sich in die Körperbereiche unmittelbar darüber und darunter ausdehnt.

4. Als nächstes lenken Sie die Energie zum Halszentrum hinauf, zur Schilddrüse. Es stellt das Energie-Tor zwischen Mensch und Himmel dar. Da es außerdem das Sprechvermögen beherrscht, wird es auch als das «schöpferische» oder «kreative» Zentrum bezeichnet.

5. Vom Halszentrum aus wird die Kraft zum Yin-Tang (dem «dritten Auge») zwischen den Augenbrauen geleitet, welches über das Nervensystem und die Seele herrscht. Die Öffnung dieses Zentrums gibt Gelassenheit und Ruhe und mindert den Einfluß von Streß und Angst. Der Kopf stellt das obere Energiefeld oder den Oberen Tan-Tien dar.

6. Schließlich führen Sie die Kraft zum Pai-Hui, der «Krone», dem Scheitelpunkt. Er ist das Zentrum spirituellen Wissens und das Tor zur spirituellen Höherentwicklung.

Zusammenfassung: Die Vorbereitung des Tal-Orgasmus

1. Als erstes vollziehen Sie den Liebesakt, indem Sie für jeden tiefen Stoß 3 oder 6 flache führen oder aber den Rhythmus: 9 flache Stöße und einen tiefen Stoß wählen.

2. Wenn Sie kurz vor dem Orgasmus stehen, stellen Sie das Stoßen ein. Führen Sie die Kraft mit Hilfe des Großen Emporziehens zum Pai-Hui empor.

3. Umarmen Sie Ihren Liebespartner, und stimmen Sie beide Ihre Atmung aufeinander ab. Wählen Sie eine bequeme Stellung, bei der die Glieder nicht übermäßig belastet werden.

4. Öffnen Sie den Kleinen Energiekreislauf, indem Sie Ihr Chi mittels Gedankenkraft entlang seiner Bahnen kreisen lassen.

5. Tauschen Sie mit Ihrem Liebespartner Kraft aus, indem Sie die Energie mit der Hilfe von Meditation in Ihren umschlungenen Körpern kreisen lassen. Konzentrieren Sie sich auf das polare Gleichgewicht der Energie in Ihrem Unteren Tan-Tien. Wenn die Kraft sich gebildet hat, lassen Sie sie in einer Wellenbewegung zum Mittleren und schließlich zum Oberen Tan-Tien strömen.

6. Ist Ihre Energie durch das Emporleiten transformiert worden oder hat Ihre Erektion etwa zur Hälfte nachgelassen, können Sie wieder mit dem Stoßen beginnen, wenn Sie wollen, und weitere Energie aufbauen, wobei Sie das Diaphragma urogenitale geschlossen halten und vor der Ejakulation wieder mit dem Stoßen aufhören.

7. Tauschen Sie mehrmals Energie miteinander aus. Dabei sollte die Kraft jedesmal ein Stück höher gelenkt werden, wobei Sie so lange über jeden Tan-Tien meditieren, wie es Ihnen angenehm ist.

8. Auch die Frau sollte während des Liebesakts das Große Emporziehen durchführen. Es wird ihr helfen, die Vagina zu verengen, regt ihre Hormonproduktion an und bietet ihr dieselben Vorteile der Lebensverlängerung und der spirituellen Weiterentwicklung wie dem Mann. Vergessen Sie nicht, daß das Große Emporziehen sowohl eine Übung der Muskeln als auch des Geistes ist, das Austauschen der Energie dagegen eine rein mentale und spirituelle Praktik.

Durch die taoistische Methode der «Zweifachen Höherentwicklung» werden Mann und Frau verjüngt und regeneriert. Keiner kann dadurch Schaden nehmen. Allerdings darf diese Praktik nie für selbstsüchtige Zwecke mißbraucht werden! Ich empfehle, daß beide Partner auf den höheren Stufen dieser Praktik den Genitalorgasmus vermeiden, wenngleich dieser für die Frau keinen solch großen Verlust darstellt wie für den Mann und sie sogar gelegentlich auf noch höhere Stufen führen kann. Nähert sich einer der Partner zu sehr dem Abgrund des Orgasmus, muß er dem anderen ein Signal geben, die Bewegung einzustellen. Beide können den Orgasmusdrang vermindern, wenn sie sofort das Große Emporziehen durchführen und so die Kraft aus den Genitalien lenken.

Die taoistische Praktik der «Einfachen Höherentwicklung» ermöglicht es dem alleinstehenden Mann, eine Art inneren Tal-Orgasmus in sich herbeizuführen, indem er lernt, den Austausch der Yin- und Yang-Energien zwischen seinen verschiedenen Tan-Tiens ins Gleichgewicht zu bringen. Es gibt eine andere Methode des «Selbstverkehrs», bei welcher die Polarität zwischen bestimmten Organen umgekehrt wird, was zu einer ganz wunderbaren Erfahrung führt. Diese Meditation wird als Liebesakt erlebt. Sie stellt eine noch höherstehende Praktik dar, zu der auch die Liebenden in einer Paarbeziehung schließlich vordringen sollten. Dies gehört zum Bereich der «Kleinen Erleuchtung von Kan und Li», was im Kapitel 19 beschrieben wird.

Das Große Emporziehen als Methode der Empfängnisverhütung

Die taoistische Methode der Entwicklung und Verfeinerung der Sexualenergie bietet Ihnen eine der gesündesten und organischsten Verhütungsmethoden, die jemals erfunden wurden. Ich selbst habe zehn Jahre lang mit dieser Methode das Ejakulieren vermieden. In dieser ganzen Zeit kam es zu keiner unerwünschten Befruchtung. Als meine Frau und ich dann beschlossen, ein Kind zur Welt zu bringen, habe ich zweimal ejakuliert. Die erste Ejakulation geschah für mich allein. Ich wollte damit alle geschwächten Samenzellen aus meinem Körper entfernen – Zellen, die geschwächt waren, weil ich ihnen während meiner Meditationen ihr Chi entzogen und in meine höheren Energiezentren umgeleitet hatte. Mein Körper reagierte mit kraftvollem Produzieren neuer Samenzellen, um die bei der ersten Ejakulation verlorenen zu ersetzen; gleichzeitig konzentrierte ich mein Wollen und meine Energie darauf, sie so kraftvoll und widerstandsfähig wie möglich zu machen.

Ich habe ein einziges Mal in meiner Frau ejakuliert, um sie zu befruchten. Natürlich haben wir darauf geachtet, den Beginn ihres Eisprungs zu wählen, damit meinem Sperma mehrere Tage Zeit blieb, sich ein Ei zu suchen. Max, unser Sohn, ist das Ergebnis dieser Zeugung, und wie alle meine Schüler bestätigen können, ist er ein richtiger kleiner Wirbelwind auf Beinen. Ich glaube, wir haben ihm die besten Chancen für sein Leben gegeben, indem ich meinen Samen bewahrt und optimal gestärkt habe, indem ich die Gesundheit meines Körpers gestärkt habe.

Dennoch muß an dieser Stelle eine Warnung ausgesprochen werden. Weil Ihr Samen durch die hier geschilderten Praktiken immer kraftvoller wird, kann es bei einem «Ausrutscher» weitaus leichter geschehen, daß die Frau schwanger wird. Auch wenn Sie sich Ihrer Selbstkontrolle hundertprozentig sicher sind und die orgasmische Ejakulation Ihres Samens verhindern können, rate ich Ihnen dringend: *Benutzen Sie stets ein Verhütungsmittel als zusätzliche Schutzmaßnahme.* Es kann immer noch geschehen, daß ein wenig von dem klaren «Wasser» oder der Samenflüssigkeit, die das eigentliche Sperma leichter durch den Penis gleiten läßt, während des Austauschs von Energie in der Plateau-Phase austritt. In dieser wässrigen Samenflüssigkeit können unsichtbare Samenzellen umherschwimmen, die es darauf abgesehen haben, einem einsamen Ei zu begegnen. Diese Warnung gilt auch für das Schlafen mit Frauen, die Sie nicht wirklich lieben – denn ein ungewünschtes Kind kostet beide Beteiligten weitaus mehr an Energie, Kraft und materiellen Gütern, als es der kurze Augenblick sexuellen Vergnügens wert ist. Bedenken Sie, daß Sie nicht nur den Umgang mit Ihrer Sexualenergie lernen wollen, sondern das Tao in allem, was Sie tun und denken, erkennen und entfalten wollen. Tun Sie dies auf möglichst weise Art – indem Sie großen Problemen durch Sorgfalt in kleinen Dingen aus dem Weg gehen. Sichern Sie sich also durch ein zusätzliches Verhütungsmittel ab. Aber vermeiden Sie Eingriffe in den Körper wie Vasektomie oder Sterilisierung. Kondome machen das Aufnehmen der weiblichen Yin-Flüssigkeit unmöglich und mindern die Sensibilität für den Strom des Chi durch den Penis.

Die zweifache Höherentwicklung aus der Sicht einer Frau

Dieses Interview führte Michael Winn mit einer fünfunddreißigjährigen Frau, die als Tänzerin, Lehrerin und Psychotherapeutin tätig ist und Mutter eines Kindes ist.

MW: Fiel es Ihnen schwer, den weiblichen Teil der Zweifachen Höherentwicklung, den Ovar-Kung Fu, zu erlernen?

Schülerin: Ich praktiziere diese Technik jetzt seit zwei Jahren. Das Konzept ist recht einfach und auch die körperlichen Übungen, aber ich brauchte doch eine gewisse Zeit, bis ich zu meinen eigenen sexuellen Bedürfnissen und zu meinem sexuellen Gleichgewicht gefunden hatte. Es war allerdings schwieriger, meinem Partner dabei zu helfen, keinen Orgasmus zu bekommen, als meinen eigenen zurückzuhalten. Die Frage, ob man einen Orgasmus haben sollte oder nicht, ob er einem Energie gibt oder nimmt, ist weniger wichtig. Es hängt unter anderem auch von der Art des Orgasmus ab, von der Art der Energie, die zwischen mir und meinem Partner fließt, aber auch davon, auf welchem Niveau meine Energie sich während des Liebesakts gerade befindet, wie ich mich an diesem Tag oder in dieser Phase körperlich fühle oder in welcher Gemütsverfassung ich bin.

MW: Heißt das, daß Ihr Orgasmus Ihre Energie steigert, wenn sie sich auf einem niedrigen Stand befindet? Oder schwächt er Sie, wenn Sie bereits voller Energie sind?

Schülerin: Ich glaube, daß die sexuelle Erregung meine Energie erhöht, wenn ich kraftlos bin. Doch wenn ich die Sache zu Ende führe und einen normalen Orgasmus habe, bin ich nachher erschöpft. Wenn ich viel Energie habe, dann wird diese Kraft durch die Zufuhr sexueller Energie noch höher und klarer, und der Orgasmus schwächt mich nicht. Manchmal verschafft er mir sogar noch gesteigerte Energie. Wenn mein Partner mehr Energie durch meinen Orgasmus erhält, kann er sie mittlerweile in transformierter Form an mich zurückgeben, so daß ich durch einen Orgasmus keine Energie verliere, es sei denn, ich war schon zuvor geschwächt. Meistens ziehe ich es dann vor, meine Energie zu bewahren und das Große Emporziehen zu praktizieren.

MW: Hat sich Ihre Beziehung zur Sexualität wesentlich geändert?

Schülerin: Auf jeden Fall. Sex ist für uns zu etwas ganz Besonderem geworden. Ich würde sagen, daß unsere Fähigkeit, uns aufeinander einzustimmen, sich deutlich gesteigert hat. Diese Harmonie übertrifft bei weitem alles, was ich vorher an sexuellen Erfahrungen gemacht habe. Der Liebesakt ist für mich zu einer hohen Kunst der Kommunikation geworden. Ich habe Sex zwar schon immer genossen, aber jetzt geht alles viel mehr in die Tiefe. Das hat wohl mit der Fähigkeit zu tun, sich physisch und seelisch zu verständigen. Ich bin zwar früher auch schon dahin gekommen, aber auf diesem Weg ist es dauerhaft.

MW: Betrachten wir die Sache im einzelnen. Handelt es sich lediglich um eine gesteigerte Intensität rein körperlicher Art?

Schülerin: Der Liebesakt ist viel intensiver, wärmer, er dauert länger. Und ich glaube, die Tatsache, daß er länger andauert, ist ein ganz wichtiger Bestandteil dieser neuen Intensität. Ich kann dabei einen Ganzkörperorgasmus erleben, und mein gesamter Körper ist dabei sexuell erregt. Auch das habe ich früher gelegentlich erlebt, aber inzwischen kommt es viel häufiger vor. Ich kann den Orgasmus eine ganze Zeit beibehalten. Die Orgasmen dauern länger, manchmal sogar mehrere Minuten lang. Früher waren es dagegen immer nur wenige Sekunden. Inzwischen erfahre ich ganz verschiedene Arten des Orgasmus, was ich früher nie erlebt habe.

MW: Um welche verschiedenen Arten des Orgasmus handelt es sich dabei?

Schülerin: Jeder Orgasmus ist anders. Es gibt richtig sanfte, weiche Orgasmen, aber auch intensive, kraftvolle. Sie können an verschiedenen Körperstellen auftreten, sei es im Gehirn oder in den Geschlechtsorganen. Ich habe auch Heilungen damit versucht, und es funktioniert tatsächlich. Mehrere Male habe ich beim Orgasmus die Energie in die geschwächten Organe gelenkt, aber ich muß sagen, daß es wirkungsvoller ist, wenn man den Orgasmus zurückbehält und dann die Energie an die betroffene Stelle führt. Ich habe auch einen Trick herausgefunden, mit dem ich einen Orgasmus ausdehnen und intensivieren kann. Dazu muß man den Orgasmus etwa bis zur Hälfte zulassen, um ihn dann zurückzuhalten.

MW: Sie können also Ovar-Kung Fu einsetzen, wenn Sie sich bereits im Orgasmus befinden?

Schülerin: Ja, das kann ich. Es ist, als würde man sich zurückziehen, doch weil man ja schon mittendrin ist, wird er fortgesetzt und verlängert, um wirklich lange anzuhalten. Ich falle also nicht aus dem Orgasmus heraus, sondern verlängere ihn erheblich. Dabei lenke ich die Energie meine Wirbelsäule empor. Ich praktiziere eigentlich nicht die Muskelkontraktionen des Großen Emporziehens dabei, sondern verenge die Scheidenmuskulatur und drücke das Becken nach hinten. Dabei wird die Wirbelsäule leicht gebogen, so daß der Rücken etwas gerundet ist.

MW: Was Ihren Orgasmus also verlängert?

Schülerin: Ja, ungeheuer.

MW: Meinen Sie, daß die Energie leichter nach oben steigt, weil der Rücken etwas gebogen ist?

Schülerin: Wahrscheinlich. Ich weiß zwar nicht genau, auf welche Weise die Energie nach oben gezogen wird, ich habe diese Technik ja erst kennengelernt, als ich versuchte, meinem Partner dabei zu helfen, seinen Orgasmus zu vermeiden. Denn wenn ich im Begriff bin, einen Orgasmus zu bekommen, löst das auch bei ihm einen aus, und das will ich nicht. Wenn ich also spüre, daß ich kurz vor einem Orgasmus stehe und seinen auch kommen fühle, ziehe ich mich zurück. Ich ziehe sein Glied aus meiner Scheide und leite meine Energie nach oben. Und dabei habe ich festgestellt, daß es den Orgasmus in mir verlängert.

MW: Das heißt also, daß Sie einen Orgasmus ohne ihn haben, also eher für sich?

Schülerin: Ja, ich versuche nicht, ihn mit hineinzuziehen. Zu anderen Zeiten, wenn er die völlige Beherrschung über sich hat, bleiben wir zusammen, und das ist dann wirklich wunderbar.

MW: Wie reagieren andere Frauen auf Ovar-Kung Fu?

Schülerin: Im allgemeinen mögen sie diese Praktik sehr. Die meisten Frauen, mit denen ich gesprochen habe, meinen, daß sie das Ganze eigentlich schon längst kennen würden.

MW: Das habe ich auch oft gehört. Ist das wirklich eine weitverbreitete Reaktion?

Schülerin: Ehrlich gesagt, glaube ich, daß es nur wenige Frauen gibt, die diese Praktiken wirklich mit Partnern geübt haben. Einige der Frauen praktizieren sie zwar, aber ich persönlich kenne nur eine einzige, die es mit einem Partner getan hat. Insofern kann ich eigentlich nur über meine ureigenste Erfahrung sprechen, es gibt einfach zu wenig Frauen, die das gleiche tun.

MW: Haben Sie bei der Sexualität jemals eine Energiesteigerung verspürt, eine hochgepolte Schwingung?

Schülerin: Ja, manchmal habe ich nach einem Orgasmus das

Gefühl, unter Wasser zu stehen. Dann sehe ich alles ganz anders, und in meinen Ohren ertönt ein Summen. Das ist mir auch schon nach ganz intensiver Meditation passiert.

MW: Inwieweit hat Ovar-Kung Fu Ihren Alltag verändert?

Schülerin: Ich bin einfühlsamer geworden, was meinen Partner angeht, und auch meine eigene Energie spüre ich jetzt viel deutlicher. Es hat bei mir zu einer vertieften Zärtlichkeit geführt, und ich glaube, daß von daher auch das Bedürfnis kommt, die eigene Energie zu bewahren. Es ist einfach etwas Kostbares, sie zu bewahren und weiterzuentwickeln. Ich glaube, daß man dadurch eine ganz bestimmte Schwingung in die Welt setzt und daß andere Menschen dadurch auf gleiche Weise auf einen reagieren.

MW: Was ist denn für Sie der Unterschied zwischen Energie und Liebe? Ist eine gesteigerte Körperintensität denn dasselbe wie eine intensivierte Liebe?

Schülerin: Nein, das ist nichts rein Körperliches, es fühlt sich eher seelisch an. Man erschafft dadurch eine liebevolle Beziehung zueinander. Die Sexualität ist dabei das Vehikel, durch das die Harmonie erreicht wird. Die taoistischen Methoden machen die Gefühle intensiver, ja eigentlich alles viel intensiver. Es ist schon vorgekommen, daß wir beide mitten im Liebesakt in Tränen ausgebrochen sind, weil es so überwältigend war. Diese Zärtlichkeit, diese Einheit! Nein, es ist wirklich etwas, das über das rein Körperliche weit hinausgeht!

MW: Glauben Sie, daß Sie zwischen den Yin- und Yang-Energien auf allen Ebenen zu unterscheiden gelernt haben?

Schülerin: Ich bezeichne sie zwar selbst nicht als Yin und Yang, aber ich spüre deutlich, wie diese Hitze meine Wirbelsäule emporsteigt, und das verändert mich. Dadurch fühle ich mich mehr als Frau. Aber ich könnte das nicht in einer Gefühlsbegrifflichkeit ausdrücken, deshalb spreche ich lieber von einer ganz besonderen Energie. Es ist, als würde man das Feuer im eigenen Inneren entfachen, um damit zu verschmelzen.

MW: Was ist denn der Unterschied zwischen diesem Chi-Austausch und Liebe?

Schülerin: Es ist ein Weg, um Liebe miteinander zu teilen. Ein

Weg, Energien miteinander auszutauschen, zu teilen. Es entsteht dadurch eine gesteigerte Polarität. Ich fühle mich dadurch ernährt, es ist wie eine Nahrungsaufnahme. Ich erhalte Yang-Energie, und heiße Yang-Energie ermöglicht es mir daraufhin, noch mehr Yin hervorzubringen. Ich werde ausgeglichener, was ich auch schon früher gelegentlich erlebt habe, aber nie jedesmal erreichen konnte. Und außerdem war es früher nicht so intensiv.

MW: Hat diese Erfahrung Ihr Verlangen nach dem Liebesakt gesteigert?

Schülerin: Ja, das Verlangen ist dadurch gesteigert worden, aber ich fühle mich auch ohne Liebesakt gut. Ich fühle mich so befriedigt, daß der Liebesakt selbst keine unabdingbare Forderung mehr darstellt. Und da der Ovar-Kung Fu es mir ermöglicht, meine Sexualenergie nach oben zu leiten, sie zu transformieren, werde ich auch nicht mehr halb wahnsinnig, wenn ich mal sexuell stark erregt bin, mein Partner aber nicht. Doch wenn sich die Gelegenheit bietet, nehme ich sie sehr gerne wahr.

MW: Haben Sie jemals das Gefühl gehabt, daß Ihr Partner mehr darauf bedacht war, seine Energie einzubehalten, als wirklich Sie zu lieben? Hatten Sie das Gefühl, daß Ihr Lieben dadurch beeinträchtigt wurde?

Schülerin: Nein, niemals. Im Gegenteil, das Lieben ist dadurch nur gesteigert worden. Manchmal ist es natürlich frustrierend, wenn es nicht richtig funktioniert, aber ich hoffe darauf, daß es immer besser und besser wird.

10. Kapitel

Die sieben spirituellen Stufen der Entwicklung der Sexualenergie

Es gibt viele Möglichkeiten, seine Sexualkraft mit einem Partner auszutauschen oder die eigene Samenkraft aufzunehmen und umzuwandeln. Jeder Mensch kann sich nur von seiner jeweiligen Entwicklungsstufe aus weiterentwickeln. Natürlich gibt es noch höhere, rein spirituelle Ebenen der Bewußtseinstransformation als die in diesem Buch gelehrten Anfängertechniken. Solange man jedoch nicht fähig ist, seinen Geschlechtstrieb vollkommen zu beherrschen, können diese Ebenen nicht verstanden werden. Schon viele Yogis, Gurus und Meister aus dem Osten sind in den Westen gekommen in dem Glauben, die vollkommene Erleuchtung zu haben. Sie mußten schon bald feststellen, daß sie noch nicht einmal ihre Sexualität unter Kontrolle hatten. Sie hatten ihre sexuellen Begierden einfach unterdrückt, während sie ihre höheren geistigen Zentren weiterentwickelten. Manche mögen ihr Ziel zwar wirklich erreicht haben, sind dann aber in die Fallen ihrer eigenen religiös oder kulturell bedingten sexuellen Tabus gelaufen.

Die östliche Kultur wird noch immer von starken religiösen oder familiären Zwängen beherrscht, die der Versuchung, außerehelichen Geschlechtsverkehr zu pflegen, einen Riegel vorschieben. Jeder angehende Yogi oder spirituelle Lehrer, der dabei entdeckt würde, würde seine «Karriere» ruinieren, weil von ihm erwartet wird, daß er seinen Geschlechtstrieb überwunden hat. In dem völlig anderen Klima sexueller Freiheit im Westen erwachen die sexuellen Begierden dann um so stärker und werden zu Stolpersteinen auf dem spirituellen Weg.

Andere spirituelle Lehrer nehmen eine äußerst kritische Haltung gegenüber «niederen» Versuchen ein, die Sexualenergie mit körperlichen Techniken zu transformieren, wie sie etwa im Tao Yoga der Liebe gelehrt werden. Sie übersehen freilich, daß der Mensch nun einmal Mensch ist und auch auf dem spirituellen Pfad Fehler macht. Das Bedürfnis nach Nahrung und Sexualität ist zu tief in der menschlichen Natur verwurzelt, um es über Nacht einfach auszumerzen. Gelingt es dem Menschen dagegen, sich in seinem Inneren nach und nach zu verändern, werden sich sein Denken und Tun allmählich seinem inneren geistigen Wesen anpassen. Das ist auch das Grundprinzip der Höherentwicklung der Chi-Energie. Man kann es mit einem jungen Baum vergleichen, der neben einem alten steht: Der junge Baum ist biegsam, der alte Baum dagegen nicht. Die Sexualessenz, das Ching Chi, stellt unseren eigenen inneren Jungbrunnen dar, den Saft, der durch den jungen Baum strömt. Wird diese Kraft bewahrt und in einen Kreislauf gebracht, wirkt sie verjüngend. Geist, Körper und Seele werden wieder beweglich und gefügig; die spirituelle Entwicklung setzt mit Anmut und ohne Verkrampfung ein. Ist der Saft dagegen eingetrocknet, wird man arthritisch und krumm, so daß einem der Weg Schmerzen und Beschwerden bereitet.

Die Zweifache Höherentwicklung – ein «Pfad der Linken Hand»?

Mancher spirituell engagierte Mensch wird vor der taoistischen Praktik der Höherentwicklung der Sexualenergie zurückschrekken und ihre Anhänger beschuldigen, den «Pfad der Linken Hand» zu beschreiten. Darunter verstehen sie eine Methode, bei der Mann und Frau in sexueller Vereinigung meditieren. Das erscheint ihnen suspekt, befleckt und irgendwie unreiner als eine Meditations- oder Gebetstechnik, die nicht bewußt sexuelle Energien benutzt. Beim «Pfad der Rechten Hand» leistet man ein Keuschheitsgelübde.

Die Sexualität an sich ist spirituell keineswegs unerwünscht. Ohne sie wäre schließlich kein einziger Heiliger zur Welt gekommen. Wie bei jeder spirituellen Praktik ist auch bei der Zweifachen Höherentwicklung die Reinheit der Absichten von größter Wichtigkeit. Will jemand einen anderen damit beeinflussen oder beherrschen, kann diese Praktik zu einer «schwarzen» werden. Der wesentliche Punkt ist, ob man damit versucht, in den Willen eines anderen einzugreifen, sei es zu seinem «Besten» oder Schaden. Jede mit subtiler Energie geladene Manipulation oder Einmischung ist eine Form der schwarzen Magie, außer, der andere hat aus freien Stücken um Hilfe oder Liebe gebeten und seinem Wunsch Ausdruck gegeben, diese auch anzunehmen.

Abgesehen davon braucht man die Sexualität nicht zu fürchten. Sie ist Teil von uns, wir werden mit ihr (und durch sie) geboren, und wir sterben mit ihr; sie verleiht der menschlichen Liebe Wärme und Kraft, sie ist mit den gleichen polaren Kräften geladen wie das ganze übrige Universum auch. Es gibt Tao Meister, die diese Methode der Energieverfeinerung «Weiße Magie» nennen, weil sie den Menschen lehrt, wie er durch das Herstellen des Gleichgewichts von Yin und Yang zu einer wirklich reinen Polarität findet. Selbst der Name meines eigenen Meisters, der sich nach dem heiligen Berg in China, auf dem er lebt, «Weiße Wolke» nennt, spiegelt diese Lehre wider. Es gibt auch andere, sehr wirkungsvolle Wege, die sich stärker der Yang- oder der Yin-Energie zuwenden, doch sind sie meiner Meinung nach riskanter. Manche Leute kritisieren den Umgang mit Sexualität als «roten Yoga», doch verwechseln sie diese Farbe mit der Feuerenergie der Leidenschaft. Bei der Zweifachen Höherentwicklung mischt man Weiß und Rot zu gleichen Teilen, den Samen des Mannes mit dem Blut der Frau, den Geist mit dem Trieb, den Ur-Mann mit der Ur-Frau, das Yang mit dem Yin. Durch einen alchemistischen Prozeß wird daraus eine neutrale Essenz destilliert, ein kostbares Elixier ohne eigene Farbe, das die Kraft enthält, die Seele in einen unsterblichen Geist mit einem unsterblichen Körper zu transmutieren. Dieses Elixier besteht aus verfeinertem Chi, Ching und Geist. Aber zu seiner richtigen Zubereitung braucht es Jahre.

Kein Heiliger, Guru oder König wird ohne Fortpflanzungsorgane geboren. Jeder als Mann Geborene muß die männlichen Stadien sexueller Entwicklung durchlaufen. Wie schnell er dies tut, und welche Methoden er dabei anwendet, mag unterschiedlich sein, doch wird ein jeder sexuelle Erregung, Erektion und Ejakulation erleben. Bringt er dieses weltliche Stadium schnell hinter sich, wird er vielleicht zu einem Mönch, einem Heiligen, einem Meister oder einem Guru. Vielleicht zieht er es aber auch vor, ein ganz «gewöhnlicher» weltlicher Mann zu bleiben.

Viele Tao Meister arbeiten in der Stille, ohne sonderlich aufzufallen. Wenn man ihnen begegnet, wird man nichts Ungewöhnliches an ihnen entdecken, es sei denn, man ist bewußt und sensitiv genug, um die heitere Gelassenheit zu spüren, die sie umgibt. Ihre Energie ist wie eine sanfte Brise, die leise durch den Raum zieht und jeden auf ganz besondere Art berührt.

Bei der taoistischen Methode der Energieentwicklung meditieren Mann und Frau gemeinsam. Sie benutzen den natürlichen menschlichen Geschlechtstrieb als Brücke zu einem höheren Bewußtsein. Der Taoismus bietet die Techniken, mit denen ein Mensch seine sexuellen Triebe meistern kann, so daß er die Freiheit erhält, selbst zu entscheiden, wie er leben will. Als Alternative dazu kann er ein Sklave seiner animalischen Instinkte oder sexuellen Frustrationen bleiben. Man kann sie noch so tief in seinem Inneren begraben – eines Tages brechen sie hervor, wenn man sich ihrer nicht annimmt.

Der «Pfad der Linken Hand» und der «Pfad der Rechten Hand»

Selbst jene Taoisten, die der Zweifachen Höherentwicklung skeptisch gegenüberstanden und strikte Enthaltsamkeit bevorzugten, taten dies keineswegs, weil sie Frauen oder Sexualenergie als etwas Schmutziges, Unreines oder Böses angesehen hätten. In China wurde die Yin-Essenz der Frau schon immer wegen ihrer Kraft und ihres harmonisierenden Einflusses geschätzt. Die Zweifel an der Praktik des Energieaustauschs beim Liebesakt hatten andere Gründe: Mancher Meister hegte Bedenken, ob es dem Adepten gelingen würde, über die sinnlichen und emotionalen Freuden der Sexualität hinauszugelangen, um das höchste spirituelle Bewußtsein anzustreben.

Die Gefahr besteht tatsächlich, die emotionale Bindung an den Liebespartner mit der Einstimmung auf die höhere, subtile Vereinigung von Yin und Yang zu verwechseln. Ich glaube zwar, daß die meisten Menschen dieser Phase nicht entgehen können, daß sie aber mit der Zeit und durch beständiges Verfeinern der eigenen Energie, durch Meditation, Tai Chi und verwandte Praktiken, darüber hinauswachsen werden. Das heißt nun nicht, daß man ein Leben ohne jedes Gefühl führen sollte. Es bedeutet vielmehr, die Gefühle im Gleichgewicht zu halten und die auftauchenden Emotionen positiv zu nutzen, indem ihre Kraft in den Prozeß der Chi-Kultivierung geleitet wird. Es ist viel gefährlicher, sich zum Zölibat zu zwingen, solange man noch nicht wirklich bereit dafür ist. Man weiß sonst nie, ob man die eigenen sexuellen Begierden und Gefühle wirklich gemeistert hat oder ihnen nur ausweicht oder sie anderweitig unterdrückt.

Ein zu früher Eintritt ins Zölibat kann sehr störend wirken. Es kann leicht geschehen, daß man mehr sexuelle Kraft aufbaut, als man während der Meditation ins Gleichgewicht bringen kann. Vielleicht hat man den inneren Willen, sich sexuellen Beziehungen zu Frauen zu widersetzen; doch wenn die Seele weiter in Träumen oder Gedanken dorthin wandert, verliert man nur Energie und Konzentration und Aufmerksamkeit. Aus diesem Grund braucht der Mann die Frau. Er mag noch so viele Schwierigkeiten haben, mit ihr zu einem Gleichgewicht zu finden, doch schon ihre bloße Anwesenheit gewährt ihm einen gewissen urgründigen Seelenfrieden.

In diesem Sinne stellt die Zweifache Höherentwicklung den sichersten Pfad dar, weil sie nichts unberücksichtigt läßt. Man hat einen Gefährten auf der langen Lebensreise, was sie viel angenehmer macht. Und wer diese Reise genießt, bleibt mit größerer Sicherheit auf diesem Pfad als jemand, der sich zu einem strengen Programm der Selbstverleugnung zwingt. Ein mit Yin-Essenz gefülltes Frauenherz ist wunderschön, akzeptieren Sie es. Betrachten Sie beide Ihre Beziehung als mikrokosmisches Abbild des Universums. Dieses Abbild wird als Spiegel dienen und eine bestimmte spirituelle Wahrheit widerspiegeln.

Die Resonanz durch den Partner ist äußerst wertvoll. Darum arbeiteten viele Taoisten auch in Zweiergemeinschaften, die keineswegs immer nur aus Liebenden bestanden. Jede Beziehung zu einem anderen Menschen bietet wertvolle Unterstützung und Resonanz.

Bei der Pflege des «Pfades der Rechten Hand» benutzt man seinen Geist und seinen Körper als mikrokosmisches Abbild des Universums. Das Zölibat kann das Leben vereinfachen, es weniger kompliziert und verworren machen, auch die Grenzen des eigenen individuellen Bewußtseins werden schärfer definiert. Die so eingesparte Energie kann zu schnellem Fortschritt in der Meditation führen. Wenn man nicht umsichtig vorgeht, kann allerdings eine gewisse Sterilität entstehen, die Illusion einer makellosen Innenwelt, welche die Wirklichkeit der Außenwelt negiert.

Dieser Zustand läßt sich mit einer Kristallkugel vergleichen, aus der heraus man die Welt betrachtet, ohne sie wirklich zu erleben und ohne in Harmonie mit ihr zu gelangen. So geht man seinen eigentlichen Lebensverpflichtungen aus dem Weg, weil man sich fälschlicherweise einbildet, durch seine spirituellen Errungenschaften über der Welt zu stehen. Gehören Sie dazu, sind Sie vielleicht auch in die übliche Falle gelaufen, zuviel Energie in Ihren Kopf gelenkt zu haben, ohne in wirklichem Kontakt zum Körper und zu den fünf Ur-Elementen geblieben zu sein.

Wenn man sich die eigene Integrität, das Gleichgewicht von Körper, Geist und Seele bewahrt, gibt es nichts auf der Welt, was man zu fürchten hätte, auch nicht die Frau. Zwar mag die Yin-Energie der Frau gelegentlich recht andersartig oder beunruhigend wirken, doch gleichzeitig ist sie für den Mann eine Herausforderung: sie aufzunehmen und zu nutzen, um selbst zu wachsen und auch die Partnerin durch Erhöhung ihres Yang ins Gleichgewicht zu bringen. Spirituelle Männer, die Frauen meiden, weil sie Angst haben, sie könnten sich an sie binden oder von ihnen verunreinigt werden, versuchen lediglich, ein ichbezogenes männliches spirituelles Ego zu schützen. Sie fürchten, daß sie der Macht, die eine Frau auf sie ausübt, nicht gewachsen sein könnten. Das heißt, den Fluß des Tao zu blockieren. Das ist ebenso irrational wie die Angst vor dem Wasser. Sicherlich kann man im Wasser ertrinken, wenn man z. B. mitten im Meer aus einem Boot fällt, doch deshalb wird man sich nicht weigern, Wasser zu trinken. Alles ist eine Frage des Gleichgewichts, der Harmonie zwischen den fünf feinstofflichen Elementen. Dieses Gleichgewicht läßt sich leichter erschaffen, wenn man erst einmal gelernt hat, seinen eigenen Samenfluß zu beherrschen. Wenn Sie dann, bildlich gesprochen, den Boden jeden Tag mit der Wasser-Essenz der Frau und Ihrer eigenen Samenessenz tränken, werden Sie bald einen blühenden Garten haben, an dem sich beide erfreuen können.

Ein Beispiel zur Methode des «Pfades der Rechten Hand»

Vielleicht möchten Sie eine Übung für den «Pfad der Rechten Hand» ausprobieren. Gehen Sie früh zu Bett, und sorgen Sie dafür, daß Sie in den frühen Morgenstunden aufwachen, irgendwann zwischen Mitternacht und 6.30 Uhr. Oft kommt es zu dieser Zeit zu einer spontanen Erektion; sollte dies nicht der Fall sein, können Sie mühelos eine herbeiführen. Haben Sie die Erektion erreicht, so nehmen Sie die empfohlene Liegestellung auf der rechten Seite ein.

Führen Sie das Große Emporziehen 9-, 18- oder 36mal aus, je nachdem, wie lange es dauert, bis die Erektion abflaut. Führen Sie die Kraft dabei jedesmal zum Kopf. Ist dieser mit Energie aufgefüllt, lassen Sie die Kraft nacheinander ins Herz, in den Solarplexus und in den Nabel hinabströmen. Von dort gelangt sie in den Hui-Yin und steigt erneut zum Kopf empor, somit den Kreislauf schließend. Diese Technik wirkt sehr kräftigend. Sie kann jede Nacht durchgeführt werden, mit wachsender Wirkung.

Meiner Erfahrung nach hilft diese Übung auch sehr gut bei Prostata-Beschwerden, weil unnötiger Druck, der diese Drüse reizt und anschwellen läßt, buchstäblich weggezogen wird.

Außerdem hilft sie, die Energiebahnen im Körper zu öffnen, wodurch man durchlässiger und empfänglicher sowohl für die Energie des Partners als auch für alle anderen Energiequellen im Leben wird.

Manche Meister halten die Energien, die mit dem Geschlechtsakt verbunden sind, für schmutzig, unrechtschaffen und irgendwie «unrein». Bereitet Ihnen das Sorgen, denken Sie daran, daß gerade die Mittagsstunde als die reinste Zeit des Tages gilt, weil sich in diesem Moment Yang zu Yin wandelt. Und beachten Sie, daß die Kraft, die man erringt, sich mit dem Geld vergleichen läßt, welches man verdient: Manche Menschen verdienen es leicht in hochstehenden Positionen, während andere dafür körperlich hart arbeiten müssen, bei der Müllabfuhr, als Lastwagenfahrer oder Fensterputzer. Doch alle verdienen das gleiche Geld. Kann man daraus schließen, wer von diesen Menschen rechtschaffener ist? Es kommt nicht auf das Geld an, das man verdient, sondern darauf, wie man es ausgibt. Der Taoist gibt seine Energie aus, um sich selbst und andere bis zur höchstmöglichen Stufe weiterzuentwickeln, und dabei bedient er sich der Linken Hand, der Rechten Hand und der Nicht-Hand.

Der Tao-Pfad der Nicht-Hand

Die taoistische Lehre von den drei Stufen der Erleuchtung und dem höchsten Ziel, der Unsterblichkeit, geht über das in diesem Buch Geschilderte weit hinaus. In meinen Meditationskursen versuche ich, den taoistischen Weg zur absoluten Freiheit des Menschen zu zeigen. Wir Taoisten kennen eine Vielzahl geheimer Techniken, um zu unserem reinen Sein zu finden. Beim Eisenhemd Chi Kung z. B. lehre ich eine Technik des Gewichthebens mit dem männlichen Geschlechtsorgan, mit der große Mengen an Samenenergie geradewegs in Kopf und Körper gepumpt werden können. In China oder Indien sitzt man sein ganzes Leben zu Füßen eines Meisters, bevor er einem dieses Geheimnis anvertraut. Ich habe keine Geheimnisse zu hüten, ich

Abbildung 34
DER TAO-PFAD DER NICHT-HAND

Die Energien von Yin und Yang sind im Gleichgewicht.

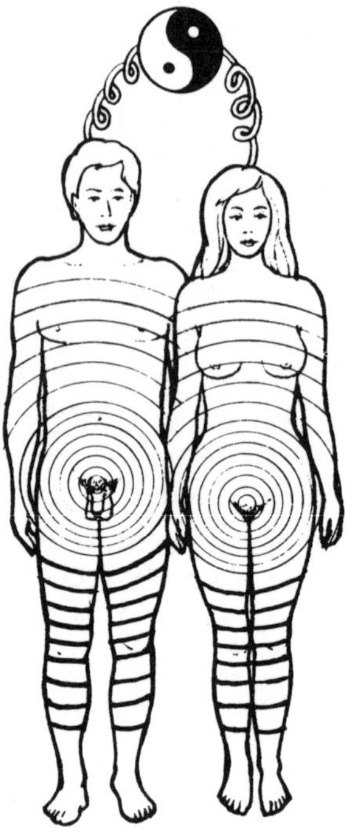

möchte lieber an andere Menschen weitergeben, was ich selbst gelernt habe. Das einzige Problem besteht darin, Schüler zu finden, die genügend Geduld und Selbstdisziplin aufbringen, um das Gelehrte auch anzuwenden.

Durch Eisenhemd Chi Kung wird die Stabilität unserer Lebensenergie verstärkt, indem man sie tiefer in der Erde verwurzelt und das Chi in die Faszien, Knochen und Hohlräume des Körpers einlagert. In der «Kleinen Erleuchtung» oder «Kan und Li» lehre ich die esoterische Praktik der Steigerung der Yin- und Yang-Kräfte im Körper und das «Empordampfen» der gespeicherten Chi- und Ching-Energie in verfeinerterer Form ins Herz und in den Kopf. Bei der «Großen Erleuchtung» lernt der Schüler, Yin- und Yang-Energie aus Quellen außerhalb des eigenen Körpers – von Erde, Sonne und Mond – aufzunehmen und diese in einem alchemistischen Prozeß der Verfeinerung «emporzudampfen». Doch bevor man nicht gelernt hat, die eigene schöpferische Sexualenergie zu meistern, läßt sich nicht einmal davon träumen, die subtilen Sphären des restlichen Universums beherrschen zu wollen. Sonst verbringt man sein ganzes Leben damit, illusionären Kräften oder einem falschen Gefühl der Einheit nachzujagen, die entweder im Alter oder auf dem Sterbebett verschwinden werden, wenn man erkennen muß, daß man seine Träume nicht in das Leben nach dem Tod mit hinübernehmen kann.

Die taoistische Tradition lehrt, daß die Transformation der Körperenergie bestimmten Stufen folgt: Zuerst wird die Samenenergie in den warmen Strom des Kleinen Energiekreislaufs hineingeleitet. Der warme Strom wird in geistige Kraft umgewandelt, und diese Kraft oder «Seele» wird schließlich in die höchste Manifestationsform transformiert, den reinen Geist. Wird dieser Geist in einem Unsterblichen Körper verkörpert, so gewinnt er dadurch die Freiheit, beliebig auf verschiedenen spirituellen Ebenen zu agieren. Dieser Schritt führt noch über das Bewußtsein des kosmischen Einsseins hinaus.

Ein Mensch, der die taoistische Lehre der Energieverfeinerung befolgt, wird ein steigendes Bewußtsein für das Einssein aller Lebewesen entwickeln. Er weiß, daß die Kraft anderer in ihn hineinströmt und wieder zu ihnen zurückkehrt. Wo immer Leben ist, dort strömt auch die Kraft. Er versteht diese Wahrheit, weil er sie in seinem eigenen Körper erfährt. Vom anderen zu nehmen bedeutet, von sich selbst zu nehmen, weil man selbst der andere ist. Den Strom eines anderen zu beschmutzen heißt, seinen eigenen zu verunreinigen: Es gibt nur einen einzigen Strom der Schöpfung, und das ist der Strom des Lebens.

Aus diesem Grund biete ich Ihnen eine ganze Reihe von Methoden an, aus denen Sie Ihre Auswahl treffen können, um ohne Forcierung und Gewaltanwendung Fortschritte zu erzielen. Es ist ratsam, eine Stufe nach der anderen zu bearbeiten.

Auch die Meister haben mit den unteren Stufen begonnen und sich dann nach und nach an die fortgeschritteneren Techniken gewagt.

Es ist falsch zu glauben, der Gebrauch der menschlichen Sexualenergie auf der körperlichen Ebene sei ein «unreiner» Pfad, denn in Wirklichkeit ist dies ein Pfad, den jeder Mensch beschreiten muß. Wenn man mit dem Pfad der Linken Hand beginnt, wird man eines Tages zum Pfad der Rechten Hand vorstoßen, um schließlich den Pfad der Nicht-Hand zu erreichen. Doch lassen sich die höchsten Stufen nicht verwirklichen, bevor man nicht Stufe um Stufe die Leiter von unten nach oben erklommen hat und dabei mit beiden Händen die Sprossen fest packt. Beim Aufstieg dient sowohl die rechte als auch die linke Hand zur Stabilisierung des Gleichgewichts, und man läßt erst los, nachdem man oben angekommen ist. Dann hat man festen Boden unter den Füßen, kann die Leiter fortstoßen und mit den «Nicht-Händen» dastehen, mit freien Händen, die nun tun können, was immer man als nächstes wählt, sei es, eine weitere Leiter zu erklimmen, oder dort zu bleiben, wo man ist.

In Wirklichkeit gibt es überhaupt keinen Pfad der Linken oder Rechten Hand, sondern nur die harmonische Verbindung von Yin und Yang in einer Vielzahl von Gestalten. Alles führt zu seinem eigenen Gegenteil: Sexualität führt zur Nicht-Sexualität; Einheit führt zur Zweiheit (der Zweiheit von Yin und Yang), Zweiheit wiederum zur Dreiheit, und All-Sein führt zum Nicht-Sein, zum Nichts (Wu Chi). Die Befolgung des Tao ist der Pfad der Nicht-Hand. Befolgt man das Prinzip der Nicht-Hand, wird das Leben völlig mühelos.

Im Tai Chi Chuan gibt es eine Stufe, die als die «Wunderbaren Hände» bezeichnet wird. Ein Anfänger des Tai Chi benutzt etwa 90% Yang-Energie, um seinen Körper zu bewegen. Ein Fortgeschrittener wird etwa 60% Yang und 40% Yin einsetzen, während ein Meister des «Wunderbare Hand Tai Chi» 50% Yin und 50% Yang benutzt. Ein Tao Meister erschafft in jedem Augenblick seines Lebens dasselbe Gleichgewicht. Der Tao Pfad der Nicht-Hand ist deswegen so wunderbar, weil er anmutig und mühelos ist, eben so, wie der Mensch sein Leben führen sollte.

Die sieben spirituellen Stufen der taoistischen Höherentwicklung der Sexualenergie

Erste Stufe: Die physische Beherrschung des Samenverlusts

Wie bei allen fünf ersten Stufen der taoistischen Energietransformation erfolgt auch die Beherrschung des Samenverlusts auf der «menschlichen Ebene» des Bewußtseins. Während des Liebesakts oder der Selbstbefriedigung wird der Samenfluß mit Hilfe der Finger unterbrochen. Dies verringert den Verlust der Vitalsäfte und erleichtert ihre Umverteilung an die Körperstellen, die ihrer bedürfen. Der Einsatz der Finger verhindert zwar das Ausstoßen des Samens, doch wird das Ching Chi noch nicht im Körper emporgeleitet. Es erfolgt ein normaler Orgasmus mit einem 60–70%igen Verlust an Samenenergie, der elektromagnetischen Energie, die durch die Bewegung der 2–500 Millionen Samenzellen erzeugt wird. Immerhin verbleibt der größte Teil des Samens im Körper, und die in ihm enthaltenen Hormone können reabsorbiert werden.

Der Körper spart Energie ein, weil er weniger Sperma zu produzieren braucht. Spürt er nämlich, daß noch Sperma vorhanden ist, reduziert er automatisch die Samenproduktion. Unmittelbar nach Anwendung dieser Methode des Außenverschlusses wird das Glied erschlaffen, und Mattigkeitsgefühle treten auf. Nach einer gewissen Zeit aber werden Gesundheit und körperliche Kraft zunehmen, und das Sexualleben erfährt Vertiefung und Intensivierung.

Zweite Stufe: Die physische und mentale Beherrschung des sexuellen Orgasmus

Diese Stufe verbindet die Technik des äußeren Fingerdrucks mit der inneren Verschlußtechnik des «Emporziehens des Nektars in die Goldene Blüte», dem sogenannten Großen Emporziehen.

Vor der Ejakulation drücken die Finger den Hui Yin, während gleichzeitig mit Hilfe des Großen Emporziehens Energie emporgelenkt wird, bevor sie aus dem Glied entweichen kann. Auf diese Weise bleibt der Verlust zwar geringer als auf der ersten Stufe, doch wird das Glied danach ebenfalls erschlaffen, und es kommt weiterhin zu einem normalen Orgasmus, der sich auf den Genitalbereich konzentriert.

Das Herstellen des Kleinen Energiekreislaufs bildet den Schlüssel zum Emporleiten der Energie, die dadurch nicht mehr aus dem Penis gedrängt wird. Gelingt es, die Energie ins Steißbein und Kreuzbein zu leiten, wird sie bei den meisten Menschen mühelos die Wirbelsäule emporströmen. Spürt man den Druck des Chi im Kopfbereich, so muß die Energie zum Nabel hinabgelenkt werden.

Dritte Stufe: Die geistige Beherrschung des Geschlechtstriebs und des Orgasmus

Nach einiger Übung des Großen Emporziehens gelingt es, die Ejakulation mit reiner Geisteskraft zu verhindern. Dann läßt sich auch das Große Emporziehen ohne körperliche Kraft durchführen, und der Übende lernt, mit seinem Orgasmus zu spielen. Gelegentlich mag es zu Samenverlusten kommen, doch wird die Beherrschung der physischen Ejakulation mit der Zeit wachsen und die Möglichkeit bieten, eine ganz andersartige, mit unbekannten Freuden verbundene Form des Orgasmus zu erfahren, den «Tal-Orgasmus».

Wird die Ejakulation rechtzeitig vermieden, ist man fähig, die Energie der Frau aufzunehmen, und es kann ein Energieaustausch stattfinden. Auf diese Weise verliert man die eine Energie, erhält dafür aber die andere. Der Mann verliert Yang-Energie und empfängt die für ihn notwendige Yin-Energie. Dieser Vorgang läßt sich mit einem Tauschhandel vergleichen: Während der Mann einen Überschuß an Yang besitzt, verfügt die Frau über ein Zuviel an Yin, so daß beide ihre Energien austauschen und jeder der Beteiligten das erhält, was er braucht. Diese Methode verlangt eine höhere Bewußtseinsstufe, gesteigerte Selbstkontrolle und den Abschied von der Gedankenerotik und sexuellen Vorstellungen. Die an den Liebespartner abgegebene Energie sollte als bewußtes Opfer am Altar des höheren Bewußtseins dargebracht werden.

Die dritte Stufe steht über der zweiten, weil der Geist in eine neue Beziehung zum Ching Chi getreten ist. Er hat begonnen, die Sexualessenz mit dem allgemeinen Chi zu einem einzigen, einsgewordenen Sein zu vereinen. Die rein geistige Methode führt zu ganz anderen Erfahrungen als die Methode des Fingerdrucks in Verbindung mit dem Großen Emporziehen. Durch das Große Emporziehen wird die überschüssige Kraft aus den Fortpflanzungsorganen in die höhergelegenen Körperzentren umgeleitet, wo sie zu weitaus größeren Aufgaben gespeichert wird. Dadurch wird die Sexualessenz zu einem Nährmittel des höherentwickelten Geistes.

Wird auf der dritten Stufe das Große Emporziehen angewandt, erfolgt bei jedem Mal eine Kraftsteigerung. Beim Liebesakt verhindert diese Methode die Ermüdung, so daß der Liebesakt so oft ausgeführt werden kann, wie man will. Allerdings braucht man sexuelle Begegnungen weniger häufig, weil jeder Liebesakt als derart befriedigend und erfüllend erfahren wird, daß man sich kräftiger fühlt, mehr Selbstbeherrschung hat und andere weltliche Begierden, die das Leben früher bestimmten, leichter überwindet.

Dennoch sollte sich der Lernende stets vor Augen halten, daß er seine zusätzliche Energie von einem anderen unvollkommenen Menschen bezieht. Aus diesem Grund muß er in der Lage sein, die Mängel dieser Person im eigenen Inneren zu überwinden. Auf dieser dritten Stufe müssen beide Partner viel Verständnis füreinander aufbringen und sich der Praktik voll und ganz verschreiben. Denn wenn einer der Partner der Arbeit distanziert gegenübersteht, wird der Energieaustausch empfindlich erschwert. Hat einer der beiden Sorgen oder ist er zornig, wird der andere diese psychischen Stimmungen ebenfalls in sich aufnehmen. Gelegentlich scheitert diese Methode, weil ein Partner unter persönlichen Problemen leidet. Dies muß als erstes überprüft und durch Meditation oder andere Therapien gelöst werden. Sonst nimmt der Partner diese Probleme in seinen eigenen Körper auf, wo sie als seelisches Gift wirksam werden.

Das Anwenden dieser Methode wäre ziemlich unfair, wenn sich die Partnerin traurig und niedergeschlagen, der Mann aber fröhlich und energiegeladen fühlt. Dann wird die Frau Glücksgefühle und Energie des Mannes aufnehmen, während dieser dafür ihre Niedergeschlagenheit und ihre Probleme aufsaugt. Nur bei sehr intensiver Hingabe an den anderen ist es möglich, ihn zu reinigen und ihm Hilfe bei der Bewältigung seiner inneren Probleme zu geben, indem man ihn auf einen höheren Weg führt. Darum sollte der Partner auch sehr sorgfältig ausgewählt werden, denn schließlich trinkt er buchstäblich die Lebensessenz dieses Menschen. Ist der Partner sehr vulgär, eitel oder eifersüchtig, wird auch der andere zu einem solchen Menschen werden, außer er setzt alle Kräfte seiner höheren Liebe und Hingabe ein, um diese niederen Impulse zum Verschwinden zu bringen.

Vierte Stufe: Energieaustausch ohne Sexualakt

Männern gelingt diese Übung leichter mit einer jungen Partnerin, die noch keine Kinder zur Welt gebracht hat und noch immer über große Vitalität verfügt, oder mit einer Frau, die durch Meditation ihr Chi deutlich verstärkt hat. Es handelt sich um eine Methode der Selbstheilung, die vor allem für (ältere) Menschen geeignet ist, die weniger Interesse an einem aktiven Geschlechtsleben haben, aber die verjüngenden Kräfte der Sexualenergien suchen. Der wohl bekannteste Praktikant dieser Stufe war zweifellos Mahatma Gandhi, der in aller Keuschheit seine achtzehnjährige Nichte nachts sein Bett mit ihm teilen ließ. Das spirituelle Feuer, das in Gandhi so leuchtend brannte, bedurfte des nährenden und kühlenden weiblichen Ching, doch war es ihm als hinduistischem Heiligen durch Kultur und Religion verboten, sexuelle Kontakte zu pflegen.

Im Mittelalter standen die dem ritterlichen Kodex verpflichteten Edelleute unter einem ähnlichen Zwang, ihre sexuellen Triebe zu einer Art spiritueller Romantik zu sublimieren. Der keusche Kuß einer Dame oder eine nichtsexuelle Umarmung mit liebevollem Augenkontakt – dergleichen wurde in den Gesängen der Troubadoure und in der Legende vom Heiligen Gral idealisiert, die ein eindeutiges Symbol für die Suche nach der reinen weiblichen Energie im Inneren eines jeden Ritters darstellte.

Heute eignet sich diese Methode auch für Situationen, wo befreundete Menschen ihren spirituellen Kontakt vertiefen oder einander heilen möchten, aufgrund von ehelichen Bindungen oder anderer Partnerverpflichtungen jedoch die Disharmonie einer sexuellen Affäre zu vermeiden trachten. Obwohl die taoistische Philosophie die Stabilität harmonischer Beziehungen hoch achtet, erkennt sie auch die Notwendigkeit spiritueller Freiheit an, persönliche Bedürfnisse ausgleichen und erfüllen zu können. Diese Methode gestattet ein weitaus breiteres Spektrum freiheitlicher Partnerbeziehungen, eines, das sich nicht auf die begrenzten Kategorien Liebhaber/Nicht-Liebhaber beschränkt. Sie ermöglicht die spirituelle Freundschaft, bei welcher der Austausch sexuell polarisierter Energie mit Anmut und ohne falsche Scham zugegeben und akzeptiert wird. Es ist ein zarter, wundervoller Weg für zwei Menschen, die ihre Energie gemeinsam weiterentwickeln möchten. Auch Ehepaare werden ihn vielleicht gehen wollen, um ihre Liebe zueinander zu vertiefen.

Diese Stufe eignet sich aber nur für Männer, die bereits die vorangegangenen drei Ebenen beherrschen und zu einem bestimmten Grad der spirituellen Selbsterkenntnis gelangt sind. Der Mann, der diesen Weg geht, hat erkannt, daß das, was er sucht, nicht in der äußeren Frau zu finden ist und auch nicht in ihrer Sinnlichkeit. Sein Chi strömt nicht nach außen zu seinen Sinnen, sondern es fließt nach innen in sein Zentrum. Er sucht die innere Frau in sich selbst und weiß, daß sich seine eigene Yin-Kraft besser entfalten kann, wenn sie durch die Gegenwart einer starken weiblichen Energie angeregt wird.

Zur Methode:

Liegen oder sitzen Sie mit dem Gesicht zum Partner. Physischer Kontakt durch Händehalten oder durch Umarmung ist nicht unbedingt erforderlich, doch sollte die Gegenwart des Partners Sie erregen. Konzentrieren Sie Ihre Aufmerksamkeit auf das subtile Energiefeld des Partners; Sie müssen die Aura des anderen «spüren». Zu Anfang nehmen Sie die Energie des Partners in Ihren Unteren Tan-Tien auf. Ziehen Sie die Kraft in den Kopf, öffnen Sie stufenweise die Bahn, damit mehr Energie einströmen kann. Auf einer fortgeschritteneren Stufe dieser Übung kann die Energie ohne Umwege direkt in Herz oder Kopf geleitet werden, doch muß sie gründlich verteilt werden, damit jedes Ungleichgewicht vermieden wird. Bei täglicher Übung werden Sie eine gewaltige Kraft erreichen, die zum großen Teil aus Ihrem eigenen Körper stammt. Es ist eine Yin-Kraft der Samenflüssigkeit, die weitaus reiner als jene der ersten und zweiten Stufe ist. Indem Sie diese neue Sensitivität in Ihrem Inneren entwickeln, können Sie Ihr eigenes spirituelles Wachstum und das Ihres Partners erheblich beschleunigen.

Fünfte Stufe: Jenseits des Sexus

Diese Stufe wird von hochdisziplinierten Taoistischen Yogis angestrebt. Zwar befindet man sich dabei noch immer auf der menschlichen Ebene, doch ist die Energie schon viel höher entwickelt als jene, die man nachts im Schlaf erlangt und die bereits einen großen Reinheitsgrad aufweist. Auf dieser Stufe erfolgt keinerlei sexuelle Reizung. Im Taoismus wird diese Methode als «Meditation der Lebensstunde» oder auch als «Stunde des Tsu» bezeichnet, weil sie zwischen 23 Uhr und 1 Uhr durchgeführt wird. Die Tao Meister wußten, daß die Kraft, die man aus dem eigenen Körper bezieht, für alle Zeiten im Körper verbleiben kann. Die von einem anderen Menschen aufgenommene Kraft dagegen wird nicht so lange in einem verweilen und läßt sich auch nicht so mühelos integrieren. Es ist einer Blutübertragung vergleichbar, bei der die fremden Zellen auch nur 24 Tage erhalten bleiben, um dann abzusterben. Ziel der esoterischen Sexualität ist es, die geheime Fähigkeit des Ausgleichens subtiler Yin- und Yang-Energien zu erlangen. Die Sexualität gehört nun einmal zu den tiefsitzendsten Gewohnheiten des Menschen. Also muß man stufenweise vorgehen und sein Verhalten langsam ändern. Schließlich erwartet man auch von einem Löwen nicht, daß er über Nacht seine Ernährung von Fleisch auf Gras umstellt. Je weiter man in dieser Praktik kommt, um so müheloser ändern sich die Gewohnheiten, ohne Zwang und Vorschriften von außen.

Nach dem Aufwachen erlebt der Mann häufig eine Erektion, weil der Schlaf den Körper mit Sexualessenz und mit der Lebenskraft Chi aufgefüllt hat. Es ist äußerst wichtig, zu diesem Zeitpunkt die Energie emporzuziehen, um ihre intensive und reine Kraft genießen zu können. Unterläßt man es, wird sie aus dem Körper entweichen. Viele Menschen sind dann versucht, sexuell tätig zu werden oder zu masturbieren, was nur zu großem Kraftverlust führt. Diese Stufe steht über den ersten vier, weil ohne menschlichen Partner auch jedes erotische Denken unterbleibt und man der ursprünglichen Leere des Tao näher ist. Auch der Penis erigiert durch seine eigene Kraft. Diese Technik wird im Taoismus als großes Geheimnis gehütet.

Sechste Stufe: Die Transformation der spirituellen Energie über den Geist und den Körper hinaus

Diese Stufe ist für Menschen gedacht, die durch Yoga, Meditation oder durch die taoistische Höherentwicklung des Chi bereits eine gewisse geistige Ausbildung erhalten haben. Viele glauben, einem rechtschaffenen oder heiligen Pfad zu folgen, indem sie sich von allem Weltlichen abwenden. Das führt häufig dazu, daß ehrgeizige Yogis versuchen, ihre sexuellen Gefühle völlig zu unterdrücken. In Wirklichkeit muß man sich aber zuerst mit dem eigenen Sexualtrieb auseinandergesetzt haben, bevor man die sechste Stufe wirklich meistern kann.

Auf dieser hohen spirituellen Stufe lernt der Mensch, Energie direkt und unmittelbar aus der universalen, alles durchdringenden Lebenskraft aufzunehmen. Zunächst muß der Schüler mehrere Jahre darauf verwenden, auf der menschlichen Ebene Kraft aufzunehmen, bis die Energie in seinem Körper, in seiner Seele und in seinem Geist – also Chi, Ching und Shien – bis zum Überlaufen voll ist (Stufen 1–5). Danach kann er sich dem großen Gebiet der Yin- und Yang-Energien jenseits des Körpers widmen und sein Chi dorthin projizieren, wo es am nützlichsten ist.

Viele Menschen versuchen ungeduldig, gleich zu den göttlichen Aspekten ihrer Natur vorzustoßen, ohne jedoch vorher ihre menschlichen und tierischen Eigenschaften und Bedingtheiten verstanden zu haben. Wie ein Weiser einmal sagte: «Es ist leicht, Gott zu erkennen, aber sehr schwer, ein Mensch zu sein.» Aus diesem Grund beginnen die Taoisten die Arbeit an sich selbst ganz unten am Fundament und betonen die Verwurzelung mit der Erde als Grundbedingung für das Herabholen der Kraft des Himmels.

Die Macht der Sexualenergie ist winzig, wenn man sie mit der Totalität der kosmischen Energie des Tao vergleicht. Doch für den Menschen ist die Sexualität außerordentlich machtvoll, eine Brücke zu den gewaltigen Kräften des Universums und der spirituellen Bereiche des Bewußtseins. Eines der am häufigsten anzutreffenden Hindernisse auf dem Weg zu erweitertem Bewußtsein ist die Vernachlässigung dieser Energie. Viele Menschen mögen zwar durch Meditation oder Vision einen zeitweiligen Einblick in dieses Reich erhalten, doch nur wenige von ihnen sind imstande, darin zu leben.

Die vitale Chi-Energie, die vorher dazu benutzt wurde, generative (Samen-)Kraft zu erzeugen, wird nun im Körper umgelenkt und auf direktem Weg in die höheren Energiezentren geleitet. Die Taoisten bezeichnen die Stufen dieses Prozesses als Kleine Erleuchtung. Ist sie gemeistert worden, wird der Körper durchlässig und empfänglich für die Energien des Himmels, ohne irgendeiner Zwischenstufe zu bedürfen. Er stellt die Produktion von Samenzellen ein.

Auf dieser höheren Stufe nehmen der Pai-Hui (Scheitel) und der Yin-Tang (drittes Auge) die universale Kraft auf, während der Yung-Chuan (am Fußballen) die Energie der Erde absorbiert. In diesem Stadium kann man mit der Morgen-, der Mittagssonne und dem Mond üben. Dies verleiht dem Adepten die reine, überbewußte Kraft des Universums, die mit der durch den Yin-Tang (drittes Auge) eindringenden Mond-Energie ins Gleichgewicht gebracht wird.

Die universale Energie ist derart unverarbeitet, daß der Körper sie erst transformieren und mit der eigenen Energie vermengen muß, damit sie auch auf menschlicher Ebene von Nutzen sein kann. Erlangt man diese Stufe, bedient man sich in immer geringerem Ausmaß der menschlichen Kraftquellen. Dies ist das Stadium, von dem an einige Tao Meister keine Nahrung mehr zu sich nehmen. Sie ziehen sich in die Reinheit der einsamen Berge zurück und ernähren sich durch Atmen von den subtilen Energien der Natur. Mein eigener Meister erlangte diese Stufe, wurde aber im Zweiten Weltkrieg durch die japanischen Bombenangriffe gezwungen, seine Bergzuflucht wieder zu verlassen.

Siebte Stufe: Die Vereinigung von Mensch und Tao

Diese Stufe wird von den Taoisten als «Unsterblichkeit» bezeichnet. Ich kann sie zwar nicht aus persönlicher Anschauung beschreiben, doch ist sie im tausendbändigen taoistischen Kanon sehr gut dokumentiert, wobei auch viele namentlich erwähnt werden, die dieses Stadium erreichten. Man kann an diese Unsterblichkeit glauben oder sie als Metapher für irgendeinen Zustand kosmischer Bewußtheit abtun. Doch sind die taoistischen Lehren in diesem Punkt völlig eindeutig: Es ist eine durchaus wörtliche, also keine rein symbolische Unsterblichkeit damit gemeint. Die höchste Schöpfung des Menschen ist die bewußte Erschaffung seiner selbst. Die Vereinigung mit dem Tao verlangt einen Akt völliger Neuerschaffung aus dem Ur-Chi oder Wu Chi.

Im Kapitel 18 findet sich eine noch ausführlichere Beschreibung der sieben höheren Meditationsformeln des Tao, die zu diesem Zustand der Göttlichkeit führen.

Alle sieben Stufen werden Sie nach und nach zu immer höheren spirituellen Ebenen führen, doch liegt es an Ihnen selbst zu entscheiden, wie weit Sie Ihre persönliche Evolution fortsetzen wollen. Ich kann Ihnen nicht empfehlen, welche Stufe am besten für Sie wäre. Niemand kann Ihnen vorschreiben, wie Sie Ihr Leben zu führen haben. Manche Menschen sind, so wird uns überliefert, mit der ersten und zweiten Stufe über hundert Jahre alt geworden. Andere sollen mit Hilfe der dritten und vierten Stufe gleich mehrere hundert Jahre alt geworden sein und dabei ein glückliches, vitales Leben geführt haben.

Wenn Sie noch jung sind und nach mehreren Partnern verlangen, sind die Stufen zwei bis vier für Sie vielleicht am geeignetsten. Sind Sie reifer geworden, wollen Sie vielleicht nur noch eine einzige Frau. Junge Männer wünschen sich oft eine möglichst schöne Ehefrau, doch nach einigen Jahren Ehe ist Schönheit nicht länger die wichtigste Eigenschaft der Frau. Oft kann ein einfaches Mädchen mit liebenswertem Charakter die sicherste Garantie für seelischen Frieden sein. Das hängt von Ihrem spirituellen Streben und Ihrer Reife- und Entwicklungsstufe ab.

Nachdem Sie dieses Buch gelesen haben, können Sie die Praktik des Sexual-Kung Fu natürlich auch wieder völlig aufgeben und weiterhin fröhlich ejakulieren wie ein Wasserfall. Doch wenn Ihnen daran gelegen sein sollte, Ihre Energie zu verfeinern, werden Sie sich von selbst weiterentwickeln und zu höheren spirituellen Stufen vorstoßen. Am schnellsten erreichen Sie Ihr Ziel, indem Sie sich mit ganzer Hingabe Ihrer spirituellen Entwicklung widmen. Sobald Sie aufhören, gegen Ihre eigene Natur anzukämpfen, die in ihrem Wesen mit der des Tao identisch ist, wird Ihnen alles mühelos erscheinen. Dann wird Ihr Gewahrsein der universalen feinstofflichen Energien auf natürliche Weise wachsen. Sie werden von allein Fortschritte machen, aus innerer Führung heraus und nicht, weil irgendeine Religion oder Philosophie es vorschreibt.

Der große chinesische Arzt Sun S'su-mo (581–682 n. Chr.), der berühmt für die Erfindung der Pockenimpfung war und 101 Jahre alt wurde, hat das Problem der Entwicklung in seiner

Rezeptur für die Herstellung des Unschätzbaren Goldes scharfsinnig formuliert:

> «In seiner Jugend versteht der Mensch das Tao nicht.
>
> In seinen mittleren Jahren erfährt er viel über das Tao, handelt aber nicht entsprechend.
>
> Ist er alt geworden, erkennt er die Wahrheit des Tao, ist aber zu schwach, um noch entsprechend zu handeln.»

11. Kapitel

Orgasmus und Wu Wei

von

Michael Winn

«Der Mann wird vom Chi der Frau erregt, und sein Jadestengel wird tätig. Die Frau wird vom Chi des Mannes erregt, und die Wasser hinter ihrem Geheimen Tor beginnen zu strömen. Diese Bewegungen sind das natürliche Ergebnis des universalen Yin und Yang. Sie lassen sich nicht vom menschlichen Willen allein nachahmen.»

Aus dem taoistischen Kanon

Im Laufe der Geschichte hat es einige Diskussionen über die Frage gegeben, ob die Frau über eine unendliche Menge Yin-Energie verfügt und folglich zu einer endlosen Zahl von Orgasmen fähig sei. Diese Auffassung vertreten die medizinischen taoistischen Texte aus dem 8. Jahrhundert, und sie empfehlen dem Mann aus diesem Grund, Frauen so viele Orgasmen zu bereiten wie möglich, um ein Maximum an Yin-Energie freizusetzen.

Die Energie der Frau ist lunarer Natur und folgt einem Monatszyklus. Sie verliert jeden Monat Energie durch die Menstruation. Andererseits wird sie auch monatlich von der Erdenergie erneuert, was ihr ein gewaltiges orgasmisches Potential verleiht. Doch können mehrfache Orgasmen sehr auslaugend wirken, je nach Art des Orgasmus und abhängig vom individuellen Energieniveau der Frau. Da sich die Geschlechtsorgane der Frau in ihrem Körperinneren befinden, ist es für sie weitaus leichter als für den Mann, die orgasmische Energie durch Umwandlung in die höheren Zentren zu leiten. Aus diesem Grund sind auch so viele Frauen, selbst ohne spirituellen Hintergrund, immer noch wesentlich spiritueller eingestellt als vergleichbar unwissende Männer. Die Männer stoßen einfach, ihrem Instinkt folgend, ihren Samen aus und verlieren damit seine subtilen Vorzüge.

Hat aber ein Mann begonnen, seinen Samen zu bewahren und höherzuentwickeln, kann er dies, hinreichende Disziplin vorausgesetzt, Tag und Nacht tun. Sein Körper wird die Samenproduktion beschleunigen. Das ermöglicht es dem Mann, sein Chi schneller zu verfeinern, als es die Frau vermag, die einem langsameren Monatszyklus unterworfen ist. Aus diesem Grund sind auch so viele Gurus und Meister männlichen Geschlechts. Darüber hinaus sind Frauen von Natur aus Yin, stehen somit der Leere näher als Männer und verspüren auch keinen solch starken Drang, ein expansives, yang-betontes Ziel wie die Verbreitung einer Lehre zu verfolgen. Die Frauen haben einen anderen Weg.

Doch ist es ebendiese Faszination der Frau und ihres Orgasmus, welche dem männlichen Adepten, sofern er sensibel genug ist, als innere Lehre dienen kann. Der weibliche Orgasmus ist eine inwendige Explosion – eine Implosion – ihrer Yin-Essenz. Beim Tal-Orgasmus kann der Mann diese implodierende Yin-Energie in seinen verschiedenen Tan-Tiens als Fusion, als eine Art Zusammenschmelzen erfahren. Das Yin steht für die Energie der Erde oder für die physische Materie. Beim Orgasmus der Frau vibriert und implodiert der ganze Körper. Wenn der Mann seine Energie mit der ihren in ein harmonisches Gleichgewicht bringt, eröffnet sich ihm damit eine neue, seiner bisherigen polar entgegengesetzte Erfahrung. Die Frau lehrt uns, daß man tief in die Erde, in den eigenen Körper eindringen muß, um in den Himmel emporgehoben zu werden. Diese Einweihung in eines der inneren Mysterien des Seins kann die Frau dem Mann schenken, doch bedarf sie dazu der männlichen Energie als Katalysator.

Liebende ohne esoterische Praxis und Anleitung können diesen Zustand der Verschmelzung manchmal erfahren, wenn sie in einer Art süßer Trance nach dem Liebesakt schwelgen und ihre Energien miteinander spontan zu einem Tal-Orgasmus verschmelzen. Dann spüren sie ihre Körper als durchsichtig, oder sie glauben zu schweben; alle Geräusche erhalten eine klingende, kristallene Klarheit, und auch die Farben im Zimmer wirken frisch, fast wie neu. Dies ist ein veränderter Bewußtseinszustand, in dem die Liebenden in Reinheit und Unmittelbarkeit die Ur-Einheit der Natur erkennen.

Das Ziel der taoistischen Höherentwicklung der Sexualenergie ist die Aufrechterhaltung und Intensivierung dieses Zustands, in dem das normale Gefühl der Trennung sich auflöst und in eine höhere Realität integriert wird. Der höhere Orgasmus von Geist und Körper führt uns auf magische Weise zum ursprünglichen Chi zurück, das überall vorhanden ist. Die reine Verschmelzung der subtilen Energien von Yin und Yang im Mikrokosmos unseres Körpers ruft uns in Erinnerung, daß dasselbe auch im Makrokosmos geschieht – daß Sonne, Mond, Erde und Milchstraße im wahrsten Sinne des Wortes sich lieben. Die Planeten ziehen einander mit gewaltigen elektromagnetischen und Gravitationsfeldern an, Sonnen und Quasare lassen heiße Yang-Ströme aus Licht und Strahlung hervorschießen, die vom kalten Yin-Vakuum des leeren Alls empfangen werden. Aus der Ferne können wir diesen kosmischen Liebesakt beobachten, der uns im gespenstischen Licht des Mondes auf der Erde erreicht oder als Sternschnuppen, die über den Himmel jagen. Vielleicht wird all diese Lichtenergie schließlich wieder vom Schoß des Universums aufgesogen, von den schwarzen Löchern, jenseits derer das wirkliche Nichts ist, welches die Taoisten «Wu Chi» nennen.

Auf analoge Weise ist der männliche Samen die solare oder Kernenergie des Mannes. Er speichert sie oder reichert sie an, damit sie auf kontrollierte Weise in seinen Tan-Tiens explodieren kann. Die Explosion wird in sein individuelles Weltall als Hitze ausgestrahlt. Die Frau kann sie in sich aufnehmen und sie in Form von kühlender mystischer Hitze zurückgeben, die heilend wirkt. Der Taoist nennt das Gleichgewicht des Geistes, innerhalb dessen dieser alchemistische Transformationsprozeß ohne jede Anstrengung abläuft, «Wu Wei». Diese Bezeichnung wird als «Nicht-Handeln» übersetzt und manchmal so ausgelegt, als ob Taoisten passive, mystische Beobachter der Natur seien, die sich niemals an irgend etwas beteiligen, weil sie befürchten, das empfindliche Gleichgewicht von Yin und Yang dadurch zu stören. In Wirklichkeit ist damit jedoch eine Neutralität oder ein Zustand der Empfänglichkeit gemeint, der es möglich macht, daß buchstäblich alles ganz spontan geschehen kann. Dieser Zustand ist in dem Sinne passiv, als das gesamte Universum aus potentieller Art ist, doch ist er insoweit aktiv, als er in völliger Harmonie mit dem Universum steht, das sich jeden Augenblick auf dynamische Weise manifestiert. So ist der Mensch ewig frei, zu handeln oder nicht zu handeln, der jeweiligen Situation gemäß.

Aus oberflächlicher Sicht scheint es, daß Frauen näher am Zustand des «Wu Wei» leben als Männer, weil es ihrer Yin-Natur entspricht, sich zu leeren und das Universum aufzunehmen, um dadurch die Fülle zu erfahren. Diese Yin-Essenz der weiblichen Energie ist es, die sie dem Mann als so spontan und anziehend erscheinen läßt. Je weniger die Frau sich anstrengt, um so natürlicher, leichter und zugänglicher erscheint sie dem Mann. Eine Frau kann sich einfach hinlegen und schwanger werden – sie verleiht dem Akt der Schöpfung den Nimbus des Schlichten, Einfachen. Männer andererseits sind yang, mit sich ausdehnender Energie, die anscheinend einer großen Anstrengung bedarf, um sich selbst aufrechterhalten zu können. Wie sollten Männer auch jemals größer oder stärker werden oder überhaupt irgend etwas hervorbringen, ohne Arbeit, Arbeit und nochmals Arbeit?

Vielleicht kann der Mann eine Antwort auf diese Frage im Tal-Orgasmus finden, denn in diesen totalen Orgasmus von Geist, Körper und Seele tritt man mühelos, ohne Anstrengung ein. Wenn Sie durch das Tal spazieren, durch eine wunderschöne Landschaft, in der es nur Sie selbst, Ihre Liebespartnerin und den feinstofflichen Kosmos gibt, so wird Ihnen wieder vor Augen geführt, wie schlicht und natürlich diese höhere Harmonie doch ist. Daß Sie aber schon einmal hier gewesen sind, haben Sie vergessen, während Sie draußen in der Welt damit beschäftigt waren, Geld zu verdienen, eine Familie zu erhalten usw. Sie brauchen nicht zu arbeiten, sich verkrampft anzustrengen, um dieses Gefühl liebevollen Friedens zu erlangen. Im Gegenteil, dieser Zustand des «Wu Wei» wird nicht erreicht, indem man sich erschöpft, sondern vielmehr dadurch, daß man auf entspannte Weise die Partnerin liebt und einfach bei ihr ist. Wu Wei ist nichts anderes als der Zustand der Ausgewogenheit im Feld feinstofflicher, subtiler Energien, das Ihre Körper erzeugen, und in jenen bereits bestehenden Feldern von Yin- und Yang-Energie im Universum. Ihr Liebesakt ist eine Übung im Verweilen in diesem entspannten Zustand, damit Sie dazu fähig werden, diese tiefe Ruhe auch dann noch in Ihrem eigenen Inneren zu spüren, wenn Sie sich wieder der Welt der Alltagssorgen zugewendet haben.

Die spontane Mühelosigkeit des Tal-Orgasmus berührt meiner Meinung nach den Kern der taoistischen Lehre. Manche Menschen werden möglicherweise in die Falle laufen, weil sie von den rein mechanischen Aspekten der Chi-Höherentwicklung, der Methode des Großen Emporziehens, fasziniert sind. Dadurch mögen sie zwar eine Menge Chi ansammeln, doch wenn sie es zu angestrengt versuchen, werden sie niemals den Tal-Orgasmus oder Wu Wei erleben, welches ein empfindliches Gleichgewicht zwischen nicht-strebender Yin- und zielgerichteter Yang-Energie ist. Werden die beiden im Tal-Orgasmus miteinander in Harmonie gebracht, erlebt man das Paradoxon, gleichzeitig stillzustehen (Yin) und sich zu bewegen (Yang).

Aus diesem Grunde schreiben die großen taoistischen Dichter auch von der paradoxen Natur des Tao. Wu Wei ist Nicht-Tun – aber alles geschieht! Mein erstes Erlebnis des Tal-Orgasmus hat meine Liebespartnerin und mich völlig überrascht, vielleicht weil wir erwartet hatten, daß die esoterischen Methoden der taoistischen Liebeskunst wie die tiefen Meditationserfahrungen sein würden, mit denen wir schon seit Jahren vertraut gewesen waren, bevor wir zu Liebenden wurden. Während des Tal-Orgasmus hatte ich das Gefühl, an zwei Orten gleichzeitig zu sein. Mein Körper implodierte und verschmolz inwendig, während mein Bewußtsein sich nach außen ausdehnte, in immer größere Energiefelder und subtilere Bereiche, die zu beschreiben völlig unmöglich ist.

Ich empfand es auch als erstaunlich, wie mein Körper auf die

Signale des Körpers meiner Partnerin reagierte: Er fing im gleichen Tempo an zu vibrieren wie ihrer, und dieser Zustand dauerte mehrere Minuten. Trotz der Intensität des Orgasmus war mein Körper weder heiß noch kalt, sondern von mittlerer, angenehmer Temperatur. Das war etwas ganz anderes als meine frühere Meditationspraxis, bei der die Kundalini-Energie als Säule heißer Yang-Energie emporschoß und mein Scheitelzentrum und das dritte Auge öffnete. Manchmal war ich dadurch in eine Trance geraten, in der ich sogar völlig jedes Körperbewußtsein verlor. Dabei schaltete mein Bewußtsein ab, während mein Körper hektisch versuchte, die hohe Dosis feinstofflicher Yang-Energie zu absorbieren und zu verkraften.

Mit dieser Beschreibung einer doch sehr subtilen und subjektiven Erfahrung möchte ich nur darauf hinweisen, daß die Methode taoistischer Chi-Höherentwicklung zu einer ausgewogenen Meditation in allen Tan-Tiens (oder Chakras) des Körpers führt.

Die stabilste Vermählung von Yin und Yang entsteht dann, wenn die kühleren unteren Zentren die Hitze der expandierenden oberen Zentren aufnehmen, es also zur klassischen Vermischung von Feuer und Wasser kommt. Dies ist der Mittelpfad des Tao – im Körper gegründet zu bleiben, während man sich auf die lebenslange Reise in die subtilen Bereiche macht.

Das spirituelle Ziel der taoistischen Zweifachen Höherentwicklung ist nicht dasselbe wie plötzliche Erleuchtung, Astralreisen, Auflösung in der Glückseligkeit oder phantastische Visionen. Zwar können diese Phänomene dabei als vorübergehende Nebenwirkungen auftreten, doch ging es den Taoisten bei ihrem Streben nach Unsterblichkeit stets in erster Linie um das Aufrechterhalten des Energiegleichgewichts während der zehntausend ganz gewöhnlichen Augenblicke des Alltags. So begegnet der Taoist jedem transzendenten Weg mit größtem Mißtrauen, der vorgibt, in kürzester Zeit sehr weit zu führen, oder im eifrigen Streben nach Göttlichkeit den menschlichen Körper außer acht läßt. Die taoistische Weisheitslehre besagt, daß nur jene Weiterentwicklung zählt, die auch dauerhaft ist; und eine solche entsteht nun einmal in der Regel nur langsam und stufenweise. Zählt man die zehntausend Augenblicke des gewöhnlichen Alltags zusammen, erhält man im Laufe von 25 Jahren ganze 125 Millionen solcher Augenblicke – man hat also im Leben ausreichend Gelegenheit, das eigene Chi zu entwikkeln! Glücklicherweise treten diese Gelegenheiten nicht alle auf einmal auf, sondern nacheinander, was das ganze etwas einfacher und weniger gewaltig und voluminös erscheinen läßt.

Viele Menschen im Westen suchen die Sechzig-Sekunden-Erleuchtung, und oft werden sie auch genau das erhalten, was sie sich wünschen – eine Erleuchtung, die sechzig Sekunden andauert! Das taoistische Vorgehen mag manchem als träge erscheinen, weil es ständig darauf besteht, die höheren Energien wieder in die unteren Zentren zurückzuführen. Da erscheint es vielen doch wesentlich leichter, sofort das dritte Auge zu öffnen und ohne Umschweife in die geistigen Sphären vorzustoßen, ohne sich dabei mit dem groben, schweren physischen Körper abzugeben. Doch liegt gerade darin der eigentliche Wert der taoistischen Zweifachen Höherentwicklung: Sie führt dazu, daß man den ganz gewöhnlichen Augenblick akzeptiert, das menschliche Verlangen, den nie endenden geschlechtlichen Impuls – all diese werden als kostbarer, körpereigener Pfad zum Verständnis des Tao begriffen.

Diese Betonung der gewöhnlichen, unspektakulären Aspekte des Alltags, als wesentlicher Bestandteil der Ganzheit des Tao, ist auch der Grund, weshalb die alten Weisen des Tao nicht danach strebten, spirituelle Gipfelerlebnisse oder einen explosiven Orgasmushöhepunkt in der Sexualität zu erreichen. Ein solches Streben nach Glückseligkeit ist wie der Versuch, ausschließlich yang sein zu wollen, ein Extremzustand. Der Tal-Orgasmus ist jedoch keine andere Bezeichnung für Glückseligkeit. Er harmonisiert und transzendiert die Yin-Energie unseres irdischen Körpers (und das Karma oder Leiden, das er erschafft) und bringt sie ins Gleichgewicht mit der Glückseligkeit der himmlischen Energie. Sind körperliches Leiden und himmlische Glückseligkeit erst einmal ausgewogen, heben sie einander auf. Das Ergebnis ist die Leere. Dies ist die wahre Ruhe: leer zu bleiben, wiewohl man die beiden Pole der Erfahrung als Möglichkeiten anerkennt. Keiner der beiden Pole kann einen dann beherrschen, so daß man völlige Entscheidungsfreiheit hat. Das Verlangen nach körperlicher Freude und spiritueller Transzendenz entsteht jeden Augenblick aufs neue und wird immer wieder vernichtet. So bleibt man gleichzeitig leer und voll, und das ganze Leben wird zu einem einzigen Tai Chi Tanz. Wer dies einmal gekostet hat, weiß, was Erleuchtung ist. Und wer in diesem Zustand verharren kann, ist unsterblich geworden.

Das Aufrechterhalten der Polarität: Was es bedeutet, Yang zu sein

von
Michael Winn

«Der Weise lebt das Tao. Der Narr bewundert es nur.»

Altes taoistisches Sprichwort

Für dieses Buch habe ich Dutzende von Meister Chias Schülern befragt. Bei diesen Interviews fiel mir besonders auf, wie unterschiedlich Männer und Frauen zur taoistischen Höherentwicklung der Sexualität eingestellt sind. Bei Paaren, die nach dieser Methode lebten, waren die Männer fasziniert von der Energie und den Bewußtseinszuständen, die damit erlangt werden können, während die Frauen erleben wollten, daß ihr Mann sie wirklich liebt. Ob er Erfolg bei seiner spirituellen Arbeit hatte oder nicht, war ihnen zweitrangig.

Manche Frauen sorgten sich am Anfang, daß die taoistischen Übungen und Meditationen ihres Partners bedeuten würden, daß ihm weniger Zeit für die Beziehung bleiben würde. Einige wenige beschwerten sich auch darüber, daß sie das Gefühl hätten, daß ihr Liebesspiel etwas Technisches bekommen habe. Allerdings gaben die meisten zu, daß diese negativen Begleiterscheinungen wieder verschwanden, nachdem die taoistischen Methoden der Sameneinbehaltung Wirkung zu zeigen begannen. Der Liebesakt verlängerte sich, was der Beziehung auch in Form vermehrter Zärtlichkeit zugute kam.

Einige Männer trafen bei ihren Partnerinnen auf Widerstand, als sie mit diesen Übungen begannen, weil sie dadurch die Ejakulation vermieden. Ihre Frauen waren der Auffassung, daß die Ejakulation des Mannes eine vollkommenere Hingabe an sie und somit eine größere Liebe bedeute. Darüber hinaus befürchteten sie, daß sie selbst irgendwie versagt hätten, wenn sie ihrem

Partner nicht zu einem konventionellen ejakulatorischen Orgasmus verhalfen. Der größte Teil dieser Widerstände beruht wohl auf mangelhafter spiritueller Aufklärung oder auf dem unbewußten Versuch, den Mann sexuell zu beherrschen. Wie es eine Frau mir gegenüber einmal ausdrückte: «Manche Frauen haben das Gefühl, daß sie ihren Mann nur dann wirklich besitzen, wenn er sich durch Ejakulation preisgegeben hat. Sie sind sich des Energie-Gleichgewichts nicht bewußt, und möglicherweise verdecken sie damit ihre eigene Unsicherheit, die sie ihrer Liebe ihm gegenüber hegen.»

In solchen Beziehungen ist die männliche Ejakulation zu einer Art Fußball auf dem Spielfeld der Sexualität geworden. Alles verläuft dabei nach einem recht einfachen Schema: Der Mann gibt seinen Samen preis und begegnet der Frau dafür ganz unbewußt auf anderen Gebieten mit Reserviertheit, um seine Energie und seine Identität zu bewahren. Die Frau wiederum spürt dies unbewußt und ermutigt ihn zur Ejakulation in dem irrigen Glauben, damit die Beziehung zu festigen. Erfährt der Mann dann etwas von der taoistischen Methode der Sameneinbehaltung und des Kreisenlassens der Energie in seinem eigenen Inneren, sperrt sich seine Partnerin dagegen, weil sie den greifbaren Beweis für seine Preisgabe, nämlich den Samen, nicht mehr erhält. Sie mag zwar glauben, aus Liebe so zu reagieren, doch in Wirklichkeit handelt es sich um eine sehr besitzergreifende Einstellung.

Diese Situation kann nur geheilt werden, indem der Mann das Erlebnis seiner gesteigerten Energie und Liebe mit der Frau auch teilt. Die taoistische Liebeskunst läßt sich unmöglich meistern, wenn in einer Beziehung Eifersucht und Besitzgier den Austausch der niederen Sexualenergie vergiften. Das Wesen der esoterischen Liebe besteht gerade darin, die Energie zum Herzen und in die spirituellen Zentren emporzuleiten, bevor man sie mit dem Liebespartner austauscht. Deshalb ist es auch so wichtig, daß der Mann die Energie, die er während des Liebesakts von der Frau empfangen hat, wieder an sie zurückgibt. Denn wenn er sie für eigene Ziele oder Vorhaben einbehält oder sie durch sein drittes Auge austreten läßt, um irgendeine phantastische

Vision zu erschaffen, vergeudet er das Chi und unterbricht den Kreislauf des Austauschs mit seiner Partnerin. Deshalb glauben die Taoisten, daß es besser sei, den Spender der Energie, in diesem Fall die Liebespartnerin, sofort zu «entgelten». Dann kann sie die höher transformierte Energie, die ihr gegeben wird, dazu verwenden, sich selbst und ihren Partner in Harmonie zu bringen.

Die Energie der beiden Partner bewegt sich nach und nach in einer Spiralbewegung empor und wird mit jeder Spiraldrehung weiter verfeinert. Schließlich weitet sie sich aus und umspannt auch Freunde und Familienmitglieder innerhalb dieses dynamischen Energiefelds. Diese Spiral-Beziehung wird auch im taoistischen Symbol von Yin und Yang ausgedrückt, die sich endlos im Kreis bewegen. Die männliche Energie ist zielgerichtet wie ein Pfeil und bewegt sich auf einer geraden Linie, während die weibliche Energie rund und aufnehmend ist wie ein leerer Kreis. Dort, wo sie sich durchdringen, umschlingt der Kreis die gerade Linie und biegt sie zu einer Spirale. Die taoistische Liebeslehre ist ein System spiritueller Ökologie, bei dem die niederen Energien durch «Recycling» in höhere umgewandelt werden, wobei die Erleuchtung und die Unsterblichkeit Phasen dieses Spiralprozesses darstellen, in denen die Energien vollkommen rein sind.

Doch die meisten von uns, und darin bin ich selbst keine Ausnahme, sind immer noch sterblich und haben mit ihrem Ego zu kämpfen. Verläßt man die kleine, private Welt der sexuellen Intimität oder der Meditation, weigert sich das Ego des Alltagslebens unerbittlich, die Haltung des spontanen Nicht-Handelns, Wu Wei, zu übernehmen. Statt dessen beharrt es darauf, weiterhin Pläne zu seinem eigenen Vorteil zu schmieden. Um diese selbstsüchtige Neigung zu meistern, versuche ich persönlich, dem sich unentwegt wandelnden Gleichgewicht subtiler Energie zu dienen, das mich umgibt, anstatt meinem Ego. Mein Ego macht sich sehr leicht etwas vor und bringt mich mit seinen eigenen Projektionen, Rationalisierungen und verdeckten Planungsvorhaben oft in Schwierigkeiten. Beachtet man die Energie, die allen Dingen zugrunde liegt, verleiht einem dies eine gewisse Neutralität. Dann höre ich beispielsweise auf, nach Geld oder gesellschaftlichen Positionen zu streben und schaue mir statt dessen an, aus welcher Art Energie die Dinge bestehen, die ich haben will.

Obgleich es leicht ist, die Qualität des Chi, die ich in mir, in anderen Menschen oder in Situationen spüre, falsch auszulegen, glaube ich doch, daß Energie niemals lügt; denn sie ist es, die mich mit anderen Wesen, sowohl menschlichen wie geistigen, verbindet. In diesem Sinne stellt die taoistische Methode der Chi-Entwicklung einen Weg der Intuitionsschärfung dar, eine Entwicklung der Fähigkeit, über das rein Rationale hinaus Dinge zu erkennen. Die meisten westlichen Menschen akzeptieren diese Theorie zwar ohne große Mühe, doch erscheint ihnen die praktische Herstellung des Gleichgewichts von Yin und Yang oft als etwas recht Abstraktes und Undurchführbares. Ich selbst habe beispielsweise jahrelang taoistische Dichtung und das *I Ging* mit Genuß gelesen, ohne jedoch dabei ein tiefes «Bauch-Wissen» dafür zu erlangen, was es mit Yin und Yang wirklich auf sich hat.

Erst nachdem ich begann mich mit Tao Yoga zu befassen und die Hodenatmung, das Große Emporziehen, den Kleinen Energiekreislauf und die Verschmelzungsmeditationen praktizierte, erlebte ich im eigenen Körper die deutlich voneinander zu unterscheidenden Energien von Hitze und Kälte und die Energien in den fünf Hauptorganen wie Herz, Nieren usw. Meister Chia mußte mich zuerst lehren, auf was ich zu achten hatte. Als ich es dann im eigenen Leib spürte, war mir sehr ekstatisch zumute, wie einem Christopher Columbus, der den Beweis dafür erbracht hatte, daß die Welt keine Scheibe ist. Ich spürte eine kühle Yin-Energie in meinem Inneren, eine völlig neue Dimension meines Seins, die es zu erforschen galt. Also verschrieb ich mich dem taoistischen Weg in der Überzeugung, daß die Welt rund sei und daß ich wieder an meinen Ausgangspunkt zurückkehren würde, etwas weiser geworden. Ich entdeckte, daß diese Einstellung meinem Liebesleben ebenfalls neues Leben eingehaucht hat. So wurde die Zweifache Höherentwicklung für meine Liebespartnerin und mich zu einer abenteuerreichen Reise in neue Bereiche unseres Seins.

Yin und Yang sind mehr als bloße Konzepte. Sie stellen vielmehr höchst reale Qualitäten der Chi-Energie dar, die im Körper gespeichert und im Alltag eingesetzt werden kann. Eines der wohl größten Hindernisse, die sich dem westlichen Schüler in den Weg stellen, ist die rein intellektuelle Beschäftigung mit dem Taoismus. Die Menschen des Westens setzen den Intellekt mit dem Geist gleich, während er für den Taoisten nur eines von vielen Werkzeugen der Einheit von Geist, Körper und Seele darstellt. Die Entwicklung des Chi und die Verfeinerung der Einheit von Körper, Geist und Seele durch geistige Übungen und alchemistische Meditationen schult den Geist des Taoisten, in einer Welt zu leben, die von dynamischen Energiefeldern ausgefüllt wird.

Dies bedeutet, daß man als Taoist aufhört, in einer vom Intellekt konstruierten entkörperten Welt aus Worten und Konzepten zu leben. Zwar stellt man das Denken keineswegs ein, doch ist es notwendig zu lernen, wie man mit seinem ganzen Wesen denkt-fühlt. Dazu bedarf es der Entwicklung jener Fähigkeiten, von denen man schon völlig vergessen hat, daß man sie besitzt, und die gegenwärtig in jenen 90% Hirnmasse und Körpervermögen schlummern, die wir nie aktivieren. Deshalb ist die Sexualität so gesund für den Menschen des Westens: Sie stellt oft die einzige Gelegenheit dar, um aus den Gedankenkäfigen des Intellekts und des Egos zu entfliehen und die Erfahrung zu machen, voll und ganz im Körper zu *sein.*

Wenn Sie erst am Anfang der Chi-Verfeinerung stehen, sollten Sie sich nicht beunruhigen, wenn es Ihnen schwerfällt, zwischen Yin- und Yang-Energie zu unterscheiden. Führen Sie einfach täglich Ihre Übungen und Meditationen durch. Wenn Sie dann ein Vibrieren, Wärmeempfindungen, Prickeln oder veränderte Sinneswahrnehmungen an sich beobachten können, so ist dies ein Zeichen dafür, daß Ihr Körper sich seiner subtilen Energie bewußt zu werden beginnt. Mit der Zeit werden Sie erkennen, daß diese Interaktion der Energie von Yin und Yang kein abstraktes metaphysisches Spiel darstellt, sondern Ihre persönliche Bestimmung. Indem Sie dies erfassen, können Sie nach und nach auch die Quelle der subtilen Energien in den Griff bekommen, welche durch Ihre Psyche wirken. Das sind die polarisierten Energien, die sich ihren Weg in Ihre Hormone, Ihre Gesundheit, Ihr Verhalten, Ihre Persönlichkeit als Mann und in Ihre Vorstellungen davon, wer Sie sind und was der Sinn des Lebens ist, bahnen.

Manche Männer glauben irrigerweise, daß spirituell zu werden gleichbedeutend damit sei, ihre bejahenden, dynamischen männlichen Eigenschaften beiseite zu legen, um passiv und meditativ zu werden, weiche wallende Gewänder zu tragen und sich nach weiblichem Yin-Muster mütterlich und fürsorglich zu geben. Die taoistische Lehre sieht darin jedoch einen Fehler: Wenn ein Mann zu sehr yin wird, läuft er Gefahr, seine polare Anziehungskraft auf Frauen zu verlieren, eben jene Eigenschaften, die beide sexuell und spirituell befriedigen können. Anstatt spirituell zu werden, wird man weibisch – weich, nachgiebig und ohne Rückgrat. Die Herstellung des Gleichgewichts zwischen den Polaritäten von Yin und Yang in der Psyche bedeutet nicht, daß man als Mann die Yang-Energie schwächen und sich seiner maskulinen Attribute entledigen sollte. Ziel der taoistischen Praxis ist nicht der Androgynismus, ein farb- und geschlechtsloses Leben. Es geht keineswegs darum zu beweisen, daß es zwischen Mann und Frau in Wirklichkeit keinen Unterschied gibt, weil beide in einer faden Suppe namens Tao ja «eins» sind!

Es ist gerade der Unterschied zwischen männlicher und weiblicher Polarität, wodurch Energie entsteht. Die dynamische Spannung zwischen Yin und Yang haucht der Beziehung zwischen Mann und Frau Leben ein. Jeder von ihnen hat einen Yin- und einen Yang-Pol in seinem Inneren und drückt ein breites Spektrum verschiedener Mischungen männlicher und weiblicher Energie in seiner Persönlichkeit aus. Doch bleibt die Ladung der feinstofflichen Hauptenergie des Mannes das Yang, und nur in Beziehung dazu kann er den Yin-Pol seiner Yang-Energie in seinem Inneren entwickeln. Dies mag dazu führen, daß er seine männliche Qualität nach außen hin etwas verändert, an Kanten und Ecken verliert oder die Yang-Energie auf ganzheitlichere und liebevollere Ziele richtet als früher. Trotzdem wird und sollte er nach wie vor in seiner Ausrichtung männlich bleiben, um sich in der Außenwelt zurechtzufinden, weil dies seine wahre Natur ist. Frauen lieben starke Männer. Die Höherentwicklung des Chi sollte dazu führen, daß Sie innerhalb dieser männlichen Stärke sensibler und gefühlvoller werden. Umgekehrt müssen Sie Ihrer Liebespartnerin dabei helfen, auch ihre eigenen Stärken zu entwickeln.

Vom psychologischen Standpunkt aus möchte ich die Behauptung wagen, daß eines der Hauptprobleme des Mannes bei der Zweifachen Höherentwicklung darin besteht, sein eigenes Ego mit der emotionalen Sensibilität der Frau ins Gleichgewicht zu bringen. Dabei müssen beide Beteiligten lernen, daß der Mensch nicht aus seinem Ego oder seinen Gefühlen allein besteht, sondern daß diese wiederum Manifestationen tieferliegender subtiler Energien in ihrem Selbst darstellen. Viele Paare investieren eine Unmenge an Zeit, Geld und Energie darauf, um voller Verzweiflung ihre welk gewordene Beziehung wieder aufzufrischen, indem sie sich an Eheberater und Psychiater wenden. Dies bedeutet aber nur, daß man versucht, sich von außen nach innen vorzuarbeiten. Auf einer Ebene ist das sogar sehr hilfreich, weil schon die bloße Aussprache über ein Problem ein Weg zur Besserung sein kann.

Der Taoist jedoch strebt danach, die Wurzeln des Baumes selbst zu speisen, damit der Saft kraftvoll strömen und den gesamten Stamm, die Äste und die welkenden Blätter von innen heraus ernähren kann. Hier arbeitet man sich von innen nach außen vor. Dieser Vorgang ist wohl schwerer wahrzunehmen, dafür aber auch dauerhafter. Der Saft im menschlichen Baum ist die Chi-Energie, und wenn Sie Ihre Partnerin speisen wollen, dürfen Sie nicht zulassen, daß Ihr Ego den Vorgang des Energieaustausches abblockt. Die Frau ist der Spiegel des Mannes. Das subtile Gesetz der universalen Energie besagt, daß man stets nur zurückbekommt, was man zuvor gegeben hat. Wenn Sie der Frau eine Fülle der Liebe und Energie senden, so wird sie Ihnen ihrerseits das gleiche schenken. Der Beweis dafür, ob es einem Liebespaar durch die Zweifache Höherentwicklung gelungen ist, das Ego- und Gefühlsungleichgewicht auszubalancieren oder nicht, erfährt jeder in seinem Inneren; doch spiegelt er sich auch in der Zärtlichkeit und der Harmonie, die den Alltag beider bestimmen.

Eine gute Faustregel für die taoistische Liebespraktik besagt, daß man mit der eigenen Chi-Energie und nicht mit dem Ego lieben soll. Wenn die Sexualenergie nur dazu dient, den männlichen Egozentrismus oder die weibliche Gefühlsdominanz zu speisen, so führt dies bei beiden Beteiligten zu Verfallserscheinungen. Darin liegt die Gefahr, die Sexualität für die spirituelle Entwicklung zu benutzen, bevor man sein eigenes Privatleben wirklich in Ordnung gebracht hat. Vor dieser Gefahr können Sie sich nur dadurch schützen, daß Sie Ihrer Partnerin so viel Liebe und Respekt entgegenbringen, wie es Ihnen als Mensch möglich ist. Die Frau braucht eine gewisse emotionale Stabilität, bevor sie die höheren subtilen Energien in ein inneres Gleichgewicht bringen kann. Der Mann steht dagegen vor dem Problem, daß sein Ego ihn daran hindern kann, die höheren Energien zu empfangen oder den Tal-Orgasmus zu erleben. Wenn es Ihnen gelingt, Ihrer Partnerin auf selbstlose Weise Ihre unterstützende männliche Energie zu senden, so wird diese sie dazu in die Lage versetzen, es Ihnen zehnfach zu vergelten. Darin besteht die Dynamik von Yin und Yang. Es ist eine einzige Energie, die unentwegt dorthin strömt, wohin die Absicht sie lenkt, und dann wieder zur Urquelle zurückfließt, so wie auch der Mensch spirituell zu seinem Ursprung zurückkehrt.

Ich habe langsam begonnen, den subtilen Dominoeffekt zwischen der sexuellen Liebe und meinem Lebensschicksal zu bemerken. Wenn ich den Zustand des Wu Wei erreiche, das spontane Nicht-Handeln während des Liebesakts, entsteht dadurch eine Ruhe in meinem Inneren, welche die Bedürfnisse meines Ego in der Außenwelt abschwächt. Irgendwie wird der Lebenskampf erleichtert, gelingt es mir, meine Probleme mit weniger Anstrengungen zu lösen.

Das Leben ist wie ein Puzzle-Ei: Öffnet man das eine Ei, findet man darin ein zweites und so weiter. Die sexuelle Liebe ist eines dieser Eier, das sich auf halber Strecke zur Mitte des Puzzles befindet. Wenn man liebt und sein selbstsüchtiges Ego transformiert, werden niedere Vital-Chi-Energien und niederer Sexualtrieb zu etwas Edlem, Strahlendem, schimmert das mittlere Ei durch die anderen hindurch und erhellt sowohl das innerste Ei der Spiritualität als auch die äußere Schale des Weltlichen.

Die Vorstellung, gleichzeitig Wu Wei zu leben und sich einem Partner hinzugeben, ist äußerst verwirrend. Man sollte doch meinen, daß das Prinzip des spontanen Unbeteiligtseins nach dem genauen Gegenteil einer langfristigen Bindung an einen anderen Menschen verlangt. Tatsächlich gibt es auch eine Reihe taoistischer Sexualhandbücher auf dem Markt, die dem Leser raten, so viele Menschen wie möglich zu lieben, um die spontanen Impulse zu befriedigen. Meiner Meinung nach ist das eine unverantwortliche und irreführende Übervereinfachung der Sexuallehren des esoterischen Taoismus. Die Zweifache Höherentwicklung zielt darauf ab, die subtilen Energiefelder im eigenen Inneren zu erleben und ins Gleichgewicht zu bringen, nicht aber darauf, durch unseren Körper immer und immer wieder einunddenselben Sexualtrieb auszuleben. Die Promiskuität hat nichts mit der mühelosen Anmut des Tao zu tun, sondern ist nichts anderes als das oberflächliche Ausnutzen spiritueller Philosophie zur Rechtfertigung dilettantischer Praktiken und erotischer Phantasien. Die Entschuldigung, man bedürfe zahlreicher verschiedener Partner, verschleiert oft die Furcht vor tieferer Intimität mit sich selbst und dem Liebespartner. Spirituell betrachtet, kann dies die alchemistische Vereinigung von Ching, Chi und Shien verhindern. Der Prozeß der Transformation verlangt nach einer gewissen Stabilität der niederen körperlichen Energien, die durch wahlloses, hektisches oder exzessives Sexualverhalten nur aufgewühlt und durcheinandergebracht werden.

Während die taoistische Sexualphilosophie eine von Besitzgier völlig freie Einstellung zu den sich wandelnden Energien erfordert, heißt dies jedoch nicht, daß sie lehrt, man solle sich anderen Menschen gegenüber verantwortungslos verhalten. Zum unbeteiligten Geist des Wu Wei gehört die harmonische Weisheit, jeden Augenblick des Lebens absichtslos den Mittelweg zu wählen. Dies gilt auch für Beziehungen und Bindungen. Der vollkommene Mittelweg besteht darin, die Tugend der Stabilität einer Beziehung mit dem Freiheitsbedürfnis des Menschen auf natürliche Weise ins Gleichgewicht zu bringen, um die eigenen subtilen Energien damit zu nähren. Das sind schwierige Fragen, doch gibt es keinen alten Weisen des Tao, der sie für Sie beantworten könnte. Sie und Ihr Liebespartner müssen vielmehr Ihre eigene Energie höherentwickeln, um zu subtileren Wesen zu werden, die weise genug sind, um den wahren Hintergrund ihrer Situation zu erkennen. Kurz gesagt: Sie müssen selbst zum Weisen werden, Augenblick für Augenblick, ein ganzes Leben lang.

12. Kapitel

Fragen zur Sameneinbehaltung

1. Ich habe eine Vasektomie an mir durchführen lassen. Beeinträchtigt dies meine Fähigkeit für das Große Emporziehen?

Chia: Die Auswirkungen der Vasektomie auf Geschlechtsleben und Gesundheit verdienen eine genauere Betrachtung. Es ist allgemein anerkannt, daß Männer, die eine solche Sterilisierung haben durchführen lassen, sich in der Regel einer ganz normalen körperlichen und geistigen Gesundheit erfreuen. Die meisten befragten Männer gaben nach der Vasektomie an, daß sie guter bis ausgezeichneter Gesundheit seien, und viele ihrer Ehefrauen meinten, daß sie ihre Partner ausgesprochen viriler finden würden.

Was die verbesserte sexuelle Leistungskraft dieser Männer anbelangt, so läßt sich diese leicht erklären: Sie verlieren keinen Samen mehr beim Liebesakt, so daß die Samenenergie nicht mehr verschleudert wird. Der Körper reabsorbiert die aktiven Kräfte der Samenzellen durch den Blutkreislauf. Es werden aber jene Sekrete, die nicht in den Hoden hergestellt werden, immer noch ejakuliert.

Taoistische Liebhaber erfreuen sich dieser und noch weitaus größerer Vorteile, denn sie bewahren nicht nur das Sperma, sondern die gesamte Samenflüssigkeit, die im Überfluß Enzyme, Vitamine, Proteine, Spurenelemente und elektrische Energien enthält. Doch ist dies keineswegs der größte Vorteil ihrer Praktik.

Beim vasektomierten Mann verringert sich im Laufe der Zeit die Sekretproduktion der Hoden, und die für die Reabsorption zur Verfügung stehende Hormonmenge läßt nach. Weil der Vasektomierte einerseits seinen Samen nie mehr verliert, stimuliert er andererseits normalerweise aber auch nicht mehr die Hormonproduktion.

Die Methode des Großen Emporziehens dagegen erhöht den Hormonausstoß. Das liegt erstens daran, daß man Energie auf die Geschlechtsorgane konzentriert, um sie zu stimulieren, und zweitens führt die Transformation der Sexualenergie auf eine höhere Stufe auch zur Ausschüttung qualitativ hochwertigerer Hormone.

Glücklicherweise kann ein vasektomierter Mann das Große Emporziehen dazu benutzen, um die Samenenergien in den Kopf und die Vitalorgane «emporzudampfen». Außerdem kann jeder Mann, ob vasektomiert oder nicht, mit Hilfe dieser Technik kräftigende Energien mit seiner Liebespartnerin austauschen.

2. Ich denke, Yin-Energie sei kühl und Yang dagegen warm. Warum fühlen sich Frauen beim Sex dann immer so warm an?

Chia: Im Vergleich zum Mann bleibt die Frau in ihrer Grundpolarität mehr Yin. Manche Männer besitzen sehr frauenhafte Yin-Eigenschaften, die sie kultiviert haben, während manche Frauen von ihrer Persönlichkeit her sehr aggressiv und yang sind. Ein solches Paar müßte seine überschüssige Energie austauschen, um zu einem Gleichgewicht zu gelangen. Doch ändert dies nichts an der Grundpolarität auf ihrer ursprünglichsten, reinsten Stufe.

Im Laufe dieser Praktik werden Sie schließlich an einen Punkt gelangen, wo Sie die Energie der Frau als kühl erleben. Dies geschieht meistens in der Ruhephase, während des Austausches von Yin und Yang. Dann werden Sie spüren, wie ein kühler Strom Ihre Wirbelsäule bis zum Scheitel emporsteigt. Das erfolgt stufenweise, wie bei einer Leiter. Wenn Sie erst einmal gelernt haben, Ihre heiße, feurige, männliche Yang-Energie hinzugeben, werden Sie auch diese kühle, lindernde, weibliche Yin-Energie in Ihrem Inneren wahrnehmen. Auf einer noch fortgeschritteneren Stufe dieser Praktik können Sie diese Wirkung dann dadurch erzielen, daß Sie einfach allein auf den Yin-Pol Ihrer Yang-Energie meditieren.

3. Wie lange dauert der Liebesakt bei den Taoisten? Es klingt so, als wäre das eine ausgedehnte Angelegenheit.

Chia: Der Liebesakt dauert so lange, wie die Liebenden es wünschen, und sollte von der Qualität der ausgetauschten Energie abhängig gemacht werden. Forcieren Sie keine zusätzlichen

Orgasmen oder, falls Sie diese Methode noch nicht gemeistert haben, keine Ejakulationen. Sobald Sie tiefe Befriedigung zu empfinden beginnen, wird es Sie nicht mehr so häufig nach Sex verlangen wie früher; wenn Sie dann Sex haben, sollten Sie nichts überstürzen. Manchmal läßt sich die vollkommene Polarität sehr schnell erreichen, doch ist der taoistische Liebesakt in der Regel keine zufällige Angelegenheit. Vom anfänglichen Vorspiel bis zur letzten ruhigen Umarmung können zwei Stunden vergehen oder ein ganzer Tag. Die taoistischen Klassiker sprechen davon, daß man eintausend Stöße führen sollte, um eine Frau zu befriedigen. Dabei können Sie natürlich mehrmals Ruhepausen einlegen und aufs neue und noch aktiver mit dem Lieben beginnen. Lassen Sie sich genügend Zeit ohne jede Ablenkung. Hängen Sie den Telefonhörer aus, und sorgen Sie dafür, daß die Kinder Sie nicht stören können.

4. Wenn man ejakuliert, kann die Frau doch eine Menge Yang-Energie auf direktem Wege vom Mann empfangen. Worin besteht der Unterschied, ihr die Energie auf diese Weise zu geben, anstatt sie ihr zusammen mit dem Yin-Yang-Austausch zuteilwerden zu lassen?

Chia: Solange Sie die Samenflüssigkeit einbehalten, können Sie ihr Energie geben und sich selbst schnell wieder aufladen. Wenn Sie aber Ihre Flüssigkeit ausgeben, verlieren Sie für lange Zeit die Möglichkeit, sich wieder mit Energie zu laden. Sie sollen ihr natürlich Energie geben, aber nicht gleich die ganze Batterie! Wenn sie nicht gerade eine sehr fortgeschrittene Yogini ist, die die meditative Fähigkeit entwickelt hat, wirklich die volle Kraft des Samens aufzunehmen, kann sie damit ohnehin nicht viel anfangen, während Sie selbst die Fähigkeit verlieren, ihr noch mehr zu geben. Selbst eine hochentwickelte Yogini kann nur eine bestimmte Menge Energie aus dem physischen Samen ziehen. Im Endeffekt erhält sie mehr Energie, wenn ihr Yogi seinen Samen bewahrt und umwandelt. Sie können ihr gern einen großen Korb voller Pfirsiche schenken, Sie sollen nur nicht dafür den ganzen Baum ausreißen, um ihr noch zottige Wurzeln zu geben.

5. Während des Austausches von Yin und Yang spüre ich

manchmal eine Art Mini-Orgasmus in meinen Genitalien. Wie kann ich dabei sichergehen, keinen Samen zu verlieren?

Chia: Während des Ein- und Ausatmens wird der Penis oft ein wenig «hüpfen», so als würde er ejakulieren. Doch dabei entweicht keine Samenflüssigkeit aus dem Körper. Auch die Prostata und die Samenblasen können gelegentlich «Sprünge» machen, was großes Vergnügen bereiten kann. Die taoistische Methode schenkt uns diese orgasmische Freude, sorgt aber gleichzeitig dafür, daß die Flüssigkeit im Körper verbleibt.

Überzeugen Sie sich als erstes davon, daß Sie bei diesen Sprüngen wirklich keine Flüssigkeit verlieren. Wenn Sie jeden Tropfen einbehalten, üben Sie die Methode richtig. Sollte es gelegentlich doch zu Flüssigkeitsverlusten kommen, beginnen Sie sofort mit den kräftigen Kontraktionen und der Dreifinger-Verschlußübung, um jedem weiteren Samenverlust vorzubeugen. Ferner müssen Sie zwischen dem Verlust von «Milch» und «Wasser» unterscheiden. Milch ist die dickliche weiße Samenflüssigkeit – dies ist das geheime Elixier, welches die Taoisten zu bewahren trachten. Wasser ist dagegen die klare und dünnflüssige Samenflüssigkeit, die von der Prostata erzeugt wird, um den eigentlichen Samen auszustoßen. Es ist möglich, daß man auch ohne Ejakulation etwas Wasser verliert. Solange Sie sich auf dieser Stufe befinden, sollten Sie sich nicht auf diese Methode zur Empfängnisverhütung verlassen, da schon eine einzige Samenzelle in der wässrigen Samenflüssigkeit genügen kann, um eine Frau zu befruchten.

6. Ich lerne gerade erst das Große Emporziehen. Wird es meinen Bemühungen schaden, wenn ich dabei noch versage und doch ejakuliere?

Chia: Sie sollten das nicht als «Versagen» oder «Nicht-Versagen» ansehen. Niemand verlangt von Ihnen, daß Sie gleich beim allerersten Versuch perfekt sind. Es gelingt erst einmal, dann zweimal hintereinander, und schließlich wird man immer besser. Wenn man etwas Neues lernt, sollte man dies auf bejahende, zuversichtliche Weise tun, das ist die Hauptsache.

Wenn Sie mit der Praxis der Sameneinbehaltung beginnen, sollten Sie versuchen, nicht öfter als einmal pro Woche zu ejakulieren. Sind Sie schon etwas fortgeschrittener, reduzieren Sie dies auf ein- bis zweimal im Monat. Später werden Sie immer weniger Flüssigkeit verlieren. Machen Sie sich also keine Sorgen, wenn Sie Samen verlieren, versuchen Sie vielmehr, ihn immer länger zu bewahren. Der Taoist akzeptiert alles, was natürlich ist, und er versucht nie, dem Körper irgendwelche plötzlichen Veränderungen aufzuzwingen. Wenn Sie Ihren Samen verlieren, dann genießen Sie es eben und geben ihn voller Liebe an Ihre Partnerin ab, die dadurch wenigstens einen Teil seiner Yang-Essenz in ihren Leib aufnehmen wird. Ebenso sollten Sie sich aber auch nie dazu zwingen zu ejakulieren, um sich selbst oder Ihrer Partnerin eine Freude zu machen. Dieser ganze Prozeß verläuft in Stufen, eine nach der anderen. Sie werden den Rest Ihres Lebens damit verbringen, das Tao der Liebe zu vervollkommnen und Ihr Wissen darum zu vermehren.

7. Welcher Zusammenhang besteht zwischen der Kraft der Gesäß- und Beckenmuskeln und der Sexualität? Ich dachte immer, daß Sex sie kräftigen würde, weil man dabei doch den Unterleib viel bewegt.

Chia: Sexualität in Maßen kann für den Körper auf vielerlei Weise förderlich sein: Die Drüsen werden angeregt, vor allem die Prostata, und durch die Meridiane strömt mehr Chi als sonst. Aber viel von dieser Energie geht durch den Schließmuskel und das Gesäß wieder verloren, sickert aus, weil so viele Männer mit sitzender Tätigkeit ein ausgeprägtes Hinterteil mit schlaffer Muskulatur entwickeln. Man glaubt gar nicht, wieviel Chi durch die Hinterbacken einfach aus dem Körper sickert. Die Ejakulation öffnet dem Energieverlust alle Schleusen, und das wirkt sich hinterher auch auf den Gesäßmuskel aus.

Häufiger ejakulatorischer Sex schadet der Gesundheit, weil dabei die Lebenskraft spasmisch ausgespien wird. Nach einer Zeit längeren Mißbrauchs erschlafft das Gewebe und kann keine Lebenskraft mehr richtig einatmen. Häufiges Ejakulieren vermindert auch den Tonus des Unterleibs, erzeugt chronische Fettleibigkeit und führt zu einem ständigen, schleichenden

Kraftverlust. Ich unterweise meine Schüler in Übungen zur Stärkung des Beckens, um den Tonus des Unterleibs zu verbessern. Durch Aufrechterhalten dieser Spannkraft retten sie ständig Energie vor dem Aussickern.

8. Wenn ich das Große Emporziehen mehrere Wochen lang täglich praktiziere, läßt mein Geschlechtstrieb nach. Was passiert da mit meiner Sexualenergie?

Chia: In den ersten paar Wochen des Großen Emporziehens kann es vorkommen, daß Ihr sexueller Appetit etwas nachläßt. Das geschieht mit noch größerer Wahrscheinlichkeit dann, wenn Sie sich in einer geschwächten Verfassung befinden. Das ist ein Zeichen dafür, daß Sie Ihre Energie erfolgreich aus dem Genitalbereich in die höheren Zentren befördern. Seien Sie also unbesorgt! Dieses Phänomen zeigt an, daß Sie gute Fortschritte machen. Jetzt bewahren Sie Energie wie nie zuvor in Ihrem Leben und beginnen sie in eine höhere Kraft umzuwandeln.

Nach einigen Wochen wird diese Kraft den Kleinen Energiekreislauf herstellen, um in wesentlich verstärktem Zustand in die Geschlechtszentren zurückzuströmen. Nachdem Sie erst einmal den Kreislauf hergestellt haben, fließt die Kraft bei jedem Liebesakt durch Ihren ganzen Körper, um Sie noch mehr zu vitalisieren. Dann kann es durchaus sein, daß Ihr sexuelles Verlangen wieder wächst. Doch das ist von Paar zu Paar unterschiedlich.

9. Sind Sie nicht ein bißchen fanatisch darauf bedacht, unbedingt jeden Tropfen Samen zu bewahren? Schließlich gibt es doch genug davon. Ich dachte immer, der Taoismus wäre ein «Mittelpfad», der keine Extreme predigt.

Chia: Die Sameneinbehaltung ist einfach und natürlich, wenn man seine alten Gewohnheiten erst einmal abgelegt hat. Die Taoisten behaupten, daß es sich dabei um den ursprünglichen Mittelpfad handelt, um etwas, was alle Menschen früher von Natur aus beherrschten, und daß unsere heutigen Sexualgewohnheiten eine Degenerationserscheinung sind. Aus diesem Grund leben jetzt auch über 4 Milliarden Menschen auf der Erde, und deshalb haben wir auch all die Probleme mit der Überbevölkerung und der Verschmutzung der einstmals reinen

Erde. Wenn die Menschen mehr Erfüllung in ihrem Inneren fänden, würden sie im Außen nicht so viele Wünsche und Forderungen haben. Doch keine Sorge – die Natur, das Tao, findet immer einen Weg, um das richtige Gleichgewicht wiederherzustellen.

Die gängige, konventionelle Vorstellung vom männlichen Orgasmus als einer Erscheinung von wenigen Augenblicken (im wörtlichen Sinne) blinden Vergnügens ist ein Extrem. Nach der Ejakulation ist der Mann erledigt, außer er geht tiefer in sich hinein, um weitere Energie zu mobilisieren, die er dann aber auch wieder nur ausstößt, um schließlich in eine angenehme Leere zu stürzen. Den Vitalsamen zu vergeuden heißt, Leben auszuscheiden. Häufiges Ejakulieren ist der infantile Versuch, die Einsamkeit unseres Getrenntseins von der Glückseligkeit zu überwinden. Es ist das Zurückweisen der uns angeborenen, inwendigen Freude, die wir alle erfahren können.

Selbstverständlich kann man auch mit Samenverlust zu einer tiefen Liebesempfindung gelangen. Menschen, die dies tun, verwandeln in der übrigen Zeit, außerhalb des Liebesakts, ihre Samenkraft unbewußt in Liebe – dadurch erhält die Liebe auch ihre Spontaneität. Doch entgeht ihnen vielleicht eine weitaus intensivere Freude. Bevor Sie diese Freude nicht erfahren haben, empfehle ich Ihnen eindringlich, nicht fanatisch zu reagieren, wenn Sie mal ein paar Tropfen Samen verlieren sollten – die Natur ist reich, großzügig und nachsichtig, und es ist besser, sich ganz allmählich zu ändern; dann ist die Wandlung dauerhafter.

Auf der anderen Seite sind Sie aber erst dann dazu motiviert, Ihr Sexualverhalten zu ändern, wenn Sie sich vor Augen halten, daß die Ejakulation Sie von der wahren, tiefen Freude isoliert. Sie schneidet Sie von höheren Energien ab und macht Sie in kleinen Schritten zum Sklaven eines niedrigeren Energiezustands. Die Ejakulation ist eine der vielen subtilen, schleichenden Formen des Selbstmords, genau wie Drogen, Völlerei oder überhaupt jedes Übermaß. In Wirklichkeit ist es nicht Ihre Aufgabe, die Ejakulation zu verhindern, sondern einen direkten Kontakt zwischen Ihrem physischen Nervensystem und den subtilen Quellen des Lebens herzustellen. Um dies zu erreichen, müssen Sie die Trägersubstanz bewahren, durch welches Ihre Lebensenergie, Ihr Chi, strömt.

10. Die meisten Sexhandbücher behaupten, daß es gesund sei, seine erotischen Bedürfnisse in sexuelle Phantasien umzusetzen. Was meint der Taoist dazu?

Chia: Viele Sexualforscher wissen nichts von den wirklichen Möglichkeiten des Geistes und verstehen den Vorgang der Energietransformation von Ching in Shien nicht. Der Taoist schult in erster Linie den Geist, und es ist sehr wichtig, diesen von ablenkenden Bildern freizuhalten. Sexuelle Phantasien ersticken schließlich irgendwann den Geist, sie unterbrechen den Lebensstrom und provozieren den Orgasmus.

Öffnen Sie Ihren Geist für die Kraft des Lebens: das wird alle Phantasie auflösen. Wenn man den Geist von Gedanken leert, fließen kosmische Energien in die so entstandene Leere ein. Dies ist das Grundprinzip der Meditation. So wird der Liebesakt zu einer Meditation über die große Lebenskraft. Natürlich braucht es Zeit, um diesen Zustand kristallener geistiger Klarheit zu erreichen, deshalb sollten Sie sich keine allzu großen Sorgen machen, wenn Sie jetzt noch sexuellen Phantasien nachhängen. Beginnen Sie ganz einfach damit, solche Phantasien nicht mehr zu fördern, indem Sie sich zurückholen, sobald Sie merken, daß Sie wieder abdriften, und kehren Sie in die Gegenwart zurück.

Die Nähe Ihres Liebespartners sollte Sie erregen. Wenn dies nicht der Fall ist, wenn Sie erst erotische Phantasien ins Spiel bringen müssen, um erregt zu werden, warten Sie lieber eine spätere Gelegenheit oder einen anderen Partner ab. Obsessives erotisches Denken führt unweigerlich zum Verlust der Lebenskraft. Das Phantasieren läßt die Energie selbst dann entweichen, wenn es dabei nicht zur Ejakulation kommt, und außerdem verhindert es das spontane Einströmen der Lebensenergie. Das gilt übrigens auch für Vibratoren und andere Hilfsmittel: Sie bereiten zwar Vergnügen, lassen die sexuellen Reaktionen aber zunehmend mechanischer werden. Man kann von diesen ganz abhängig werden. Wenn Sie jedoch mehr Mensch sein wollen und schließlich wirklich intensive, tiefergehende Freuden erfahren möchten, sollten Sie nur Ihren natürlichen Impulsen folgen und nicht denen Ihres kulturell konditionierten Verstandes.

11. Führt das Einbehalten des Samens irgendwann dazu, daß man sexuell das Bedürfnis nach körperlicher Leidenschaft verliert?

Chia: Je weiter Sie fortschreiten, um so weniger körperliche Bewegung werden Sie brauchen. Die Bewegung des physischen Körpers ist nur der Schatten der Bewegung des Energiekörpers. Kontakt zum subtilen Chi Ihrer Partnerin herzustellen ist viel aufregender, als wie ein Fisch an der Angel zu zappeln, was man oft für den Höhepunkt der Liebe hält. Wenn Sie diese Praktiken meistern, wird sich Ihre Definition der Sexualität radikal ändern, und Sie werden feststellen, daß es Ihnen viel eher darum geht, sich mit der Qualität der feinstofflichen Energiebeziehung zwischen Ihnen und Ihrer Liebespartnerin zu beschäftigen.

12. Was ist der Unterschied zwischen den körperlichen Freuden des Sex und der Freude der Empfindung der Liebe?

Chia: Das Ausmaß Ihrer Freude wird nur durch Ihre eigene Bewußtseinsstufe begrenzt. Der Unterschied zwischen dem Ganzkörperorgasmus und dem ejakulatorischen Orgasmus ist der Unterschied zwischen tierischer und menschlicher Liebe. Das Tier stößt seine Energien hektisch aus. Der höherstehende Mensch bewahrt seine Vitalenergie jedoch, weil er verantwortungsbewußt ist, und wandelt sie in Liebe um. Der wahrhaft freie und weise Mann erneuert sich und seine Partnerin unentwegt. Diese höchste aller Künste ist zugleich seine Verpflichtung, sein Recht und sein Vergnügen. Die reinste Freude geht über alles hinaus, was unsere Sinne, unsere Emotionen oder unser Denken uns zu bieten haben. Wenn Sie Ihren ursprünglichen Geist entwickeln, dann entfaltet sich Ihr feines Gespür für subtile Energieströme ebenso wie Ihre körperlichen Empfindungen; beide sind sie einen ganzen Quantensprung weiter als alles, was die meisten Menschen für Freude halten mögen.

Die Qualität Ihrer Empfindung bestimmt die Qualität der Energie, die Sie erzeugen und in sich aufnehmen. Wenn Ihr Verlangen selbstsüchtig erotisch ist, dann mag die Energie zwar vorübergehend ihre tierische Vitalität erhöhen, doch wird sie dann nicht emporsteigen und den höheren Genius Ihres Herzens, Ihres Geistes und Ihrer Seele aufschließen.

Diese Prinzipien gelten zwar universell, doch ist gerade der Liebesakt für den Menschen etwas besonders Gewaltiges, etwas, was das gesamte eigene Schicksal bestimmt und mit einbezieht. Die Energie einer jeden Handlung und eines jeden Gedankens wird gespeichert: Wer egozentrisch denkt, wird stets nur mit dem Egozentrismus anderer konfrontiert werden. Wer dagegen stets Liebe in sich trägt, wird überall auf Liebe stoßen. Veredelt man seine Samenessenz zu einer höheren Stufe spiritueller Ausrichtung, so verwandelt sie sich in eine Lichtessenz oder einen Licht-Samen, der den ganzen Pfad durchs Leben und darüber hinaus erhellt. Das ist die taoistische Erleuchtung, wie sie in den höheren Stufen der Meditation gelehrt wird.

13. Wenn es doch darum geht, eigene Sexualenergie zu bilden, warum sollte es dann schaden, mit vielen verschiedenen Partnern zu schlafen, um das eigene Ching Chi zu vermehren?

Chia: Es geht nicht darum, die Menge an Sexualenergie zu erhöhen, sondern die niedere, unverarbeitete Sexualenergie in verfeinerte subtile Energie umzuwandeln. Die Sexualität ist dabei nur eine Methode von vielen, um dies zu erreichen. Wenn Sie Partner wählen, die moralische oder körperliche Schwächen aufweisen, kann die Promiskuität Ihr Energieniveau sogar merklich senken.

Wenn Sie Menschen mit niederem Charakter beischlafen, schaden Sie sich, weil Sie vorübergehend etwas von der Niederträchtigkeit Ihres Partners aufnehmen. Denn wenn man subtile Energie miteinander austauscht, nimmt man tatsächlich etwas vom Wesenskern des anderen in sich auf. Man wird dadurch zum anderen und nimmt eine neue karmische Last auf sich. Aus diesem Grund werden Mann und Frau in sehr alten Partnerbeziehungen einander oft so ähnlich: Sie haben so viel Energie ausgetauscht, daß sie aus derselben Lebenssubstanz bestehen. Unsere Praktik beschleunigt dieses Einswerden, führt es jedoch auf eine höhere Stufe spiritueller Erfahrung.

Deshalb lautet der beste Rat, den ich Ihnen geben kann: Setzen Sie niemals Ihre Integrität von Körper, Geist und Seele aufs

Spiel! Wenn Sie sich einen Liebespartner aussuchen, suchen Sie sich damit gleichzeitig Ihr Schicksal aus, also sollten Sie auch sichergehen, daß Sie die Frau, mit der Sie Sex haben, auch lieben. Dann werden Sie in Harmonie mit dem sein, was durch den Austausch in Sie einfließt, und Sie werden stets das Richtige tun.

Wenn Sie meinen, daß Sie zwei Frauen gleichzeitig lieben können, so seien Sie auch dazu bereit, doppelt soviel Chi einzusetzen, um ihre Energien zu transformieren und in ein Gleichgewicht zu bringen. Ich persönlich bezweifle, daß viele Männer dies wirklich vermögen und gleichzeitig noch eine tiefe innere Ruhe empfinden können. Um der Einfachheit willen sollten Sie sich stets nur auf eine Frau auf einmal beschränken, denn es bedarf einer Menge Zeit und Energie, um die subtilen Energien wirklich tiefgehend zu veredeln.

Es ist unmöglich, das Wort «Liebe» ganz präzise zu definieren. Dazu müssen Sie Ihre eigene innere Stimme befragen. Doch die Höherentwicklung Ihrer Chi-Energie sensibilisiert Sie für die Stimme Ihres Gewissens. Was früher vielleicht nur ein leises Wispern war, mag nun mit einem Mal laut und vernehmlich ertönen. In Ihrem eigenen Interesse sollten Sie niemals Ihre Integrität um der körperlichen Freude oder um des falschen Vorwands willen, Sie würden hochgeistige Übungen durchführen, preisgeben. Wenn Sie mit einem Menschen schlafen, den Sie nicht lieben, werden Ihre subtilen Energien unausgewogen bleiben, so daß es zum psychischen Kampf kommen kann. Dieser fordert seinen Preis, egal wie weit sie auch körperlich voneinander entfernt sein mögen, bis Sie die seelische Verbindung mit dem anderen entweder durchtrennen oder heilen. Es ist besser, von Anfang an ehrlich zu sein.

Aus dem gleichen Grund sollten Sie auch stets nur dann sexuell lieben, wenn Sie eine echte Zärtlichkeit in Ihrem Inneren verspüren. Auf diese Weise wächst Ihre Liebesfähigkeit. Der selbstsüchtige oder manipulative Umgang mit Sexualität, selbst mit einem geliebten Partner, kann zu großer Disharmonie führen. Wenn Sie das Gefühl haben, Ihre sexuelle Kraft nicht auf liebevolle Weise einsetzen zu können, sollten Sie ganz davon

Abstand nehmen. Die Sexualität ist ein glitzerndes, zweischneidiges Schwert, ein Heilungsinstrument, das schnell zu einer Waffe werden kann. Mißbraucht man sie für niedere Ziele, wird sie einen erbarmungslos zerstückeln. Wenn Sie keinen Partner gefunden haben, zu dem sie wirklich zärtlich sein können, sollten Sie einfach niemanden berühren. Arbeiten Sie daran, Ihre eigene innere Energie zu entwickeln, und wenn Sie darin ein hohes Niveau erreicht haben, werden Sie entweder einen entsprechenden Liebespartner mit hohen Qualitäten finden oder aber eine vertiefte Erfahrungsebene in Ihrem eigenen Inneren erschließen.

14. Ist das Große Emporziehen nicht im Grunde eine Art sexueller Vampirismus, bei dem Männer lernen sollen, wie sie die Säfte der Frau aufsaugen können?

Chia: Diese Auffassung ist gleich aus mehreren Gründen falsch. Das wohl gewichtigste Gegenargument lautet, daß es sich um einen Energieaustausch zwischen den Partnern handelt, jeder tauscht seine Energie mit dem anderen. Das Große Emporziehen steigert lediglich diesen Prozeß. Man kann das Yin der Partnerin nicht aufnehmen, ohne die gleiche Menge Yang an sie abzugeben, das ist ein Grundgesetz der ätherischen Energie.

Freigebigkeit ist sich selbst der größte Lohn: Je mehr man gibt, um so mehr wird man auch empfangen. Wenn man sich auf egoistische Weise weigert, seiner Partnerin das eigene Yang zu überlassen, wird man auch nur sehr wenig Energie von ihr empfangen. Deshalb sind auch alle Versuche, das Große Emporziehen selbstsüchtig zu mißbrauchen, von vornherein zum Scheitern verurteilt. Das führt nur zu einem großen geistigen und spirituellen Ungleichgewicht im eigenen Inneren. Umgekehrt garantiert die freigebige und hingebungsvolle Anwendung dieser Methode den optimalen Fluß belebender Energie des Partners.

Diese «Mißbrauchssicherung» verhindert nicht nur, daß der Partner ernsthaft ausgebeutet werden kann, das Naturgesetz des Tao wird auch jeden, der seinen Partner auszunutzen versucht, mit gleichem strafen. In diesem Punkt stimmt der Taoist mit der Bibel überein: «Gebet, so wird euch gegeben.»

Zweitens, wenn Sie die Kraft hinaufziehen, werden Sie überwiegend die Energie Ihrer eigenen Sexualzentren «einatmen». Während des Liebesakts schwimmen Hunderte von Millionen Samenzellen aufgeregt umher und wollen aus Ihnen heraus, um in ein Ei zu gelangen. Ihre Bewegung verleiht dem Sperma eine hohe elektromagnetische Spannung. Auf diese Weise stimuliert Ihre Liebespartnerin Sie dazu, eigene Energie zu erzeugen und sie zu konzentrieren; diese leiten Sie dann durch das Große Emporziehen in die höhergelegenen Zentren empor.

Und schließlich würde Ihre Liebespartnerin durch die sexuelle Stimulierung ohnehin einen Großteil ihrer eigenen Energie verlieren. Wenn Sie diese Energie nicht aufnähmen, würde sie sich einfach in der Atmosphäre verteilen. Wenn der Mann jedoch seine Ejakulation verhindert und seine Partnerin ihren Genitalorgasmus vermeidet, verlieren beide weitaus weniger Energie, als dies bei konventionellem Sex der Fall gewesen wäre. Durch die Methode des Großen Emporziehens nehmen beide Beteiligten einen Teil der Energie des anderen auf, anstatt sie verpuffen zu lassen.

15. Was hat man für ein Gefühl, wenn man nach einer Weile der Zweifachen Höherentwicklung wieder ejakuliert?

Chia: Wenn man damit begonnen hat, zu meditieren und seine Sexualenergie mit den verschiedenen taoistischen Übungen höherzuentwickeln, spürt man sofort, was passiert, wenn man ejakuliert. Sie erhalten eine sofortige Rückmeldung über das, was mit Ihrem Energiezustand geschieht: Man fühlt sich geschwächt, manchmal sogar so sehr, daß man vorübergehend stark deprimiert wird. Bevor Sie mit der taoistischen Praxis angefangen haben, hätten Sie dasselbe Gefühl wahrscheinlich als «angenehme Müdigkeit» bezeichnet; doch nun wirkt es auf Sie seelisch schmerzhaft, weil Sie es inzwischen gewöhnt sind, auf einem höheren Niveau der Chi-Energie zu leben. Der Energieverlust durch Ejakulation beim Sexualakt läßt sich deutlich spüren.

16. Wie werden die Augen im Sexual-Kung Fu gebraucht?

Chia: Die Augen sind sehr wichtig. Auf späteren Stufen können Sie nur mit Hilfe der Augen und einem Minimum richtiger Atmung das Große Emporziehen vollführen. Man sollte die Augen beim Liebesakt geschlossen halten, um die innere Energie zu vergrößern; wenn Sie dabei umhersehen, wird der Geist abgelenkt, und es kommt zu Chi-Verlusten, weil die Augen das Organ mit dem stärksten Yang-Charakter sind. Lernen Sie, in sich und in den Körper Ihres Liebespartners hineinzublicken. Die Augen spiegeln psychologisch gesehen die eigenen Absichten wider, weshalb man mit ihnen auch alles buchstäblich lenken kann. Wenn Sie die taoistischen Praktiken korrekt üben, wird das Ihre Augenkraft erheblich vermehren. Das Umgekehrte ist aber auch wahr: Durch unrichtigen Sex werden Ihre Augen ihren Glanz verlieren. Als aufmerksamer Beobachter können Sie auch ohne jede Kenntnis östlicher Medizin erkennen, ob Menschen sich sexuell erschöpfen. Man sieht es im Gesicht, am eingefallenen Zustand von Augen und Haut und am matten Haar.

17. Inwieweit können Krankheit, Verspannung, Streß und andere negative psychische Zustände die taoistische Liebespraktik beeinflussen?

Chia: Ein gesundes Sexualleben hängt sehr eng mit der körperlichen Gesundheit und dem geistigen Wohlbefinden zusammen. Wenn Sie sehr angespannt sind, wird es Ihnen schwerfallen, die geistige Beherrschung und das Große Emporziehen auszuüben. Verspannungen beeinträchtigen die Fähigkeit, mit diesen Methoden den Liebesakt auszuführen. Aber es macht ohnehin nicht viel Spaß, im verkrampften Zustand Sex zu haben. Die Meditation des Großen Energiekreislaufs und Tai Chi Chi Kung sind sehr hilfreich, um wieder zur Ruhe zu kommen. Wenn Sie sich nicht wohlfühlen oder einen niedrigen Chi-Pegel haben, sollten Sie sich in der Sexualität passiv verhalten und Ihren Liebespartner die obere Stellung einnehmen lassen, damit er Ihnen heilende Energie zuführen kann. Die sexuelle Begegnung ist das mikrokosmische Abbild des Alltags auf einer stark intensivierten Stufe.

Auch das psychische Befinden ist sehr wichtig. Es ist unabdingbar, daß Sie Liebe empfinden, sich ausgeruht und entspannt fühlen und nicht voller negativer Gefühle stecken. Wenn Sie sehr zornig oder traurig oder ängstlich sind, wird es Ihnen schwerfallen, die Sexualität zu genießen und die hier gelehrten Praktiken anzuwenden. Das kann Sie selbst oder Ihren Partner emotional völlig aus dem Gleichgewicht bringen, weil die Aura während des Liebesaktes weit geöffnet ist und man leicht alles Negative aufnimmt. Da ist es schon besser, sich gemeinsam hinzusetzen und die Verschmelzung der Fünf Elemente auszuüben, um den Geist zu beruhigen. Selbst wenn Sie schon jahrelang das Große Emporziehen praktizieren, kann es Ihnen größte Mühe bereiten, den Samen einzubehalten, wenn Sie in keinem ausgeglichenen geistigen Zustand sind. Fühlen Sie sich seelisch und geistig dagegen wohl und ruhig, fällt es Ihnen überhaupt nicht schwer.

18. Was ist der Unterschied zwischen dem unwillkürlichen Blockieren der Ejakulation durch Enthaltsamkeit und der taoistischen Methode der Energie-Höherentwicklung?

Chia: Die Ejakulation läßt sich unwillkürlich auch durch geistige Kraft unterbinden, indem man sich einfach weigert, Sex zu haben oder zu masturbieren. Doch heißt das, die Willenskraft gegen die Triebe des Körpers zu stellen. Der Taoist dagegen veredelt die Körpertriebe und leitet die Chi-Energie um, um sie woanders einzusetzen. Wenn man im Zölibat lebt, die eigene Sexualenergie auf natürliche Weise transformieren und Körper und Geist miteinander integrieren kann, sollte man ein strahlendes, vitales Äußeres haben. Doch gibt es nicht viele Menschen, die von Natur aus so erleuchtet sind.

Es gibt eine ganze Reihe negativer Beobachtungen über die Auswirkungen der Enthaltsamkeit auf die Gesundheit. Diese Daten hat man durch Untersuchungen von Priestern erhalten, die die Sexualität mit reiner Willenskraft unterdrückt hatten. Dergleichen kann zu langfristigen schmerzhaften Beschwerden der Prostata führen, die versagt oder sich entzündet.

Ich glaube allerdings, daß solche Probleme darauf zurückzuführen sind, daß die Betroffenen nicht wußten, wie sie richtig mit ihrer Sexualenergie umzugehen hatten. Die Energiebahnen zwischen Unter- und Oberleib waren bei ihnen verschlossen, so daß ihre Sexualenergie blockiert wurde und zu Blut- und Hormonüberfüllung in den Genitalien und der Prostata führte. Um solchen Prostatabeschwerden vorzubeugen, sollte jeder im Zölibat lebende Mann sein Perineum mehrmals täglich fest anziehen und wieder lockern. Das stärkt die Prostata ein wenig, allerdings nicht so gut wie das Große Emporziehen, bei dem auch Chi-Energie hindurchgeleitet wird. Durch mehr Geschlechtsverkehr kann eine geschwächte Prostata auch geheilt werden. Der Orgasmus kräftigt sie, doch riskiert man einen gewaltigen Energieverlust, wenn man die taoistischen Methoden nicht kennt. Andere wiederum schwächen ihre Prostata gerade durch übermäßiges Ejakulieren. Für diese Männer ist das Zölibat ausgesprochen heilsam.

Wenn man die Ejakulation mit einer innerlichen Übung wie dem Großen Emporziehen verhindert, mag es den Anschein haben, als wäre es das gleiche wie das Verhindern der Sexualität durch Enthaltsamkeit, doch das stimmt nicht, es gibt dabei einen sehr großen Unterschied: Das Große Emporziehen leitet die Energie bewußt nach oben, durch innere Fähigkeit, nicht durch reinen Zufall oder die Macht des Willens allein. Ich praktiziere diese Technik nun schon seit vielen Jahren und habe nie Probleme damit gehabt. Manchmal kann man einen leichten Stau durch eine sanfte Massage beheben. Diese Übung läßt sich vom Standpunkt der Reinheit nicht vom größeren Kontext der Meditation und der Energiearbeit im taoistischen System trennen; ebensowenig dürfen die ethischen, psychologischen und spirituellen Aspekte übersehen werden.

19. Könnten Sie kurz zusammenfassen, welche Vorteile der taoistische Ganzkörperorgasmus gegenüber dem normalen ejakulatorischen Orgasmus bietet?

Chia: Ein totaler Orgasmus von Körper und Geist läßt sich damit umschreiben, daß man vom Kopf einen Nektarstrom wie einen Frühlingsschauer innen durch den Körper rinnen fühlt. Ein solcher Orgasmus ist unverwechselbar. Er besteht aus einer Welle subtiler Chi-Energie, die Muskelpanzer sprengt, Spannungen im Nerven- und Lymphsystem löst und verborgene Gefühlskräfte aufschließt. Man fühlt sich dabei wie ein neugeborenes Kind, nur daß man diese Wiedergeburt nicht wie ein

Säugling erfährt, als unbewußte Glückseligkeit, sondern dabei sehr wohl erwachsen und bewußt ist. Die Welt ist noch immer da, doch scheint sie plötzlich leichter als eine Feder zu sein.

Dieses Gefühl der Leichtigkeit ist ein Ergebnis der erfolgreichen Umwandlung der schweren Samenflüssigkeit in einen Licht-Samen, der das höhere Bewußtsein nährt. Man verspürt ein tiefes Glücksgefühl, weil man weiß, daß man nun endlich nach Hause gefunden hat. Man wird weder durch sich selbst noch durch die Liebespartnerin niedergedrückt. Das ist etwas völlig anderes als ein Genitalorgasmus, auf den in der Regel entweder ein tiefer, schwerer Schlaf folgt, weil der Körper versucht, die verlorengegangene Energie wiederzugewinnen, oder ein immer noch unruhiger Gemütszustand, der die Frage stellt: «Und was nun?» Beim Genitalorgasmus wird zwar der Körper entspannt, nicht aber der Geist und die Seele; diese hungern noch immer nach subtiler Energie, weil die Polarität zwischen den Liebenden nicht vollständig hergestellt wurde.

20. Was geschieht eigentlich genau, wenn man beim Orgasmus den Punkt ohne Rückkehr erreicht hat?

Chia: Die Kurve sexueller Erregung verläuft bei Mann und Frau – besonders aber beim Mann, weil die Frau die größere Fähigkeit besitzt, einen Zustand zeitweiliger Stabilität aufrechtzuerhalten – folgendermaßen: Nach einer langsamen oder auch schnellen Erregung wird eine kurze Stabilität, eine Plateau-Phase, erreicht, auf die ein schneller und plötzlicher Abfall folgt. Das war's dann auch schon – das ist Urknalltheorie. Die taoistische Höherentwicklung lehrt dagegen die Stabilitätstheorie: Dabei sollen Yin und Yang durch eine Reihe von Tal-Orgasmen sich ständig ausdehnen und wieder zusammenziehen. Die Urknalltheorie, die im Augenblick als Theorie von der Entstehung des Universums Mode ist, wurzelt im Prinzip in den sexuellen Begierden der männlichen westlichen Wissenschaftler.

Nun kann man den Zustand der Stabilität, des Plateaus, mit einer Art «ursprünglichen Zone» vergleichen, einer Erfahrung der ursprünglichen Zeit und des ursprünglichen Raums. Da erscheinen einem Minuten wie Stunden, wie immer man es nun definieren will. Psychologen nennen dies einen veränderten

Bewußtseinszustand. Anscheinend können Frauen diesen Zustand weitaus leichter ausdehnen und verlängern als Männer. Jenseits davon liegt ein kritischer Punkt ohne Umkehr – und dann der «Absturz». Der Zustand des Plateaus kann von wenigen Sekunden bis zu einer halben Stunde oder noch länger andauern. Charakteristisch für ihn ist die Beruhigung, Entspannung und nachlassende Erektion des Mannes. In der Praxis sieht das so aus, daß die Liebespartner nach dieser Phase der Ruhe sich gegenseitig erneut stimulieren, das Chi durch Stoßen und andere Erregungsmethoden steigern und dadurch Energie in sich erzeugen. Dann wird erneut die Plateau-Phase erreicht und eine Weile aufrechterhalten.

Es bedarf einiger Übung, um nicht «über den Rand zu fallen», aber die Belohnung ist großartig. Es ist wie das Erklimmen einer Pyramide: Jede Stufe ist oben flach und ungefährlich, doch die Kante der nächsten zu erklimmen läßt einen leicht ins Schwindeln geraten. Bei unseren Übungen baut man stufenweise ein immer größeres Potential auf, um auf den Partner reagieren zu können, das schließlich so mächtig wird, daß die Wahrscheinlichkeit, die Kontrolle zu verlieren, mit jeder Stufe größer wird. Man könnte sagen, daß man immer mehr Druck erzeugt, doch einen angenehmen Druck, weil die Energie auf jedem neuen Plateau größer ist als auf dem vorhergehenden. Die Plateau-Phasen werden immer länger, je mehr Energie gebildet wird. Hat man genügend Energie aufgebaut und befindet man sich auf einem Plateau, beginnt das Chi durch die Energiebahnen im Körper zu strömen, so daß die ursprünglich vielleicht rein genitale Reaktion nun zu einer Ganzkörperreaktion wird. Ist der gesamte Körper des Mannes mit dem der Frau ins Gleichgewicht gekommen, dringt die Energie auch in die subtilen Körper der mentalen und spirituellen Ebene ein, stellt die völlige Polarität her und öffnet das Bewußtsein für Wissen und Glückseligkeit. Dann erweist sich das Wesen des Tao als gleichzeitig ehrfurchtgebietend und alltäglich.

Die «ursprüngliche Zone» auf dem Plateau ist ein recht empfindlicher Ort, und man kann sagen, daß hier die Kunst der taoistischen Zweifachen Höherentwicklung erst richtig geübt werden muß. Das Feingefühl und die Fähigkeit, nicht zum «Punkt ohne Umkehr» weiterzugehen, ist eine Sache der Erfahrung, der Zielgerichtetheit und des allgemeinen Entspannungs- und Gesundheitszustands wie auch der Art der Beziehung zum Partner. Nun könnte die Frau die Ejakulation des Mannes recht einfach durch ihren eigenen Orgasmus auslösen oder indem sie ihn durch Kontraktion ihrer Scheidemuskeln stimuliert. Unsere Technik verlangt nicht nach einem gemeinsamen Orgasmus beider, und besonders in der Lernphase sollte dem Mann genügend Zeit gelassen werden, um in der Plateau-Phase zur Stabilität zu finden. Es ist recht aufschlußreich, daß viele Frauen meinen, daß der Mann nur dann befriedigt sein kann, wenn er eine Ejakulation hat. Hier haben wir es mit sexueller Politik zu tun, mit all den Erwartungen und Einstellungen, die unsere Reaktionen so stark beeinflussen. Männer wie Frauen müssen sich nach und nach de-konditionieren, von ihren alten, eingefahrenen Vorstellungen lösen. Doch wird dies auf ganz natürliche Weise geschehen, wenn das Paar seine Energie gemeinsam veredelt.

21. Stellen Homosexualität und Gruppensex Hindernisse auf dem Pfad zur spirituellen Weiterentwicklung dar?

Chia: Die Taoisten sind viel zu weise, um irgend etwas von vornherein zu verdammen, weil alles irgendwann zum Tao zurückführt. Die eigentliche Frage lautet eher, wieso Homosexualität gegen die Natur oder das Tao sein kann, wenn das Tao sie doch erschaffen hat. Die Homosexualität verstößt nicht gegen das Tao, aber sie stellt auch nicht die größtmögliche Erfahrung des Tao dar. Es ist unmöglich, durch homosexuelle Liebe das Gleichgewicht der Polarität von Männlich und Weiblich in seiner ganzen Fülle zu erfahren. Die subtilen Energien fehlen, und man kann nichts erschaffen, wenn die Rohsubstanzen dafür nicht vorhanden sind. Die höchste Harmonie von Yin und Yang läßt sich damit nicht erreichen. Doch hängt alles davon ab, wie weit man den spirituellen Pfad beschreiten will. Wenn man in der Meditation tief genug kommt, kann man die entgegengesetzte, polare Energie im eigenen Inneren entwikkeln. Dann kann ein homosexuelles Liebesleben dieses Gleichgewicht stören, so daß man ständig damit beschäftigt ist, es wiederherzustellen.

Dieses Problem ist für Männer größer als für Frauen, weil ihre doppelte Yang-Energie zu expansiv ist und leichter zum Konflikt führt. Eine doppelte Yin-Energie kann durchaus harmonisch sein, weil das Yin nachgiebig ist, doch wird auch in einer solchen Partnerschaft keine der beiden Frauen die höchste Erfüllung erfahren. In beiden Fällen kann es zu subtilen Störungen des organischen Gleichgewichts kommen, was man beachten muß, wenn man ein Optimum an Gesundheit erhalten will.

Die Situation läßt sich für männliche Homosexuelle etwas verbessern, wenn sie sich andere Quellen der Yin-Energie suchen. So könnten sie mehr Yin-Nahrung zu sich nehmen, mehr Zeit mit Frauen verbringen oder im Garten arbeiten, um das Erd-Chi zu kultivieren. Man kann auch direkt Energie aus der Erde aufnehmen, indem man sich mit dem Gesicht auf den Boden legt und meditiert, wobei man die Kraft ins Glied und in die Hände zieht. Das kann eine Hilfe sein, wenn man es vor oder nach dem Sexualakt durchführt. Wenn Sie die Sameneinbehaltung praktizieren wollen, sich aber in schnell wechselnden homosexuellen Beziehungen befinden, rate ich Ihnen, eine Weile enthaltsam zu leben und zu versuchen, Stabilität zu erreichen, indem Sie die Einfache Höherentwicklung mit dem Großen Emporziehen und der Meditation praktizieren.

Beim Gruppensex ist es noch viel schwieriger, die subtilen Energien zu harmonisieren. Ich rate davon ab, weil er nur selten von Liebe motiviert ist. Die einzige Ausnahme bildet die Kombination von zwei Frauen und einem Mann, weil das doppelte Yin sein Yang harmonisieren kann, wenn sie sich ebenfalls in Harmonie miteinander befinden. Fühlen Sie sich von mehreren Menschen angezogen, ist das Beste, was Sie für sie tun können, sie zu inspirieren, sich weiterzuentwickeln, durch Tai Chi, Meditation, Yoga oder die in diesem Buch behandelten Methoden. Lehren Sie durch Beispiel. Sie brauchen nicht jeden körperlich zu lieben, von dem Sie sich angezogen fühlen. Wenn Sie Ihre Energie überall verstreuen, werden Sie niemals wirklich tief in sich selbst eindringen können.

22. Was verursacht das Erschlaffen des Glieds, wenn man mit einer steifen Erektion begonnen hat, aber nicht ejakuliert?

Chia: Möglicherweise hat Ihr Geist seine Aufmerksamkeit dann vom Liebesakt selbst abgewendet. Das Chi bewegt sich im Einklang mit dem Geist, es wird von ihm gelenkt. Wenn sich Ihr Geist auf einen subtileren Energieaustausch mit Ihrer Liebespartnerin konzentriert, Ihre Erektion aber nachläßt, kann dies ein Zeichen sein, daß die körperliche Liebe nicht mehr erforderlich ist. Dann sollten Sie sich entspannen und die Vereinigung genießen. Behalten Sie nach Möglichkeit Ihren erschlafften Penis in Ihrer Partnerin oder zumindest so, daß er sie noch berührt, weil das Chi noch immer durch ihn hindurchströmt. Aber um Ihrer psychischen Gesundheit willen – versuchen Sie nur nicht, eine neue Erektion zu forcieren!

23. Was soll ich tun, wenn ich das Große Emporziehen meistere und enthaltsam lebe, aber immer noch feuchte Träume habe?

Chia: Wenn Sie das Große Emporziehen wirklich gemeistert haben, dürfte das überhaupt nicht vorkommen. Dies geschieht eher bei Männern, die die Sexualenergie zwar einbehalten, sie aber nicht vollständig durch Umwandlung in ein höheres Zentrum geleitet haben. Die Sexualenergie verbleibt dann im unteren Körper und kann zu Problemen führen. Die taoistischen Methoden des Kleinen Energiekreislaufs, der Verschmelzung der Fünf Elemente und des Kan und Li bieten die Formeln für das Transformieren der Energie in höhere Zentren. Wenn das nicht funktionieren sollte und die feuchten Träume andauern, sollten Sie auf die Botschaft ihres Körpers hören und sich eine Liebespartnerin suchen.

24. Ist es zulässig, im Augenblick des Orgasmus bestimmte Wünsche oder Gedanken zu projizieren?

Chia: Ich rate sehr davon ab, das Ego im Augenblick des Orgasmus oder überhaupt irgendwann während des Liebesaktes zu projizieren. Das ist eine magische Praktik, die zu sehr unerwarteten Ergebnissen führen kann und eine Gefahr für die spirituelle Entwicklung darstellt. Wenn Sie nicht ein festes inneres Gleichgewicht besitzen, können sich bösartige astrale

Wesenheiten an Sie hängen. Manche Männer haben auch im Traumzustand Verkehr mit «Phantom-Geliebten», die echte Wesenheiten sind. Sie erhalten möglicherweise durchaus, was Sie haben wollten – aber auch noch vieles mehr, um das sie nicht gebeten hatten und das Ihnen äußerst zuwider sein dürfte. Außerdem verlieren Sie Energie, wenn Sie alles nach außen projizieren. Ich kenne eine Frau, die zehn Jahre lang die «Projektion des Magischen Kindes» praktizierte. Sie ist blaß und kränklich geworden. Es ist besser, Ihrem Liebespartner die Energie zurückzugeben, von dem sie schließlich auch stammt. Auf diese Weise geben Sie dem Universum sofort die Ihnen zuteilgewordene Gnade zurück. Wenn Sie die Energie Ihrer Liebespartnerin steigern, anstatt irgendein Ego-Bedürfnis damit zu befriedigen, wird sie dadurch auf eine höhere Stufe gelangen und dazu in der Lage sein, Ihnen oder auch anderen Lebewesen im Universum noch mehr zu schenken. Der spirituelle Fortschritt wird dadurch erlangt, daß man das Gleichgewicht von Yin und Yang herstellt, indem man auf spontane Weise unbeteiligt in der Gegenwart lebt und nicht dadurch, daß man irgendeine Mentalprojektion auslebt und Wirklichkeit werden läßt. Taoisten veredeln das Chi in ihrem Körper. Wir schicken unsere schmutzige Wäsche nicht einfach weg in der Hoffnung, daß sie irgendwann schon gewaschen zurückkommen wird – wir waschen sie vielmehr selbst. Konzentrieren Sie sich also darauf, das Chi an Ort und Stelle, wo immer Sie gerade sein mögen, im Gleichgewicht zu halten. Das ist Ihre ganze Verpflichtung, die Sie dem Universum gegenüber haben.

13. Kapitel

Erfahrungen mit der taoistischen Methode der Höherentwicklung der Sexualkraft

Das folgende Interview führte Michael Winn mit einem 46jährigen Psychologen und Schüler von Mantak Chia, einem Vater von mehreren Kindern.

M.W.: Ist es Ihnen leichtgefallen, Sexual-Kung Fu zu lernen?

Schüler: Ich praktiziere das Sexual-Kung Fu jetzt seit eineinhalb Jahren. Solange ich allein übte, fiel es mir recht leicht, doch es war schwierig, die Methode in meine Sexualität zu integrieren, weil ich einen unbewußten Widerstand dagegen hatte, der wohl daher rührte, daß ich so viele Jahre lang auf völlig andere Weise geliebt hatte.

Als ich mir immer stärker der Tatsache bewußt wurde, daß mich die herkömmliche Sexualität ermüdete, wurde es leichter. Doch ist es unmöglich, diese Praktik von anderen Methoden loszulösen, die ich gelernt habe, etwa den Kleinen Energiekreislauf und die Verschmelzungsmeditationen, Eisenhemd Chi Kung und Tai Chi. Durch diese erhöhte sich meine Sensibilität für subtile Energien, vor allem durch das Eisenhemd Chi Kung.

M.W.: Inwieweit hat diese Praktik Ihre Partnerbeziehung im Alltag beeinflußt?

Schüler: Unsere Bindung ist dadurch erheblich verstärkt worden. Oft äußert sich dies durch ein Strömen der Energie zwischen uns, manchmal auch in Form von telepathischen oder hellseherischen Erfahrungen. Das geschieht aber in vielen anderen Partnerschaften auch, die schon längere Zeit existieren. Ungewöhnlich ist bei uns vor allem, daß all dies sehr, sehr schnell geschah. Mein Üben des Tao Yoga hat diesen Prozeß stark beschleunigt.

M.W.: War die Erfahrung so befriedigend für Sie, daß Ihr Verlangen nach häufigem Sex dadurch vermindert wurde?

Schüler: Nein, im Gegenteil. Ich möchte häufiger Sex haben als früher, drei- oder viermal in der Woche, je nach Situation und Gelegenheit, manchmal auch mehrmals am Tag.

Ermüdend wird die Sexualität für mich nur dann, wenn ich mich nicht an meine Übungen halte und meine Energie durch Ejakulation verliere. Und ich muß sagen, daß ich nun, nach fast zweijähriger Übung, noch immer zeitweilig den festen Willen verliere, sie anzuwenden. Für mich als Psychologen ist es sehr interessant zu beobachten, wie in mir die alte Konditionierung, einen Orgasmus zu haben, immer noch da ist. Das ist etwas, womit ich noch kämpfe. Ich beherrsche es jetzt, aber ich muß doch sehr aufpassen.

M.W.: Es ist wie das Betrachten eines Aspekts seines früheren Ichs.

Schüler: Das liegt bei mir zu einem großen Teil an gesellschaftlicher und kultureller Konditionierung. Diese Art der Sexualität ist der diametrale Gegensatz zur westlichen Sexualität, wie wir sie verstehen.

M.W.: Könnten Sie eine ungewöhnliche Erfahrung beschreiben, die Sie dabei gemacht haben?

Schüler: Es gab eine ganze Reihe. Zum Beispiel strömte zwischen uns nach einer Weile des Liebens und der wiederholten Vermeidung der Ejakulation eine intensive Energie. Oft war es so, daß die Energie, die sich bildete, zwischen unseren Mündern und Genitalien eine Art Energiebrücke errichtete, wie Elektrizität. Es konnte aber auch vorkommen, daß die Energie durch unsere Kleinen Energiekreisläufe jagte, immer hin und her. Manchmal wurden wir auch in eine Art Energiekokon eingesponnen, der uns beide umhüllte und innerhalb und außerhalb unserer Körper strahlte.

M.W.: Ist dieses Eingesponnenwerden in Energie etwas, was Ihre Beziehung bereichert, oder macht es einfach nur Spaß?

Schüler: Es macht viel Freude, aber es hat auch eine enorme unwiderstehliche emotionale Qualität. Es ist eine ganz außergewöhnliche Kommunikation zwischen Partnern, die über die rein sexuelle Erfahrung hinaus die ganze Beziehung selbst ausfüllt. Wir spüren, wie die Energie strömt, oft auch wenn wir uns nicht sexuell lieben, also im Alltag. Wenn wir gemeinsam meditieren, zieht sich ein Energiebogen durch den Kopf, vor allem dann, wenn wir die Verschmelzungsformel praktizieren. Außerdem habe ich beim Liebesakt die Erfahrung gemacht, daß ich spürte, wie die Aufsteigenden Gefäße sich miteinander verbanden. Es war ein Gefühl, als gebe es eine Leiter zwischen unseren Körpern. An der Spitze bildete die Energie einen Springbrunnen und strömte in die Körper hinab und um sie herum, so daß die Aufsteigenden Gefäße sich am Mittelpunkt verbanden und ein magnetisches Feld entwickelten. Das war eine sehr kraftvolle Erfahrung.

M.W.: Haben Sie kalte und heiße Energien deutlich voneinander unterscheiden können?

Schüler: Ja, das geschieht sogar recht oft, genau dann, wenn ich die Ejakulation meistere. In dem Moment strömt viel heiße Energie von mir durch den Penis. Gerade dann spürte ich oft, wie ein Kältestrom meinen Rücken emporstieg. Einmal habe ich zum Fenster hinübergeschaut, weil ich dachte, es wäre ein Luftzug, so stark war es. Ich habe auch oft erfahren, wie sich der Körper meiner Partnerin kühl und feucht anfühlte, während meine eigene Energie sehr heiß und trocken ist.

M.W.: Würden Sie als Psychologe diese Praktik jemandem empfehlen, der emotional durcheinander ist oder gerade an einer Beziehung laboriert?

Schüler: Auf gar keinen Fall! Diese Energieschwankungen könnten sich sonst sehr destabilisierend auswirken.

M.W.: Dann ist das also nur etwas für Menschen, die eine halbwegs stabile Partnerbeziehung haben?

Schüler: Ja, das glaube ich schon. Es ist auch wichtig, daß die Beteiligten die Meditation des Kleinen Energiekreislaufs gemeinsam praktizieren. Man sollte diese Übung nicht von der Gesamtlehre trennen.

M.W.: Sie haben gesagt, daß diese Praktik Ihre Partnerbeziehung sehr bereichert hat. Es gibt eine Vielzahl von Beziehungen, die wegen sexueller Unverträglichkeit versagen. Glauben Sie denn, daß diese Übung dergleichen heilen kann, also therapeutischen Wert hat?

Schüler: Was bestimmte Probleme angeht, glaube ich das schon, ja. Zum Beispiel wird dadurch die vorzeitige, verfrühte Ejakulation behoben. Ich glaube aber, daß ihr eigentlicher Wert darin liegt, daß man den spirituellen Zusammenhang erkennt. Natürlich wäre es interessant, diese Methode auch einmal als therapeutisches Mittel zu unterrichten.

M.W.: Könnten Sie sich vorstellen, daß westliche Sexualforscher wie Kinsey und Masters sich dafür interessieren würden?

Schüler: Ja, wenn man es ihnen in einem Zusammenhang anbietet, den sie verstehen können. Masters, Johnson und andere Sexualwissenschaftler arbeiten ja ebenfalls mit Ejakulationskontrolle; insofern ist diese Methode gar nicht so verschieden von ihrer. Das manuelle Drücken des Samenleiters weist große Ähnlichkeit mit der Methode von Masters und Johnson auf. Doch davon abgesehen befinden sie sich noch auf dem Kindergartenniveau, was ihr Verständnis der Rolle der Sexualität im menschlichen Energiesystem angeht oder wie man das energetische Gleichgewicht und den Sexualtrieb mit der Kraft des Geistes meistert.

M.W.: Viele Männer Ihres Alters durchlaufen eine Midlifecrisis, die man allgemein auch als eine zumindest teilweise sexuelle Krise begreift. Wie geht die taoistische Praktik damit um?

Schüler: In den letzten Jahren hatte ich selbst meine Midlifecrisis. Ein großer Teil der Probleme hing mit Berufswechsel zusammen und mit der Frage, welchen Beruf ich eigentlich wirklich ausüben wollte. Diese taoistische Arbeit hat mir dabei geholfen, mich zu entscheiden, was ich eigentlich im Leben will, wie ich meine Energie einsetzen möchte, auch im Bereich der Sexualität.

Ja wirklich, die taoistischen Praktiken und das Sexual-Kung Fu haben mir sehr geholfen, Klarheit zu gewinnen, weil ja auch ein großer Teil der Midlifecrisis damit zu tun hat, daß man seine spirituelle Ausrichtung im Leben finden möchte.

Die folgenden Auszüge geben eine Diskussion zwischen Meister Chia und seinen Schülern bei einem Kung Fu Workshop in Denver wieder.

Schüler: Ich befasse mich jetzt schon seit gut zwölf Jahren mit Esoterik und habe viel über Chakras und Energieströme gehört, welche Eigenschaften sie haben und wie man sie verstehen sollte. Ich glaube, daß die Sexualenergie eine sehr wichtige Lebenskraft ist, die das Denken vieler Menschen beherrscht. Deshalb finde ich es auch sehr wichtig, diese Sache zu ordnen, sie in die richtige Perspektive einzubetten, und ich bin froh darüber, daß ich jetzt jemandem begegnet bin, der mir das beibringt.

Chia: Wenn man zur Schule geht, folgt man auch einer bestimmten Ordnung. Man versucht beispielsweise nicht, seinen Magisterabschluß in Angriff zu nehmen, bevor man überhaupt die Grundschule absolviert hat. Ebensowenig sollte man sich z. B. an Tai Chi Chuan wagen, was einem Magistergrad entsprechen würde, bevor man sich in seiner esoterischen Praxis eine fundierte Grundlage verschafft hat. Man sollte mindestens den Kleinen Energiekreislauf beherrschen. Es ist nicht so wichtig, welchen Tai Chi Stil man sich aussucht, es kommt vielmehr darauf an, einen inneren Energiestrom herzustellen.

Schüler 2: Ich habe festgestellt, daß die Hodenatmung mir wirklich hilft, sie hält wach und erfrischt. Ich habe früher immer eine Art Autogenes Training beim Autofahren praktiziert, wenn ich lange Strecken fahren mußte. Jetzt wende ich statt dessen die Hodenatmung an, und das funktioniert ausgezeichnet.

Schüler 3: Ich weiß den Detailreichtum, mit dem Sie das taoistische Sexual-Kung Fu vermitteln, sehr zu schätzen. Ich habe eine tantrisch-buddhistische Methode praktiziert, die auch den Kleinen Energiekreislauf verwendete, die Zunge und den Schließmuskel, eigentlich den ganzen Dammbereich. Bei der taoistischen Methode habe ich nun ganz andere Erfahrungen gemacht. Sobald ich mein Glied und die Hoden eingezogen habe, wie Sie es empfehlen, schoß bei mir die Energie durchs Perineum bis in den Kopf.

Chia: Könnten Sie diese tantrisch-buddhistische Methode einmal beschreiben?

Schüler: Ja, ich halte die Luft an, drücke die Zunge an den Gaumen und blicke in meinen Kopf hinein, um dann das Perineum anzuspannen. Doch wie ich schon sagte, die Einzelheiten wurden dabei nicht erläutert. Sobald ich Glied und Hoden einzog, verlief alles plötzlich ganz anders als sonst. Ich glaube, die Kraft, die ich hier daraus gezogen habe, war mindestens zwanzigmal stärker als alles, was ich mit der tibetischen Methode zustandegebracht habe. Während unseres letzten Workshops habe ich sogar gespürt, wie die Sehnen um meinen Penis und die Hodenstränge emporgezogen wurden. Als das Perineum dann versiegelt war, war der Energiestrom geradezu überwältigend.

Bei der Kundalini-Methode zieht man manchmal ganz spontan Luft durch die Harnröhre in die Blase. Das kann sehr weh tun und sogar zu Problemen führen, wenn sich dann nämlich eine Druckblase bildet. Wenn man dann Wasser in die Harnblase zieht, wobei man ja auch denselben Schließmuskel anspannt, kann diese Luftblase sich dazwischen schieben und einem erneut Schmerzen bereiten.

Chia: Ich möchte auf einen wesentlichen Unterschied zwischen den von Ihnen geschilderten Methoden und unserem Ansatz hinweisen, den Sie hier kennengelernt haben. Bei den Techniken, die Sie erwähnen, wird das Perineum während des Großen Emporziehens offengelassen. Wenn Sie es jedoch zuerst schließen und dann die Luft einziehen, gelangt diese nicht in die Harnblase. Wenn Sie Wasser in die Blase hinaufziehen, müssen Sie sich vorher vergewissern, daß Sie diese völlig entleert haben, sonst kann es zu Schmerzen kommen. Aus diesem Grund unterrichte ich diese Technik auch nicht. Davon abgesehen ist sie auch unnötig. Bei unserer Methode schließen Sie die Muskeln *vor* dem Emporziehen, damit weder Luft noch Wasser eindringen können. Wenn Sie die Kleine Erleuchtung, die Große Erleuchtung und die Größte Erleuchtung erfahren, werden Sie feststellen, daß Sie beim Mischen der kosmischen Energie ebenfalls alles versiegeln müssen, damit beim Emporziehen keine Luft eindringt. Auf diesen Stufen wird das Emporziehen spontan geschehen; das bedeutet, daß Sie das Verschließen vorher gemeistert haben müssen, um beim Einziehen der Luft keine Probleme zu bekommen.

Schüler: Bei der Tibetisch-Tantrischen Unterweisung sagte man uns, daß Buddha sein Glied einziehen konnte, doch hat man uns das nie als Technik gelehrt. Hier dagegen wird alles zu einem einheitlichen Ganzen verbunden, das sowohl die körperliche als auch die geistige Ebene mit einschließt. Übrigens erinnert mich das Laden des Körpers mit Chi beim Eisenhemd Chi Kung stark an den Tumo-Yoga, die Praktik des Inneren Feuers, weil dieses Laden oder «Einlagern» dort ebenfalls eine wesentliche Rolle spielt. Auch hierbei hat mir wieder sehr gut gefallen, wie genau Sie beschrieben haben, was man im Körper tun muß. Unser tibetischer Lehrer hat zwar die Techniken vorgeführt, aber die Art und Weise, wie viele von uns ihn dann nachahmten, erinnerte eher an einen komischen Tanz.

Schüler 4: Beim Mann kommt es im Verlauf der normalen Ejakulation zu einer starken Aufladung im Perineum, durch welche die parasympathische Stimulierung in eine sympathische umgeschaltet wird, was schnell zur Erschöpfung führt. Die Frau dagegen bleibt die ganze Zeit in einem parasympathischen Zustand der Erregung. Nach dem Ejakulationsreflex wird beim Mann das sympathische Nervensystem angeregt. Das erkennt man an der Rötung und der Austrocknung im Mund. Jede Ejakulation führt zu einem totalen katabolischen Zustand. Anstatt etwas aufzubauen, wird etwas niedergerissen.

Chia: Ja, und das erzeugt Zorngefühle oder löst in Extremfällen sogar kriminelles Verhalten aus.

Schüler 5: Diese taoistische Methode ist wirklich sehr, sehr gut. Ich nehme schon zum zweiten Mal an diesem Workshop teil. Nach dem ersten Mal habe ich nicht regelmäßig geübt. Vor drei Wochen habe ich dann plötzlich das Große Emporziehen entdeckt, ohne es überhaupt zu wollen: Plötzlich strömte die Energie aus dem Perineum empor. Daraufhin habe ich mich beim Lieben darauf konzentriert, sie ins Kreuzbein zu leiten, worauf sich mein ganzer Körper mit einer gewaltigen Energieblase füllte. Am nächsten Tag habe ich dann das Große Emporziehen mit Erfolg wiederholt. Allerdings möchte ich eine Warnung an alle aussprechen, nicht denselben Fehler zu machen, wie ich. Ich hatte nämlich vergessen, die Energie wieder nach unten zu leiten. Etwa eine Woche später wurde ich plötzlich entsetzlich wütend und jähzornig und habe erst heute in der Sitzung erkannt, daß man sich ja auch darauf konzentrieren muß, die Energie wieder nach unten zu leiten. Ich habe sie damals einfach nur hinaufschießen lassen und vergessen, sie wieder nach unten zu führen. Deshalb möchte ich alle noch einmal warnen: Es ist wirklich sehr wichtig, die Energie wieder hinunterzulenken! Die Methode selbst ist ganz phantastisch, sie verleiht einem enorme Energie und große Vitalität.

14. Kapitel

Praktische Hinweise für eine erfüllte und gesunde Sexualität

«Der Weg des Tao besteht darin, den Geist zu einen. Tue dies, indem du deine Lebenskraft sammelst, deinen Geist beruhigst und deinen Willen harmonisierst. Der Körper sollte weder zu heiß noch zu kalt sein, weder hungrig noch übersättigt. So wird das Geschlechtsleben stets entspannt und erholsam sein.»

Rat der Einfachen Frau an den Gelben Kaiser

Über die Jahrhunderte hinweg beobachteten die Taoisten, wie viele verschiedene Möglichkeiten es gibt, die Liebeskraft zu steigern und den schädigenden Verlust von Sexualenergien auf ein Minimum zu reduzieren. Gehen wir von folgendem Beispiel aus: Angenommen, Sie beherrschen bereits das Große Emporziehen und haben volle Kontrolle über Ihren Orgasmus. Bevor Sie leidenschaftlich mehrere Stunden lang Ihre Partnerin lieben, nehmen Sie ein üppiges Mahl zu sich. Nach dem Liebesakt duschen Sie sich sofort und liegen nackt in der kühlen Sommerbrise, die durch das offene Fenster hereinweht.

Wahrscheinlich haben Sie nun die energetisierenden Wirkungen der Sexualität neutralisiert oder, schlimmer, Ihrer Gesundheit geschadet, weil Sie nicht beachtet haben, daß der Energiestrom vor und nach dem Liebesakt ebenso wichtig ist wie der Chi-Fluß während des Sexualakts.

Die Sameneinbehaltung ist völlig wertlos, wenn Sie die erzeugte Energie nicht auch mit dem Rest Ihres Lebens in Einklang bringen. Das üppige Essen bindet die Verdauungsenergien, während das Duschen und der Windzug das beim Liebesakt so sorgfältig gehütete Chi wieder zerstreuen. Dem Taoisten geht es darum, den allgemeinen Strom der Lebenergie als Ganzes im Gleichgewicht zu halten, und dies verlangt nach einem wachsenden Bewußtsein für die subtilen Geschehnisse, durch welche Ihr Leben beeinflußt wird.

Im folgenden finden Sie einige Beobachtungen und Ratschläge aus den taoistischen Lehren, mit deren Hilfe Sie zu einer erfüllten, freudigen und gesunden Sexualität finden können.

1. Stimmen Sie sich bereits 48 Stunden vor dem Liebesakt auf die Energie Ihres Liebespartners ein.

Der Liebesakt beginnt in Wirklichkeit bereits 48 Stunden vor dem eigentlichen Zusammenkommen, weil die in dieser Zeit angesammelten Energien zutage treten, wenn Sie zu den intensiveren, höheren Stufen der Sexualität vorstoßen. Aus diesem Grund sollten Sie einen Tag vorher, während des Liebesakts und danach jedes Gefühl der Aufwühlung oder des Zorns besänftigen, weil dies mehr als alles andere den harmonischen Energiestrom sowohl mit Ihrer Partnerin als auch bei Ihnen selbst stört. Die Yin-Natur der Frau hat sie mit sehr empfindlichen Antennen ausgestattet, mit deren Hilfe sie Untertöne recht genau wahrnehmen kann. Wenn Sie also mit sich selbst im reinen sind, wird dies auch Ihrer Partnerin dabei helfen, innere Klarheit zu finden und sich zu entspannen, wenn Sie mit dem Liebesakt beginnen. Wenn Sie in einem gelassenen, ausgeglichenen Zustand damit beginnen, wird die Sexualität Sie wesentlich leichter in einen Zustand gesteigerter Ekstase führen. Bleiben Sie feinfühlig und gehen Sie mit Ihrer Partnerin mit, schwingen Sie sich auf sie ein; es geht darum, gemeinsam zu einem vertieften Seinszustand zu finden und nicht einfach nur einen kurzen Höhepunkt zu erleben. Lassen Sie die Sexualität zu einem Teil der umfassenderen Meditation werden, die Ihr Leben ist.

2. Das Vorspiel beginnt mit der Schaffung einer entspannten Atmosphäre.

Bedenken Sie, daß die erogenen Zonen der Frau anders und meistens größer sind als die des Mannes. Verwöhnen Sie Ihre

Partnerin auch dadurch, daß Sie ihr eine liebevolle, traute Umgebung, also ein «Heim» (und sei es auch nur das Schlafzimmer) herrichten. Das Vorspiel beginnt schon, bevor Sie den Körper einer Frau berühren: Gedämpfte Beleuchtung oder Kerzenlicht, weiche Kissen und weite, natürlich anliegende Kleidung, angenehme Düfte, Musik und sanftes Gespräch stimulieren ihre Sexualenergie und machen sie offener für die Ihre.

3. Führen Sie den Liebesakt niemals nach einer üppigen Mahlzeit aus.

Dieses weitverbreitete Fehlverhalten kann entweder Ihre Verdauung oder Ihr Liebesleben ruinieren! Sexualität und Essen sind zwei völlig unterschiedliche Tätigkeiten, die am besten dann funktionieren, wenn sie nicht miteinander im Wettstreit um die Energie des Körpers liegen. Sex mit vollem Bauch reduziert die Samenproduktion, verursacht Verdauungsstörungen und schadet der Milz. Warten Sie, bis das Essen völlig verdaut ist, bevor Sie mit dem Liebesakt beginnen, dann werden Sie zu einer weitaus hochwertigeren Sexualität finden. Nach dem Liebesakt mag es gut sein, etwas Warmes, Süßes zu essen. Kräutertees wirken besonders anregend und helfen dem Mann, seine Energie wiederzugewinnen. Vermeiden Sie kalte Getränke, Eiscreme oder Eiswürfel nach dem Liebesakt – denn diese muß Ihr Körper erst erwärmen und verbraucht dazu Ihre subtile Sexualenergie.

4. Vermeiden Sie den Liebesakt in körperlichen oder seelischen Extremzuständen.

Betätigen Sie sich nicht sexuell, wenn Sie müde, zornig, hungrig, ängstlich, traurig, schwach oder wütend sind. Die für den Liebesakt erforderliche Energie könnte Ihre Gesundheit sonst noch mehr aus dem Gleichgewicht bringen und aus einer kleinen, harmlosen Erkrankung schnell eine ernste machen. So könnte etwa eine Erkältung, mit der Sie der Partner angesteckt hat, dadurch rasch in eine Grippe ausarten. Wenn Sie sich sexuell frustriert fühlen und vor extrem starker Yang-Energie geradezu aus allen Nähten platzen, sollten Sie sich zwar sexuell betätigen, doch nur auf beherrschte, maßvolle Weise. Erschöpfen Sie diese Yang-Energie nicht so weit, daß Sie dadurch in den anderen Extremzustand des Yin, in diesem Fall der völligen Erschöpfung verfallen. Ein solches Verhalten ließe sich mit einem Verdurstenden vergleichen, der plötzlich eine Wasserquelle entdeckt und so viel trinkt, daß er schließlich daran stirbt.

Sie können leidenschaftliche Gefühle empfinden und die körperlichen und emotionalen Freuden der Sexualität voll ausschöpfen, doch sollten Sie sich dabei nicht in Extremen verlieren, sonst wird aus Freude sehr leicht Schmerz. In einer Atmosphäre entspannten Genießens fällt es beiden Liebenden leichter, sich für die höheren Energien in ihrem eigenen Inneren zu öffnen. Gerät einer der Partner in einen Zustand übermäßiger Erregung, fühlt sich der andere möglicherweise davon ausgeschlossen oder aus dem Gleichgewicht geworfen.

5. Vermeiden Sie den Liebesakt in betrunkenem Zustand.

Wenn man betrunken ist, ist es äußerst schwierig, den Samenfluß zu kontrollieren, ganz zu schweigen vom Chi-Fluß selbst. Das durch Alkohol bewirkte Gefühl der Wärme hat nur vorübergehenden Charakter. Sie entsteht durch die Ausdehnung der haarfeinen Blutgefäße, die die inneren Energien freisetzen. Wenn Sie sich im betrunkenen Zustand körperlich stark anstrengen, können Sie durch mangelnde Atembeherrschung Ihren Lungen schaden. Ein oder zwei Drinks helfen manchmal einigen Menschen, sich zu entspannen, ohne die Beherrschung zu verlieren. Wollen Sie unbedingt Alkohol trinken, sollten Sie Ihre Grenzen genau kennen und diese auch einhalten. Wird Ihre eigene Energie eines Tages für Sie befriedigender als jeder Alkohol, wird auch dieses Bedürfnis von selbst verschwinden, ohne jede Anstrengung.

6. Urinieren Sie 20 Minuten vor dem Liebesakt.

Der Liebesakt bei voller Blase belastet die Nieren und erschwert die Entspannung. Nach dem Liebesakt sollten Sie nur dann urinieren, wenn die Frau gerade ihre Periode hat. Dann verhindert das Ausscheiden des Urins, daß ihr Blut in der Harnröhre eintrocknet und diese blockiert, was sehr schmerzhaft sein kann.

Wenn Sie vor dem Liebesakt urinieren oder Stuhl entleeren, sollten Sie danach der Blase, den Eingeweiden und den anderen Organen Gelegenheit geben, zuerst ihr Gleichgewicht wiederzuerlangen. Eine kurze Ruhepause im Liegen genügt schon.

7. Sex unter extremen Wetterbedingungen kann ungesund sein.

Extreme Kälte oder Hitze, Regen und Feuchtigkeit, Nebel, starker Wind und Gewitter beeinflussen die Funktionen Ihrer lebenswichtigen Organe und das Gleichgewicht Ihres elektromagnetischen Feldes. Das kann das Gleichgewicht zwischen Liebespartnern stören und sogar zu Erkrankungen führen, sofern einer der beiden bereits geschwächt ist. Das Wetter ist eine mächtige Kraft. Man sollte sie stets respektieren, vor allem wenn man ein Kind zeugen will. Für diesen Zweck ist es besonders wichtig, ein ausgeglichenes «Heim» (Eltern-Energiefeld) für den Geist dieses neuen Lebewesens zu schaffen.

8. Vermeiden Sie schwere körperliche Arbeit vor und nach dem Sex.

Wenn Sie sich in den Stunden vor und nach dem Liebesakt körperlich sehr anstrengen, kann dies vorübergehend den betroffenen Muskeln und Organen Energie entziehen. Dadurch wird die Transformation und Emporleitung der Sexualenergie in die höheren Zentren beeinträchtigt, da diese Energie für die körperliche Regeneration benötigt wird. Wenn man schwitzt oder sich körperlich erschöpft fühlt, kann die Lebenskraft leicht aus dem Körper entweichen. Ein solcher Zustand läßt sich mittels Sexualität nur dann beheben, wenn das Lieben völlig passiv und ruhig geschieht.

9. Machen Sie sich nicht von künstlichen Geräten zur sexuellen Intensitätssteigerung abhängig.

Vibratoren und Dildos können zwar eine große Hilfe für Menschen sein, die unter sexuellen Störungen leiden, indem sie keine Erektion oder keinen Orgasmus bekommen können. Doch für die meisten Männer ist es besser, «die eigene Waffe zu schärfen» und die Geschlechtsorgane durch körperliche Übungen, Diät und Sexual-Kung Fu zu stärken, als sich auf künstliche Hilfen zu verlassen. Ziel ist es, das Lieben zu einem verinnerlichten Prozeß werden zu lassen, der zwischen den Energiepolen von Mann und Frau stattfindet. Je früher Sie die künstlichen Hilfen beiseite legen können, um so besser.

10. Baden oder duschen Sie nicht unmittelbar nach dem Liebesakt.

Wasser leitet Elektrizität sehr stark, und das gilt auch für die menschliche oder Bioelektrizität. Wenn man sofort nach dem Lieben badet, wird dadurch ein Teil der erzeugten Energie entladen. Warten Sie lieber, bis Körper und Geist sich etwas entspannt und die Sexualenergie aufgenommen haben, bevor Sie sich unter die Dusche stellen. Im Yoga wird häufig der Wert des Wassers betont, das negative Teilchen und Energien aus dem Körper spülen kann, doch sollte dies täglich durchgeführt werden und auf jeden Fall vor dem Liebesakt. Die Haut duftet frischer und fühlt sich auch jünger an, wenn man den übermäßigen Gebrauch von Seifen vermeidet, welche die natürlichen Öle des Körpers zerstören. Versuchen Sie, nur die Achselhöhlen und die Schamgegend mit Seife zu waschen und den Rest der Haut dafür mit einem Schwamm abzureiben. Dadurch wird die Haut weich und natürlich.

11. Vermeiden Sie allzu heftige Stöße beim Liebesakt.

Wenn Sie die Scheide der Frau ununterbrochen mit Ihrem Schambein und Ihrem Glied stoßen, kann sie davon taub oder erschöpft werden; möglicherweise kommt es dadurch bei der Frau auch zu negativen Assoziationen zur Sexualität. Feste, aber sanfte Stöße schenken die größte und dauerhafteste Freude. Am Anfang wird Ihnen dies auch die Sameneinbehaltung erleichtern. Je mehr Sie die Transformation der Sexualenergie gemeistert haben, um so mehr können Sie dann auch mit leidenschaftlicheren Varianten experimentieren.

12. Die Sexualkraft hat ihren Höhepunkt im Frühling.

Ihr Körper kennt vier Jahreszeiten, ganz wie die restliche Natur auch. Zwingen Sie sich nicht dazu, zu allen Zeiten dieselbe Intensität aufzubringen. Das ist unnatürlich und führt letzten Endes zur Erschöpfung. April und Mai sind die besten Monate für die sexuelle Betätigung, da der Samen sich dann in einem Zustand der Expansion befindet. Die gleiche Menge Samen wird im Winter viel untätiger sein, wenn sie die eigene Energie von Natur aus zusammenzieht, um die Kälte zu überleben. Wenn Sie schon ejakulieren müssen, ist der Frühling dafür die geeignetste Zeit, gefolgt von Sommer und Herbst, während Ihre Energiereserven im Winter zur Neige gehen.

13. Wenn Sie krank sind, sollten Sie passiv lieben.

Ist der Mann in einem geschwächten Zustand, kann die sexuelle Betätigung sich für ihn sehr heilsam auswirken, doch nur dann, wenn er die passive Rolle übernimmt und die Frau oben liegt. Auf diese Weise können Sie die heilende Yin-Energie Ihrer Partnerin aufnehmen, ohne noch mehr von Ihrer ohnehin schon erschöpften Yang-Energie zu verlieren. Wenn Sie stark sind, Ihre Partnerin aber geschwächt ist, können Sie ihre Heilung dadurch unterstützen, daß Sie den aktiven Part übernehmen. Wenn Sie sich wegen übermäßiger sexueller Betätigung krank fühlen, kann dies durch passives Lieben ohne körperliche Bewegung kuriert werden. Symptome einer solchen Schwächung sind Penisschmerzen, ein feuchtes Scrotum und ein niedriger Energiepegel.

14. Hören Sie auf, sich sexuell zu betätigen, wenn der Liebesakt zur Routine geworden ist.

Die Sexualität wird in dem Augenblick für den Mann zu etwas Mechanischem, wenn er die richtige Vorbereitung der Frau auf den Liebesakt entweder vergißt oder ignoriert. Sorgen Sie durch richtiges Vorspiel und eigene Gefühlswärme dafür, daß die Frau «warm» wird. Wenn Sie ihren Körper oder ihr Geschlecht für selbstverständlich und gegeben erachten, wird die Frau nicht richtig darauf vorbereitet sein, ihre eigene Liebesenergie durch Brüste und Lippen mit Ihnen auszutauschen. Bei rein genitalem Kontakt zwischen Penis und Scheide strömt die Energie bei Mann und Frau nicht zum Herz und den höheren Zentren empor, so daß der Mann im Grunde gegen sich selbst handelt, wenn er die Frau für eine Art Masturbation gebraucht. Wenn er sich auf rein mechanische Sexualität einläßt, schneidet er den Strom seiner zu ihm zurückkehrenden Sexualenergie selbst ab. Es ist besser, mit Ihrer Liebespartnerin überhaupt nicht mehr zu schlafen, als «toten Sex» zu haben, denn durch die Enthaltsamkeit kann sich die Polarität zwischen den beiden Partnern wenigstens wieder aufbauen und ihnen vor Augen führen, wieviel gegenseitige Anziehung doch noch vorhanden ist.

Wenn Sie das Gefühl haben sollten, daß Sexualität zu etwas Langweiligem geworden ist, sollten Sie weniger häufig sexuell lieben. Betrachten Sie den Liebesakt eher wie ein Fest, das Sie nur dann feiern, wenn beide Partner sich kerngesund und voller Leidenschaft fühlen. Hören Sie damit auf, die Sexualität als Fluchtweg vor Ihrer Langeweile oder Ihrem Ärger zu benutzen oder sie gar dazu zu verwenden, Ihre geheime Angst vor dem Tod Ihrer Liebe zu kaschieren. Es kommt nicht auf die Quantität der Sexualität an, sondern auf die Qualität der Liebe!

15. Machen Sie sich nicht von sexuellen Phantasien abhängig, um erregt zu werden.

Sich auf sexuelle Phantasien zu verlassen, wenn man erregt werden will, birgt die Gefahr, daß Sexualität zu einer reinen Kopfangelegenheit verkommt. Die Energien von Yin und Yang, welche Mann und Frau durchströmen, sind etwas höchst Reales und alles andere als eine Phantasie! Wenn Sie die Sexualität auf idealisierte Bilder aus dem Playboy oder Ihrer eigenen Vorstellungskraft reduzieren, wird es Ihnen sehr schwerfallen, den tiefen, intensiven ursprünglichen Energiestrom im eigenen Körper überhaupt noch wahrzunehmen. Wenn die Sexualität zu einem reinen Gedankenspiel geworden ist, kann sie die tiefsten Schichten Ihres Seins energetisch blockieren, weil sie nicht mehr im Hier und Jetzt des Körpers verankert ist, sondern irgendwo in der Zukunft. Wie kann man eine Frau, die man in den Armen hält, lieben, wenn man gleichzeitig damit beschäftigt ist, in Gedanken eine andere zu liebkosen? Ein solches Vorgehen betrügt beide Liebende um ihre Erfahrung.

Der Mann neigt in der Regel dazu, Vorgehenspläne in die Zukunft zu projizieren. Diese Vorstellungsgabe stellt so lange eine Stärke dar, wie sie auch zu realen, konstruktiven Erfolgen führt. Eine gemeinsame Projektion spirituellen Willens kann sicher beide Liebende zu einer tieferen Erfüllung führen.

Sexuelle Phantasien werden jedoch zu einer negativen Projektion, zu einer Flucht aus der Gegenwart, zu etwas, was keine Frau aus Fleisch und Blut jemals bieten oder erfüllen kann. Und was noch schlimmer ist: Die Frau wird dadurch auf ein reines Phantasieobjekt reduziert. Leicht wird die Phantasie zu einer Entschuldigung, die wirkliche Frau in Ihrem Leben zu verlassen, um einer eingebildeten nachzulaufen. Die klassischen taoistischen Texte sprechen von «Gespenstern», die Männer im Schlaf aufsuchen und leidenschaftlich mit ihnen liebemachen. Solche

Männer sind niemals glücklich und zufrieden mit ihrem Leben, unentwegt hetzen sie der Intensität im Traum hinterher und werden sich nie der Möglichkeit bewußt, daß sie eine weitaus erfüllendere Liebe mit einer richtigen Frau, die einen Körper aus Fleisch und Blut und eine Seele besitzt, erreichen könnten, wenn sie ihre Energie nur darauf verwendeten, dies möglich zu machen.

Doch wie entzieht man sich dem mächtigen Sog sexueller Phantasien? Die Antwort ist einfach: indem man den eigenen Energiestrom durch gesunde körperliche Betätigung kultiviert, wie Sport, Yoga, Kampfsport und die Meditation des Kleinen Energiekreislaufs. Das Große Emporziehen ist ebenfalls sehr wirkungsvoll, wenn man es immer dann anwendet, sobald man sich dabei ertappt, wieder einmal einer Phantasie zum Opfer zu fallen. Wenn Sie die Energie jedesmal, wenn Sie eine Erektion oder eine sexuelle Phantasie kommen spüren, in den Scheitel lenken, werden Sie dieser Neigung schließlich auch Herr werden.

Es gibt noch eine andere Möglichkeit, die sexuellen Phantasien unter Kontrolle zu bringen, indem man sie nämlich auslebt, sobald sich die Gelegenheit bietet. Lassen Sie Ihr wildes erotisches Tun Wirklichkeit werden, oder jagen Sie hinter Frauen her, von denen Sie im Innersten doch wissen, daß sie nicht für Sie geschaffen sind – doch beobachten Sie sich sorgfältig, und fragen Sie sich, welcherart Befriedigung Ihnen dies wirklich verschafft. Häufig wird die Phantasie dadurch entschärft, weil das wirkliche Leben sich nur selten mit Ihren Träumen wird messen können. Der Taoist würde es so formulieren, daß Sie «diese Welt» nicht vollkommener machen können. Nur die schlichte Bewußtheit um die in Ihrem Leben wirksamen Kräfte kann Ihnen die tiefe, intensive Erfahrung schenken, daß die Welt tatsächlich vollkommen ist.

16. Halten Sie mehrere Kissen bereit.

Weil das taoistische Lieben sich über recht lange Zeit erstrecken kann, ist es wichtig, genügend Kissen zur Verfügung zu haben, damit Ihre Partnerin während der ausgedehnten Ruhe- und Energieaustausch-Phasen nicht von Ihrem Gewicht erdrückt wird. Ein Männerbein kann sehr schwer werden und der Frau das Blut abschnüren. Wenn Sie nebeneinander, Seite an Seite, liegen, werden Sie mindestens zwei Kissen benötigen.

15. Kapitel

Übungen zur Steigerung der männlichen Potenz

In diesem Kapitel werden zahlreiche Übungen zur Steigerung der männlichen Potenz vorgestellt. Jede dieser Übungen richtet sich gezielt auf einen Einzelaspekt der männlichen Genitalien und Energie. Wählen Sie aus, was Ihnen gefällt oder was Ihren individuellen gesundheitlichen Bedürfnissen entspricht. Ist die sexuelle Vitalität erst einmal wiederhergestellt, sind es die Hauptübungen des Kapitels 6, also die Hodenatmung und die Kraftsperre, auf welche, zusammen mit der Aufnahme solarer Energie und Massage von Penis, Prostata und After, der Schwerpunkt gelegt werden sollte.

Die Heilung der Impotenz

Männer, die unter Impotenz leiden, müssen vor allem erst einmal für eine Weile alle sexuelle Betätigung aufgeben. Man könnte ihren Zustand mit einem Mann vergleichen, der kein Geld gespart, aber welches ansammeln will; wenn er etwas gespart hat, sollte er es nicht wieder sofort zum Fenster hinauswerfen! Ähnlich bei der Impotenz: Wenn Sie Ihre Potenz zurückgewinnen wollen, müssen Sie sich so lange der Sexualität enthalten, bis Ihr Körper wieder geheilt ist. Da helfen auch keine Hormone, Medikamente oder Reizdrogen – das wäre wie beim Bankrott, bei dem man borgt und borgt und borgt, bis einem niemand mehr Geld zu leihen bereit ist. Ähnlich würde man dadurch Raubbau an den Reserven der Lebensenergie betreiben.

Bewahren Sie Ihren Samen, führen Sie die Übungen durch, und achten Sie auf eine vernünftige Ernährung, wobei Sie auch alle schlechten Angewohnheiten wie Rauchen, Alkohol und das Anschauen von Sexfilmen ablegen sollten – letztere entziehen

Ihnen auch eine Menge Kraft, wenn Sie nur daran denken. Wenn Sie Sex haben, sollten Sie sich mit der Technik des «Schärfens der Waffe» darauf vorbereiten. Diese wird Ihnen nicht nur dazu verhelfen, Ihre Potenz zu halten, sondern auch die vorzeitige Ejakulation zu vermeiden.

Diese Methode, die erste, die hier behandelt werden soll, wird durchgeführt, während der Mann in einer Wanne mit heißem Wasser liegt. Dabei wird das Glied gerieben wie bei der Masturbation. Ist der Penis voll erigiert und erregt, umfassen Sie die Hoden mit beiden Händen und packen, drücken, ziehen und halten die Hoden mit großer Kraft. Das sollten Sie zahllose Male wiederholen (mindestens 100- bis 200mal). Am Anfang sollten Sie das Glied langsam, aber ausdauernd reiben. Mit dieser Methode wird die Sexualkraft des Mannes nach und nach gesteigert.

Die Methode funktioniert nach folgendem Prinzip: Durch das Liegen unter Wasser wird der Wasserdruck durch zusätzliches Packen, Ziehen und Quetschen der Hoden gesteigert, und dadurch werden Hormonausstoß und Samenproduktion angeregt. Nach einer Weile der Übung wird sich die Potenz sehr deutlich erhöhen. Doch sollte man während der Übung um jeden Preis die Ejakulation vermeiden, weil man dadurch sonst alles wieder zunichte macht.

Das Vermeiden von feuchten Träumen

Für feuchte Träume gibt es verschiedene Ursachen: tägliche sexuelle Reizung, reichliches Essen oder Nahrungsaufnahme zu sehr später Stunde, aber auch eine zu warme Decke oder zu enge Unterwäsche können sie herbeiführen. Wenn man zuviel Wasser trinkt, wodurch die Blase auf die Prostata drückt, können ebenfalls feuchte Träume erzeugt werden.

Beim durchschnittlichen Erwachsenen gilt ein feuchter Traum im Monat als völlig normal. Doch gibt es auch Männer, die 4- oder sogar 8mal im Monat ihren Samen verlieren, weil sie entweder zu geschwächt sind, zuviel Sex haben oder masturbieren. Wenn viel Sperma vorhanden ist und noch stimuliert wurde, erfolgt ein Samenerguß. Auch Infektionen der Prostata oder Geschlechtskrankheiten können die Genitalien schädigen und bewirken, daß es besonders leicht zur Ejakulation kommt.

Noch schlimmer ist es natürlich, wenn man noch häufiger feuchte Träume hat, vielleicht sogar einen pro Nacht. Es gibt sogar Männer, die während des Mittagsschlafs solche Träume bekommen. Ihr Gesicht ist meist sehr fahl, ihre Augen wirken matt, ihr Körper unbeholfen und schlecht kontrolliert, sie leiden unter Gedächtnisstörungen und leben ständig auf einem sehr niedrigen Energiepegel. Doch schon nach wenigen Wochen Praxis mit der hier vorgestellten Übung werden sie wieder an Kraft gewinnen.

Als erstes müssen Sie versuchen, das Leck zu beseitigen, denn je schwächer der Körper ist, um so mehr Samen wird er auch verlieren. Vorrang hat das Verschließen oder Versiegeln des undichten Penis. Diese Praktik nennt man das «Versiegeln des Undichten Tors». Wenn Sie diese Methode gewissenhaft üben, können Sie das Leck schon binnen einer einzigen Woche abdichten. Die hier vorgestellte Technik wurde mit großem Erfolg von Männern getestet, die ernsthaft unter feuchten Träumen litten.

Bei dieser Methode gibt es grundsätzlich zwei mögliche Körperhaltungen. Die erste ist das flache Liegen auf dem Rücken, bei dem man sich geistig darauf konzentriert, Wärme in den Hui-Yin und die Hoden strömen zu lassen. Tun Sie dies etwa zehn Minuten lang. Danach führen Sie das Große Emporziehen durch, wobei Sie die Zähne zusammenbeißen und die Fäuste anspannen, die Zunge gegen den Gaumen drücken und Fußmuskeln und Gesäßbacken spannen. Ziehen Sie die Energie vom Hui-Yin, den Hoden und dem Penis ein, und halten Sie dabei die Luft an, und zwar zunächst ein bis zwei Minuten lang, was Sie im Laufe der Zeit nach und nach auf fünf Minuten erhöhen sollten.

Wiederholen Sie dies 5mal am Tag 36 Male, also insgesamt 180mal am Tag. Sie können sich aber auch mit geradem Rückgrat hinsetzen und 10 bis 15 Minuten auf den Bereich des Hui-Yin meditieren, um nach und nach die Zähne zusammenzubeißen sowie Fäuste, Fußmuskeln und Gesäßbacken anzuspannen. Dann führen Sie ebenfalls das Große Emporziehen 36mal durch, und zwar 5mal täglich für die Dauer von mindestens zwei Wochen bis einen Monat.

Bei der zweiten Stellung liegen Sie flach auf dem Bett und reiben sich die Hände, bis sie heiß geworden sind. Legen Sie die rechte Hand unter den Kopf und die linke unter die Hoden. Dann ziehen Sie den Penis hoch und pressen mit der Handfläche die Hoden in ihrer Gänze, während Sie mit geistiger Kraft die Energie die Wirbelsäule empor hinauf in den Kopf und von der linken in die rechte Hand leiten. Spannen Sie die Fußmuskeln an, beißen Sie die Zähne aufeinander, und wiederholen Sie dieses Große Emporziehen 5mal am Tag je 24mal.

Es gibt noch eine dritte Methode, bei der Sie mit geradem Rücken auf dem Boden sitzen und den linken Fuß auf den rechten legen. Reiben Sie nun den ganzen Fuß, besonders den Yung-Chuan 36mal. Wechseln Sie dann die Beine, und wiederholen Sie die Prozedur, wobei Sie die Kraft in die Füße hinableiten und später wieder zum Kopf emporziehen.

Die erste Methode ist die effektivste, besonders für Menschen, die bereits Meditationserfahrung haben und die Kraft stufenweise in den Kopf emporleiten können. Doch auch für Menschen ohne Meditationserfahrung hat sie sich als die wirkungsvollste herausgestellt. Zwar verlangt sie nach etwas mehr Übung als die anderen, doch dafür bringt sie auch gute Ergebnisse hervor. Die zweite Methode ist nur für Männer geeignet, die keine Meditationserfahrung haben und ihren Geist nicht besonders gut beherrschen können. Die dritte Methode ist für jeden Zustand oder Zeitpunkt geeignet, da das Reiben der Füße für die gesamte Gesundheit sehr förderlich ist.

Noch einmal möchte ich darauf hinweisen, daß diese Methoden früher streng geheimgehalten wurden. Viele Bücher sprechen zwar über dieses Thema, schildern aber nie, wie das Ganze zu geschehen habe. Obwohl die Methode selbst sehr einfach ist, ist sie äußerst wirkungsvoll, wie sich schon oft bei vielen Männern herausgestellt hat.

Das Erhitzen des Ofens

Die nächste Methode zur Steigerung der männlichen Potenz ist eine Variante der Hirsch-Übung, die man das «Erhitzen des Goldenen Ofens» nennt. Dazu sollte man entweder in leichter Hockstellung wie beim Reiten stehen oder sich auf eine Stuhlkante setzen, so daß der Hodensack frei herabhängt. Man kann die Übung allerdings auch auf der rechten Seite liegend durchführen, wobei das rechte Bein gestreckt und das linke im Knie angewinkelt wird, damit die Hoden frei herabhängen. Der linke

Abbildung 35

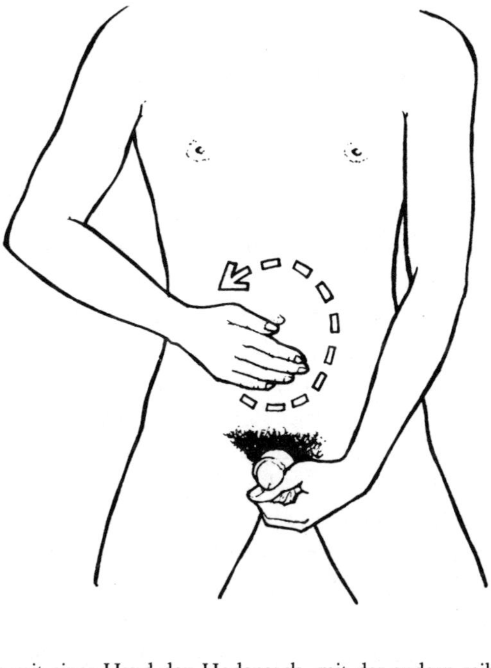

Halten Sie mit einer Hand den Hodensack, mit der andern reiben Sie den Tiegel. Dadurch werden Hormon- und Samenproduktion angeregt, um Impotenz zu beheben.

Arm kann dann auf einem Kissen ruhen, während die Rechte den Kopf abstützt und Daumen und Finger das Ohr umfassen.

Bevor Sie die Übung durchführen, reiben Sie die Handflächen gegeneinander, bis beide heiß geworden sind. Mit einer Hand umfassen Sie den Hodensack, mit der anderen reiben Sie den Unterleib (Unterer Tan-Tien), linksherum und rechtsherum, mindestens 100- bis 300mal. Dabei atmen Sie ein und kontrahieren die Muskeln von After, Perineum und Gesäßbacken. Halten Sie so lange die Luft bei gespannten Muskeln an, wie Sie nur können. Versuchen Sie, die dadurch erzeugte Energie die Wirbelsäule empor ins Gehirn zu lenken, um sie dann vorne am Körper wieder zum Nabel zurückzuführen. Nach einer Weile können Sie die Hände wechseln und mit der anderen reiben. Sollten Sie die Übung im Liegen durchgeführt haben, legen Sie sich dazu nun auf die andere Seite.

Die Massage des Unteren Tan-Tien

Diese Übung stellt eine Variante des Erhitzens des Ofens dar und wird schlicht als «Massage des Felds der Kügelchen» bezeichnet. Dazu werden die Handflächen kräftig gegeneinander gerieben, bis sie heiß geworden sind, um dann eine Hand fest gegen den rechten Oberschenkel in Leistenhöhe und die andere Hand fest an den Tan-Tien zu drücken. Dann massiert man mit der einen Hand vom rechten Oberschenkel zum linken, danach mit der anderen den Bereich des Tan-Tien. Die Hände sollten die Genitalien nicht berühren. Reiben Sie jede Stelle in der beschriebenen Reihenfolge insgesamt 36mal. Wenn Sie den Bereich des Tan-Tien reiben, sollte die kraftvolle Massage den Penis steif werden und sich bewegen lassen. Dies ist ein Zeichen dafür, daß die Energie den Penis- und Scrotumbereich erreicht hat. Mit dieser Technik läßt sich sowohl Impotenz heilen als auch die männliche Energie steigern. Darüber hinaus wird dadurch die Prostata indirekt stimuliert und die Samenproduktion gesteigert.

Das Harmonisieren der Sehnen, des Marks und der Knochen

Für diese Übung setzen Sie sich mit nach vorne ausgestreckten Beinen auf eine Matte, ein Bett o.ä., wobei die Hände entspannt auf den Knien liegen. Beim Einatmen heben Sie die Arme seitlich, ballen die Hände zu Fäusten, während die Handflächen nach oben zeigen und die Ellenbogen an Ihre Seiten gebeugt sind. Ziehen Sie Genitalien und After ein, und pressen Sie die Gesäßbacken fest gegeneinander. Die Beine werden gerade ausgestreckt, während die Zehen sich zurückbeugen und auf den Körper zeigen. Zur gleichen Zeit drücken Sie die Arme hoch. Drehen Sie die Handgelenke, so daß die Handflächen weiterhin nach oben zeigen, und drehen Sie die Augen nach oben, um die Handrücken anstarren zu können. Atmen Sie in den Tan-Tien ein, und behalten Sie diese Stellung so lange bei, wie es Ihnen angenehm ist, wobei Sie die Energie auf den Bereich ca. 2,5 – 5 cm unterhalb des Bauchnabels konzentrieren.

Beim Ausatmen beugen Sie sich aus der Hüfte vor, um Ihre Zehen (oder die Knie) zu berühren. Kehren Sie beim Einatmen wieder in die sitzende Haltung zurück, und entspannen Sie sich. Atmen Sie einmal durch, und wiederholen Sie die Übung. Fangen Sie mit 10 Wiederholungen an, und erhöhen Sie diese Zahl auf 36 oder 100. Diese Übung können Sie morgens nach dem Aufstehen und abends vor dem Zubettgehen durchführen.

Die geheime taoistische Methode des richtigen Urinierens

Eine weitere Übung zur Stärkung der Nieren besteht darin, sich beim Urinieren auf die Zehenspitzen zu stellen. Denn wenn man die eigene sexuelle Leistungsfähigkeit erhöhen will, ist es von großer Wichtigkeit, auch die Nieren zu stärken. Diese Übung hilft bei der Behebung von Impotenz und verhindert die vorzeitige Ejakulation, weil sie die Nieren kräftigt, sofern sie über einen längeren Zeitraum praktiziert wird. Die eigentliche Technik ist sehr einfach: Stellen Sie sich beim Urinieren lediglich auf die Zehenspitzen, und halten Sie dabei Rücken und Hüfte gerade. Beißen Sie die Zähne zusammen, pressen Sie die Gesäßbacken fest gegeneinander, und halten Sie den Druck im Unterleib aufrecht, indem Sie den Urin beim langsamen Ausatmen kraftvoll ausstoßen. Dadurch wird die Nierenenergie gesteigert und angeregt.

Impotenz und verminderte sexuelle Leistungskraft gehen meist mit Symptomen geschwächter Nierenenergie einher; dazu zählen unter anderem Mattigkeit, Trägheit und mangelnde Willenskraft bei der Durchsetzung persönlicher Ziele. Die sexuelle Kraft läßt sich leicht überprüfen, indem man die Stärke des Harnstrahls betrachtet. Wenn der Urin sehr stark strömt, ist die Sexualkraft gut. Ist er dagegen schwach und kraftlos und wird er zum Schluß nur zu einem dünnen Rinnsal, so ist die sexuelle Kraft geschwächt.

Man kann die Nieren und damit die sexuelle Kraft auch durch eine andere einfache Methode stärken, indem man sich auf einen Hocker oder Stuhl ohne Rückenlehne setzt oder einfach auf den Boden. Beugen Sie die Knie, und legen Sie die Hände darauf. Schaukeln Sie nach hinten, bis Sie einen Winkel von 45 Grad erreicht haben, und schaukeln Sie dann wieder in die Ausgangsposition zurück. Wiederholen Sie dies so oft Sie können, und führen Sie die gesamte Übung mindestens zehnmal am Tag durch. Diese Übung belastet die Unterleibsmuskulatur und kräftigt sie. Ein kräftiger Unterleib aber ist ebenfalls ein Indikator für große sexuelle Leistungskraft.

Sechs Übungen für Nieren und Rücken

Es folgen nun eine Reihe von Übungen, die die Muskeln des Unterleibs, des unteren Rückens und des Hüftbereichs trainieren. Ein kräftiger Rücken und ein starker Unterleib sind ein Zeichen für große sexuelle Leistungskraft, und sie verhindern sowohl das vorzeitige Ejakulieren als auch Hexenschuß, Kreuzschmerzen und Beschwerden aller Art im Urogenitalbereich.

Darüber hinaus dienen diese Übungen auch dazu, die Nierenenergie zu verstärken.

Übung 1

Legen Sie sich mit dem Rücken auf eine Matte oder auf den Boden, und heben Sie beide ausgestreckten Beine in einem Winkel von 80–90 Grad vom Boden in die Höhe. Senken Sie die Beine langsam zur Linken, bis sie einen Winkel von 45 Grad zum Boden bilden. Dann bringen Sie sie in die Ausgangsposition zurück, führen sie langsam nach rechts, bis sie wieder einen Winkel von 45 Grad zum Boden bilden, und kehren erneut zurück. Diese Übung führen Sie pro Sitzung mindestens 10 bis 12mal hintereinander durch.

Übung 2

Legen Sie sich flach auf den Rücken. Heben Sie beide Beine, bis sie einen Winkel von 45 Grad zum Boden bilden. Dann schlagen Sie jedes Bein über das andere, und zwar 3–4mal. Wiederholen Sie diese Übung 10–12mal.

Übung 3

Legen Sie sich auf den Rücken. Dann legen Sie die Hände auf die Hüften und heben den Oberkörper, bis er einen Winkel von 45 Grad zum Boden bildet. Halten Sie diese Stellung so lange Sie können, dann senken Sie den Oberkörper wieder. Wiederholen Sie diese Übung 10–12mal oder noch öfter, wenn Sie wollen.

Übung 4

Legen Sie sich auf eine Matte auf den Bauch, wobei Sie beide Arme in den Ellenbogen beugen und die Hände neben die Ohren halten, um dann den Oberkörper vom Boden zu heben. Halten Sie diese Stellung, so lange Sie können, dann senken Sie den Oberkörper wieder. Wiederholen Sie diese Übung 10mal.

Übung 5

Auf dem Bauch liegend ergreifen Sie mit beiden Händen Ihr Gesäß. Heben Sie nun Ober- und Unterkörper gleichzeitig, so daß Sie den Boden nur noch mit dem Unterleib berühren. Halten Sie diese Stellung so lang wie möglich. Dann senken Sie Ober- und Unterkörper wieder und wiederholen die Übung 10-mal.

Übung 6

Auf dem Rücken liegend heben Sie abwechselnd jeweils ein Bein und halten es so lange oben, wie Sie können. Üben Sie mit jedem Bein 10mal.

Diese Übungen sollten täglich durchgeführt werden, am besten früh am Morgen.

Die folgende Übung stammt aus dem Pa Tuan Chin (Chinesische Gesundheitsgymnastik), und auch sie ist sehr gut für die Nieren. Stehen Sie aufrecht, die Füße in Schulterbreite auseinander, die Hände an den Seiten, die Zunge an den Gaumen gedrückt. Atmen Sie ein, beugen Sie sich aus der Hüfte nach vorn, und atmen Sie dabei aus, während Sie nach Möglichkeit die Handflächen auf den Boden legen. Beim Einatmen richten Sie sich wieder auf, führen die Hände mit gestreckten Armen über den Kopf und stellen sich auf die Zehenspitzen, um sich so weit emporzurecken, wie Sie nur können. Ausatmend nehmen Sie wieder die normale Stehhaltung ein und legen gleichzeitig dabei die Fäuste auf die Nieren, hinten unter den Rippen, und entspannen beide Seiten. Dann atmen Sie ein, während Sie die Fäuste in die Nieren pressen und sich so weit wie möglich zurückbeugen. Dann kehren Sie ausatmend in die Ausgangsstellung zurück und wiederholen die ganze Übung 10mal.

Vergrößerung und Verlängerung des Penis

Atmen Sie durch die Nase in den Rachenraum, und schlucken Sie die Luft hinunter in den Magen. Belassen Sie sie nicht im Brustbereich. Nun wird die Luft, die Sie vielleicht auch als Energie wahrnehmen, als Kugel imaginiert, die vorne durch den Körper hinabgerollt wird. Ist die Luft zuunterst im Unterleib angelangt, pressen Sie sie in den Penis. Diese Übung zur Vergrößerung des Penis unterscheidet sich von der Scrotum-Kompression. Bei letzterer wird die Luft nicht ins Glied selbst, sondern in den Hodensack gepreßt.

Während Sie die Luft in den Penis leiten, drücken Sie mit den drei mittleren Fingern der linken Hand den Hui-Yin, der sich in der Mitte zwischen After und Hodensack befindet. Dieser Druck hindert die Luftenergie daran, wieder in den Körper zurückzuströmen. Statt dessen gelangt sie in den Penis.

Atmen Sie wieder ganz normal, während die Finger der Linken nach wie vor den Punkt Hui-Yin pressen. Gleichzeitig beginnen Sie damit, den Penis zu bewegen. Ziehen Sie ihn vor und zurück, indem Sie ihn mit geschmeidigen, rhythmischen Bewegungen 36mal strecken. Dann reiben Sie mit dem Daumen die Eichel, was den Penis zur Erektion bringen sollte. Kommt es jedoch zu keiner solchen Erektion, ziehen und reiben Sie die Eichel so lange, bis das Glied aufrecht steht.

Nun drehen Sie den Penis mit der Rechten fest an seiner Wurzel und gleiten damit etwa zweieinhalb Zentimeter vor, wobei Sie Ihren Griff jedoch nicht lockern. Auf diese Weise wird die Luftenergie im Glied selbst eingeschlossen und in die Spitze des Penis gedrückt. Spüren Sie, wie der Druck sich auf die Spitze zu ausbreitet, und halten Sie ihn auch aufrecht, doch forcieren Sie dies nicht.

Jetzt wird der Penis nach rechts gezogen und mit einer kreisenden Bewegung 36mal im und gegen den Uhrzeigersinn gedreht. Dann ziehen Sie ihn nach links und lassen ihn weitere 36mal sowohl im als auch gegen den Uhrzeigersinn rotieren. Gleichzeitig erhalten Sie den nach außen strebenden Druck der Luft aufrecht.

Diese Übung massiert den gesamten urogenitalen Trakt einschließlich des Penis, der Vorsteherdrüse (Prostata), der Venen, Arterien und der sie umgebenden Nerven; Blase und Nieren werden ebenfalls auf heilsame Weise angeregt. Die Energie zahlreicher Körperorgane fließt in den Penis, so daß ihr Tonus und ihre Funktionsfähigkeit durch diese Praktik sehr verstärkt werden.

Schließlich schlagen Sie 36mal mit dem erigierten Penis gegen den inneren rechten Oberschenkel, während Sie immer noch die Luftsperre aufrechterhalten. Dann wiederholen Sie diesen Vorgang mit dem linken Oberschenkel.

Nach dieser Penisgymnastik tauchen Sie das Glied eine Minute lang in warmes Wasser. Dadurch wird es die warme Yang-Energie leichter aufnehmen und sich vergrößern. Damit ist die Massage dieses Organs beendet, was nach ein oder zwei Monaten Übung zu einem Wachstum von gut zweieinhalb Zentimetern führen dürfte. Je nach individuellem Körperbau lassen sich noch weitere Wachstumserfolge erzielen.

Die Minderung der Empfindlichkeit des Penis

Seit Tausenden von Jahren haben Männer nach Methoden gesucht, die die Empfindlichkeit des männlichen Glieds herabsetzen, um damit die vorzeitige Ejakulation zu verhindern. Ich ziehe zwar die Methode des Sexual-Kung Fu den nun geschilderten vor, doch da ich niemanden davon abhalten will, es auch einmal mit anderen Techniken zu versuchen, sofern die entsprechenden Vorsichtsmaßregeln befolgt werden, stelle ich hier auch fremde Praktiken vor. (Siehe auch die Ausführungen über das Schärfen der eigenen Waffe und die Heilung der Impotenz.)

Manche Männer haben es damit versucht, rauhen, kratzigen Stoff in ihren Unterhosen zu tragen, weil dieser gegen das Glied scheuert und seine nervöse Sensitivität nach und nach mindert. Viele Ratgeber empfahlen auch, mit dem Glied täglich in Sand oder Reissäcke zu stoßen. Doch birgt dies die Gefahr, daß dabei Sand in Ihren Körper gelangt, was zu Reizungen und Infektionen führen kann, während Reis in das Glied schneiden und es wundscheuern kann.

Diese Methoden mögen dem männlichen Glied zwar ein wenig zusätzliche Reizung bescheren, doch sind sie primitiv, schmerzhaft und gefährlich. Sie berücksichtigen vor allem nicht den wichtigsten Punkt von allen: Der nackte Penis ist absolut vollkommen, wenn er im Einklang mit den ihn bestimmenden Gesetzen, mit strengem Training und der unbesiegbaren Kraft der Liebe eingesetzt wird.

Die Stärkung der Erektion

Diese Methode hilft dabei, eine kräftigere, gesündere, mehr Energie enthaltende Erektion zu erreichen. Legen Sie den Daumen oben an die Penisspitze und den Zeigefinger unten an die Wurzel des Glieds. Atmen Sie ein, halten Sie die Luft an, und drücken und pressen Sie den Stiel des Glieds in einer wellenartigen Bewegung auf die Penisspitze zu. Daumen, Zeige- und kleiner Finger drücken das Glied so, daß das Blut in die Spitze gepreßt wird. Halten Sie diesen Griff so lange, wie Sie auch die Luft anhalten können. Wiederholen Sie das ganze 9 Mal. Das treibt das Blut in den Penis, ohne daß es wieder entweicht. Während Sie die Luft anhalten, zählen Sie bis neun. Drücken Sie bei jeder Zahl den Penis, und nähern Sie sich der Eichel. Diese Technik kräftigt den Penis und stärkt dadurch den ganzen Körper.

Die Reflexzonenmassage des Penis

Auch am Penis läßt sich eine gesunde Reflexzonenmassage durchführen wie an Händen, Füßen und Ohren. So wie sich eine Entsprechung der inneren Organe auf den Fußsohlen wiederfindet, lassen sich die gleichen Muster auch am Stiel und an der Eichel des Penis nachweisen.

Diese Massage ist gleichzeitig sehr angenehm und gesund.

Das läßt sich auch daran beobachten, wie sich freudige Empfindungen durch den ganzen Körper ausbreiten, wenn der Penis gerieben wird. Die hier behandelte Massage besteht aus zwei Teilen:

Abbildung 36

DIE REFLEXZONEN DES PENIS

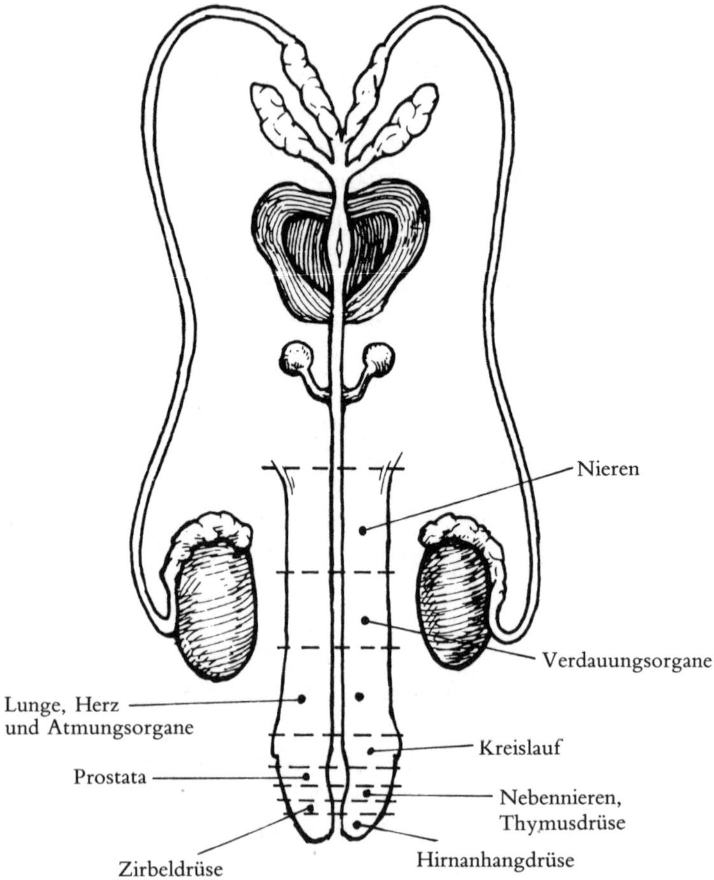

Bestimmte Zonen des Penis stehen mit bestimmten Organen in Verbindung.

a) Die Punktmassage mit Daumen und Fingern, beginnend an der Wurzel und weiterführend entlang des gesamten Stiels, und zwar in beide Richtungen; dabei werden oben und unten am Stiel Kreisbewegungen bis zur Spitze und wieder zurück zur Wurzel durchgeführt.

b) «Das Reiben des Schildkrötenkopfs»: Hierbei wird die Eichel des Penis massiert, wobei Zeige- und Mittelfinger die Eichel ergreifen und der Daumen die Spitze massiert, während die Eichel sanft gepreßt wird. Wiederholen Sie diese Massagen 100–300mal in beide Richtungen. Das wirkt sich auf die Prostata aus, indem es sie energetisiert und das sexuelle Potential steigert. Mit täglichem Üben läßt sich Prostatakrebs verhindern.

Zur Beachtung: Vermeiden Sie bei dieser Übung die Ejakulation. Wenn Sie das Gefühl haben, allzusehr erregt zu werden, führen Sie entweder das Große Emporziehen durch oder verlangsamen Sie einen Augenblick das Tempo.

Die Indische Seil-Brennmassage

Bei dieser Massage reibt man die Handflächen kräftig gegeneinander, bis sie heiß geworden sind.

Halten Sie den Penis mit einer Hand hoch, während Sie die Peniswurzel mit Daumen und Zeigefinger der anderen Hand fest umschließen.

Führen Sie die Indische Seil-Brenntechnik-Drehbewegung 9- bis 36mal vor und zurück durch. Das regt die Nieren an.

Wenn Sie die gleiche Übung am mittleren Stiel des Glieds anwenden, stimuliert dies das Verdauungssystem.

Unterhalb der Eichel massieren Sie dagegen die Reflexzonen des Herzens, der Lungen und des Atmungsapparats, was diese Organe anregt.

Vier Methoden zur Erhöhung des Samenzellengehalts im Sperma

1. Hodengriff und Druckmassage

Diese Übung regt die Samenzellen- und Hormonproduktion an. Reiben Sie die Handflächen gegeneinander, bis die Hände richtig heiß geworden sind. Halten Sie das Glied mit einer Hand hoch, während Sie mit der anderen die Hoden greifen und sanft pressen. Pressen Sie sie nach und nach immer kräftiger, und zwar mit kurzen, betonten Griffen, während Sie gleichzeitig an ihnen ziehen. Führen Sie dies mindestens 100mal durch, bevor Sie die Hände wechseln und das gleiche von der anderen Seite aus durchführen.

2. Die Hodenrassel

Wie die obige Übung regt auch diese Technik die Samen- und Hormonproduktion an. Reiben Sie sich die Hände heiß, dann halten Sie mit einer Hand den Penis hoch. Die andere Hand legen Sie schalenförmig um die Hoden und schütteln sie erst sanft, dann immer kräftiger. Schütteln Sie die Hoden mindestens 3 bis 5 Minuten, bis Sie die Hände wechseln und den Vorgang wiederholen.

3. Das Hodenklopfen

Wieder reiben Sie die Hände, bis sie heiß sind. Dann halten Sie den Penis mit einer Hand empor, während sie mit der anderen die Hoden sanft tätscheln und klopfen, wobei Sie die Intensität allmählich steigern. Führen Sie dies mindestens 3 bis 5 Minuten durch, dann wechseln Sie die Hände und wiederholen das Ganze. Klopfen Sie auch die Peniswurzel am Perineum.

4. Hoden-Punktmassage

Reiben Sie die Hände, bis sie heiß sind. Halten Sie den Penis mit einer Hand hoch, während Sie die Hoden mit dem Daumen der anderen kreisförmig in beide Richtungen massieren, und zwar 3 bis 5 Minuten lang (mindestens 100 – 300mal). Dann wechseln Sie die Hände und wiederholen das Ganze in beide Richtungen 100 – 300mal. Sie können die Hoden aber auch mit Fingern und Daumen stützen und mit dem Handballen massieren.

Alle diese Übungen steigern die sexuelle Leistungskraft und die Hormonproduktion, stimulieren die Ching-Energie und die Prostata und erhöhen die Kraft im Penis und in den unteren Energiezentren. Nach diesen Übungen sollten Sie Samen-Kung Fu praktizieren, um die Sexualenergie in die höheren Zentren zu leiten. Vergeuden Sie die Energie durch Ejakulation, erreichen Sie das genaue Gegenteil dessen, was Sie damit eigentlich bezwecken.

Die Prostata-Massage

Abgesehen von der «Massage des Schildkrötenkopfs» gibt es auch eine Technik, mit der man die Prostata oder Vorsteherdrüse direkt massieren kann. Dazu wird ein Finger in den After gesteckt, wofür man den Zeigefinger, einen Handschuh und zum Schmieren etwas Speichel, Vaseline oder Massageöl verwendet. Stoßen und massieren Sie sanft die Prostata. Sie können den Finger auch am Schließmuskel hinein- und hinausschieben und den Rhythmus variieren, um sie optimal zu stimulieren. Oder Sie können den Schließmuskel zum Vibrieren bringen, denn dadurch werden zahlreiche örtliche Nerven zusammen mit der Prostata stimuliert. Ebenso können Sie den Punkt Hui-Yin im Perineum pressen. Wenn Sie diesen Punkt mehrere hundert Male hin und her reiben, regt das die Vorsteherdrüse ebenfalls an.

Eine weitere Möglichkeit der Stimulierung der Prostata besteht darin, Einzelpunkte um den After herum zu pressen. Waschen Sie dazu den After zunächst mit milder Seife beim Duschen oder Baden sehr sauber. Dann drücken und reiben Sie den Bereich um den Schließmuskel. Dadurch wird nicht nur die Prostata angeregt, sondern auch alle höheren endokrinen Drüsen einschließlich der Hirnanhang- und der Zirbeldrüse. Das ist auch die beste Methode, um den Blutkreislauf aufrechtzuhalten, zu harmonisieren und zu beleben.

Das Pressen der Afterpumpe

Atmen Sie durch die Nase ein, und halten Sie die Luft an, während Sie mit dem Afterschließmuskel pumpen und ihn hochziehen. Mit anderen Worten: Sie pressen den After ganz so, als wollten Sie Stuhl zurückhalten. Das stimuliert die Prostata. Diese Methode ist sehr einfach und wirkungsvoll und läßt sich jederzeit und überall anwenden. Wichtig ist dabei, daß Sie den Schließmuskel so fest zusammenziehen wie nur möglich, denn erst dann erzielen Sie das Optimum an Wirksamkeit. Atmen Sie langsam aus, und entspannen Sie sich wieder. Dies ist auch ein sehr einfaches Mittel, um Streß und Verspannungen zu lindern, die sexuelle Kraft zu steigern und den Körper zu energetisieren.

Nach einer Weile werden Sie Wärme im Lenden- und Afterbereich spüren. Diese Wärme kann sich über den Rücken ausbreiten bis empor zum Kopf, um dann von oben wieder zum Solarplexus und in den Nabelbereich hinabzuströmen. Durch ständiges Anspannen der Analmuskulatur werden Prostata und Cowper' Drüse belebt, das Blut strömt kräftiger im Körper, der Penis wird gestärkt, und man erzielt Kontrolle über die Ejakulation. Nachdem Sie diese Übung eine Weile praktiziert haben, können Sie die Kraft Ihres Rektums prüfen, indem Sie versuchen, in einer Wanne mit sauberem lauwarmem Wasser durch Zusammenziehen des Afters Wasser aufzusaugen.

Es heißt, daß der letzte Akt vor dem Tod die Entleerung ist und daß ein schlaffer Schließmuskel auf eine geschwächte Gesundheit hinweist. Wenn Sie diese Technik regelmäßig anwenden, wird Ihr Schließmuskel nie erschlaffen. Eine kräftige, gesunde Prostata ist einer der Schlüssel zu einem langen, gesunden Leben.

Drücken und reiben Sie sich also selbst, um zu Gesundheit und Glück zu gelangen!

Zungen-Kung Fu

Das wohl wichtigste strategische Mittel für den Liebesakt ist die Zunge. Lernen Sie, mit dieser erotischen Waffe par excellence möglichst geschickt zu manövrieren! Sie besitzt geradezu wunderbare Fähigkeiten der sinnlichen Stimulierung und kann ganz allein manch brillanten Liebesfeldzug bestreiten. Den Umgang mit dieser Waffe meistern Sie durch die Praxis des Zungen-Kung Fu.

Die Zunge vereinigt in sich mehr Vorzüge für das Liebesspiel als jedes andere Organ: Sie ist warm und feucht und ihre feilengleiche Rauhheit bricht jeden Widerstand. Abgesehen von dieser vollkommenen Beschaffenheit und Eignung für die erotische Erregung kann sie auch ihre Größe und Form verändern. Sie huscht schnell, kräftig und mit schier unerschöpflicher Bewegungsvielfalt umher.

Die «Descartessche Illusion» beweist die gewaltige Sensibilität der Zunge. Descartes beobachtete, daß eine stecknadelkopfgroße Höhlung darin der Zungenwahrnehmung so groß wie ein Streichholzkopf erscheint, so gewaltig ist die einzigartige Fähigkeit dieses Organs, taktile Reize zu verstärken. Doch was noch wichtiger ist: Die Zunge ist das Hauptmittel, mit dem Sie vor dem eigentlichen Liebesakt Chi in Ihren Partner leiten können. Das liegt daran, daß die Zunge der Hauptschalter für den Chi-Strom im Kleinen Energiekreislauf ist. Wann immer Sie Ihre Partnerin intensiv küssen oder sie lecken, strömt Ihre Lebensenergie in sie hinein und ihre wiederum in Sie. Eine Zunge voll Kraft ist wie ein Zauberstab, der Glückseligkeit über alles ausbreitet, was er berührt und den Funken schlägt, der die beiden Lebenskräfte miteinander verbindet.

Es folgen nun die wichtigsten Übungen des Zungen-Kung Fu.

A. Die Schlangenzunge

Ziehen Sie einen Faden durch einen Apfel, und sichern Sie das eine Ende mit einem etwa 2 cm langen Stück von einem Zahnstocher. Dann hängen Sie den Apfel in Mundhöhe vor sich auf. Als nächstes stoßen Sie mit der Zunge wie eine Viper nach der Frucht. Lassen Sie die Zunge gerade hervorschnellen, sie sollte dabei sehr fest und spitz sein. Schießen Sie mit ihr in gerader Linie vor, und erhöhen Sie die Geschwindigkeit des Züngelns, wenn Sie mit der Übung etwas vertrauter geworden sind. Diese Schlangenbewegung ist sehr nützlich, um Brüste, Genitalien und Ohren zu stimulieren. Die Ohren sind ganz besonders sensibel, da jedes von ihnen Dutzende von Akupunkten aufweist, die mit dem gesamten Körper in Verbindung stehen. Diese werden aktiviert, wenn das Chi bei der Berührung durch die Zunge fließt.

B. Die Hakenzunge

Wiederum verwenden Sie den hängenden Apfel. Sie strecken die Zunge so weit heraus nach unten auf das Kinn wie nur möglich. Krümmen Sie die Spitze, so daß sie nach vorne zeigt. Dann versuchen Sie, den Apfel damit zu umhaken, während sie mit der Zunge an ihrer Seite emporfahren. Diese Bewegung wirkt besonders auf die Genitalien erregend: Wenn Sie so den G-Punkt Ihrer Partnerin berühren, kann dies bewirken, daß sie ihr «Mondelixir» ausstößt, das weibliche Ejakulat, dem die Taoisten eine mächtige Yin-Essenz zuschreiben.

C. Die Zungenpeitsche

Vor dem herabhängenden Apfel strecken Sie die Zunge sehr weit heraus und ziehen sie so weit nach links, wie es Ihnen möglich ist. Dann lassen Sie sie nach rechts schnellen und peitschen dabei den Apfel mit der steifen Zungenkante. Nun verfahren Sie auf gleiche Weise in umgekehrter Richtung, also von rechts nach links peitschend. Peitschen Sie den Apfel immer schneller und kräftiger von Seite zu Seite. Bringen Sie diese Technik auch Ihrer Liebespartnerin bei, dann kann sie sie dazu einsetzen, um den «Jadestengel», wie die Chinesen das Glied nennen, anzuregen. Außerdem wird diese Übung Ihre Zungenfertigkeit erhöhen – sehr zum Entzücken Ihrer Partnerin!

Mit etwas Übung sollte es Ihnen gelingen, den Apfel zu «dribbeln»: Fangen Sie ihn mit der Zungenspitze auf, mit Zungenkante und Zungenfläche, und halten Sie ihn mit blitzschnellen Bewegungen im Gleichgewicht. Arbeiten Sie einen Monat lang mit einem Apfel. Im zweiten Monat führen Sie die gleiche Übung mit einer Pampelmuse durch. Im dritten Monat verwenden Sie dann ein hängendes Einmachglas, das sie mit kleinen Stahlkugeln oder Nägeln füllen, wobei Sie zunächst eine Füllung von etwa einem Pfund Gewicht benutzen, bis Sie schließlich mit einem ganzen Pfund Ballast arbeiten können. Je weiter Sie vorankommen, um so größere Gefäße können Sie verwenden.

Vor und nach der Übung sollten Sie die Zitrusfrüchte stets waschen. Bewahren Sie sie in einer Plastikverpackung im Kühlschrank auf, dann können Sie mit einer einzigen Frucht wochenlang üben und vermeiden gleichzeitig mögliche Infektionen. Von größter Wichtigkeit ist es auch, daß der Mund sauber und frei von unangenehmen Gerüchen ist. Schon Casanova äußerte sich über die abstoßende Wirkung von Mundgeruch. Zungen-Kung Fu wird die Produktion von frischem, reinem Speichel anregen, den Sie mit einem großen Schluck in den Nabel hinabziehen sollten. Der Taoist ist der Auffassung, daß Speichel ein sehr kraftvolles Elixier ist, mit dem das eigene Chi intensiviert und zentriert werden kann. Wenn Sie regelmäßig Probleme mit Zungenbelag haben, sollten Sie weniger Fleisch und mehr Gemüse essen und die Zunge täglich mit einem Zungenschaber reinigen.

Zu den fortgeschritteneren Zungenübungen verwendet man ein Plastiklineal, das man mit der Breitseite der Zunge abwechselnd hoch- und hinunterbiegt. Dadurch wird die Zungenmuskulatur gekräftigt, und diese Übung stellt auch eine Ergänzung zum Hervorschnellenlassen der Zunge dar. Sie können aber auch andere biegsame Materialien anstelle von Plastik verwenden, etwa Holz, Metall oder Bambus. Verwenden Sie jedoch stets nur glatte Latten, weil Zungenverletzungen nur langsam heilen. Das liegt daran, daß die Zunge sich in einem Umfeld starker bakterieller Aktivität befindet. Sollten Sie, aus welchen

Gründen auch immer, einmal eine Zungenverletzung erleiden, kann es hilfreich sein, wenn Sie den Mund dreimal täglich mit gekochtem Salzwasser ausspülen.

Wenn Sie diese geheime Zungengymnastik geübt haben, sind Sie bereit, diese Techniken bei Ihrer glücklichen Partnerin anzuwenden. Suchen Sie ihre empfindlichsten Punkte, und machen Sie reichlichen Gebrauch von Ihren erlernten Fähigkeiten. Oft werden Sie diese Punkte dadurch entdecken, daß Sie darauf achten, wohin die Frau ihren Blick oder ihre Hand lenkt.

Wenn Sie die Punkte herausgefunden haben, genießen Sie es, auf der ganzen Klaviatur der Zungentechniken zu spielen. Es kann sein, daß sie die eine Technik an einer bestimmten Stelle bevorzugt, an einer anderen jedoch nicht. Achten Sie also auf ihre Reaktionen; sie wird keinerlei Zweifel daran lassen, wenn Sie einen «Volltreffer» gelandet haben!

D. Der Zungenbohrer

Die Technik des Zungenbohrers dient zur Aufrichtung der Brustwarzen. Bei dieser esoterischen Praktik wird die Brustwarze mit der Zungenspitze in die Brust zurückgedrückt, wo sie mit kleinen Kreisbewegungen behandelt wird, was eine erregende Energiespirale entstehen läßt.

Wenn Sie Zungen-Kung Fu in der Vagina einsetzen wollen, befeuchten Sie vorher den rechten Daumen und Zeigfinger. Fahren Sie mit dem Daumen in die Scheide, und versiegeln Sie mit dem feuchten Zeigefinger die Afteröffnung der Partnerin, damit sie keinen Energieverlust erleidet. Wenn die Partnerin Ihre Genitalien küssen möchte, lassen Sie sie Ihren After mit einem befeuchteten Mittelfinger versiegeln, während sie mit den anderen Fingern Ihren Hodensackbereich stimuliert.

Ich möchte an dieser Stelle betonen, daß es von größter Wichtigkeit ist, nur mit Partnern den Liebesakt auszuführen, die einen annehmbaren Hygienestandard einhalten. Genitalien und After sind warm und feucht, bieten Bakterien also optimale Wachstumsbedingungen. Waschen und reinigen Sie sie also, vor

Abbildung 37

ZUNGEN-KUNG FU

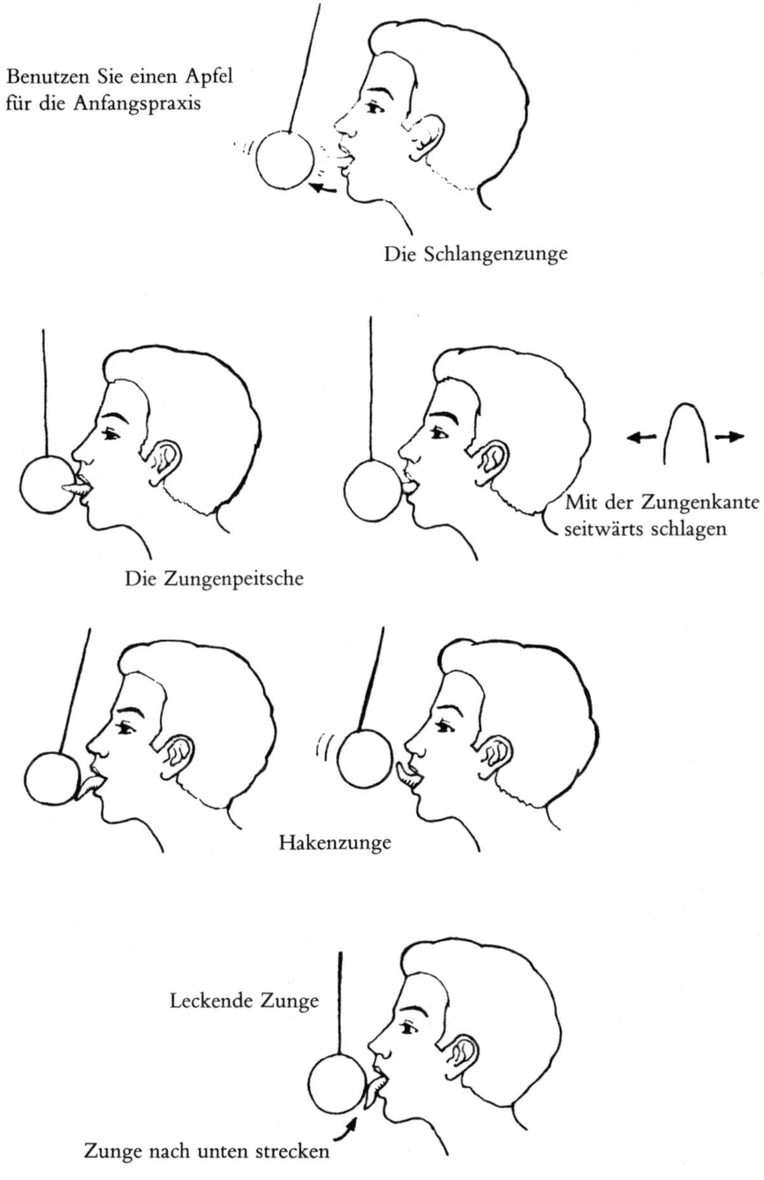

Die Übungen des Zungen-Kung Fu stärken die Fähigkeit der Zunge, Chi aus dem eigenen Kleinen Energiekreislauf in die erogenen Zonen der Partnerin zu leiten.

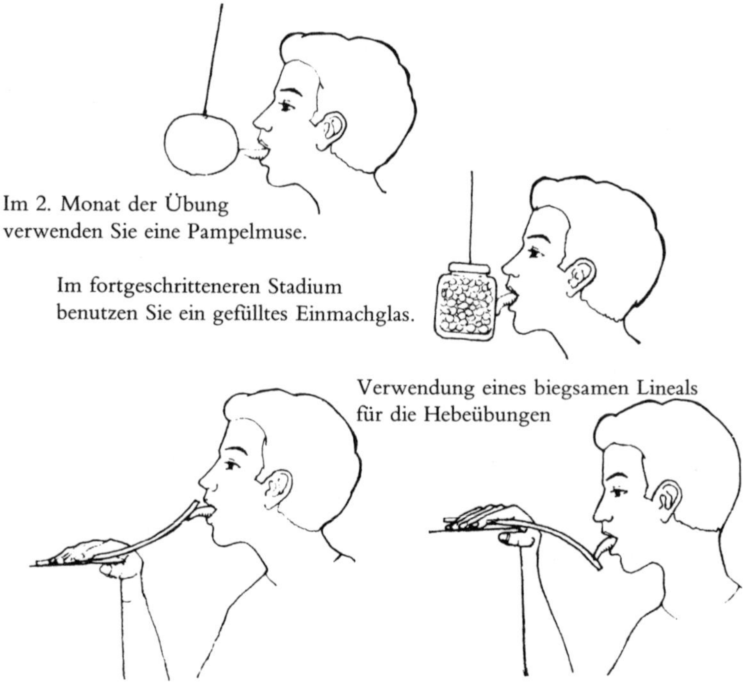

allem vor dem Sex. Üble Gerüche können außerdem die Freude an der Sexualität mindern oder gar zunichte machen.

Wie die Zunge, ist auch der Zeigefinger ein sehr kraftvolles Stimulans. Sie können mit ihm die Scheide erforschen und die Clitoris sanft massieren. Achten Sie auf saubere Fingernägel, besonders am Zeigefinger, und schneiden Sie die Nägel recht kurz. Feilen Sie sie glatt, damit Sie kein empfindliches Hautgewebe damit verletzen können. Bei diesen Praktiken muß die Sanftheit oberstes Gebot sein, weil Schmerz Ihre Partnerin aus dem Konzept bringen und ihr jede Freude rauben kann.

Mit der weichen Haut des Zeigefingers lassen sich auch mühelos die Clitoris und der G-Punkt stimulieren, der sich unterhalb des Schambeins, etwa zweieinhalb Zentimeter hinter der Clitoris befindet.

Heiße und kalte Bäder zur Förderung der sexuellen Gesundheit

Diese uralten, erprobten Techniken, die uns überliefert wurden, helfen dem Körper, vermehrte Widerstandskraft gegen Erkrankungen zu entwickeln.

a) Kalte Sitzbäder

Diese Übung ist äußerst wirksam, um das Blut im Genitalbereich alkalisch zu machen. Dadurch wird der Blutstrom in den Bereich der Geschlechtsorgane gesteigert; ebenso werden Prostata und Samenproduktion beim Mann bzw. der Hormonausstoß bei der Frau angeregt, was wiederum die sexuelle Fähigkeit erhöht. Das Vorgehen ist höchst einfach: Kauern oder setzen Sie sich in eine Wanne mit kaltem Wasser, so daß Genitalien, After und Kreuzbein eingetaucht sind. Dies sollten Sie mindestens 10 bis 20 Minuten lang tun. Beginnen Sie mit kühlem Wasser, und gewöhnen Sie sich nach und nach an kältere Temperaturen.

b) Kalte und heiße Wechselbäder; Dusch- und Sitzbäder

Diese Übung ist ebenfalls uralt. Dabei springt man abwechselnd in heißes und kaltes Wasser. Dadurch wird der Blutkreislauf angeregt, der Körpertonus steigt wie auch die Widerstandsfähigkeit gegen Krankheiten, und die Hormonproduktion wird stimuliert, was die sexuelle Kraft erhöht. Sie sollten mindestens 3 Minuten lang im heißen oder kalten Bad verweilen, bevor Sie sich ins andere Temperaturextrem begeben. Insgesamt müssen Sie mindestens sechsmal wechseln, damit Sie den gewünschten Erfolg erzielen. Am besten wechseln Sie 12mal, wobei Sie jeweils 3 Minuten im heißen oder kalten Wasser bleiben. Wenn Sie dafür nicht genügend Zeit haben sollten, so beginnen Sie Ihre Morgendusche mit heißem Wasser, während Sie sich einseifen, und beenden Sie das Duschen mit einem kalten Guß.

Anstatt ins Bad zu springen, kann man sich auch ganz allmählich hineingleiten lassen, zunächst Zehen und Füße, dann die

Beine, Rumpf, Rücken, Schultern, Unterleib und schließlich der Kopf. So kann sich der Körper nach und nach an den Temperaturwechsel gewöhnen. Menschen, die unter Bluthochdruck, Herzbeschwerden, Nierenerkrankungen usw. leiden, können ebenfalls Wechselbäder versuchen, doch sollten sie dabei vorsichtig sein und langsam vorgehen.

c) Das Luftbad

Das Luftbad ist sehr gesund, da es die Haut lüftet. Auf diese Weise wird man dumpfe Gerüche los, stärkt die Widerstandskraft und unterstützt den Kreislauf. Das Luftbad sorgt ferner dafür, daß die Genitalien kühler gehalten werden als der restliche Körper, was die sexuelle Kraft steigert. Wer möchte nicht gern einmal nackt einen Strand entlang oder durch eine Wiese in den Bergen laufen? Auf diese Weise setzt man sich der frischen Luft aus und erhält eine Menge der für uns so wichtigen negativen Ionen. Das Wetter sollte dabei milde bis warm sein, etwa wie in der Zeit zwischen Spätfrühling und frühem Herbst. Sie können auch zu Hause nackt am geöffneten Fenster sitzen. Doch verwenden Sie diese Praktik nicht dazu, ihre sexuellen Phantasien anzuregen, weil Sie dadurch das Chi vergeuden würden. Denken Sie lieber darüber nach, wie gesund Sie sich doch fühlen.

Die Aufnahme harmonischer Energie für Homosexuelle

Nach der chinesischen Lehre ist der Himmel Yang oder männlich und die Erde Yin oder weiblich. Sind beide Liebenden selben Geschlechts, so gibt es zwei Pole von Yang (bei männlichen Homosexuellen) oder Yin (bei lesbischen Frauen). Solche Beziehungen haben ein inneres Ungleichgewicht, das Instabilität und Gewalttätigkeit fördert und das Erlangen höherer Stufen harmonisierter Sexualenergie behindert.

Wenn sie zu einem harmonischeren Gleichgewicht gelangen wollen, ist es wichtig, daß Menschen, die ihr eigenes Geschlecht lieben, sich eine Quelle für die polare, entgegengesetzte Energie erschließen. Geschieht dies nicht, so empfangen sie zuviel von einer einzigen Kraft.

Glücklicherweise gibt es Quellen weiblicher Energie, welche vom Mann mit großem Nutzen angezapft werden können. Ebenso gibt es auch Methoden, durch welche die Lesbierin zu zusätzlicher Yang-Energie gelangen kann. Denn Mann und Frau sind nicht die einzigen Quellen der Yin- und Yang-Energie, die die ganze Schöpfung durchströmt, sondern nur einer ihrer kleinen Speicher.

Der Schlüssel zu dieser Praktik findet sich im Einleitungssatz dieses Abschnittes: Der Himmel ist männlich, die Erde weiblich. Der Mann, der also der Yin-Energie bedarf, es aber vorzieht, sie nicht aus ihrem menschlichen Speicher zu gewinnen, kann sie statt dessen aus der Erde ziehen; umgekehrt wird die Frau sich die männliche Energie aus ihrer Quelle, dem Himmel, beschaffen.

Will der Mann Yin-Energie aufnehmen, legt er sich mit dem Bauch auf den Boden und umarmt die Erde. Ein Bein sollte gestreckt, das andere im Knie gebeugt sein. Dann zieht er Energie aus der Erde, doch sollte er dabei alle sexuellen Gedanken vermeiden. Die Geschlechtsorgane sollten den Boden nicht berühren, sondern dicht über der Erdoberfläche hängen. Entspannen und konzentrieren Sie sich, indem Sie durch die Nase tief ein- und ausatmen. Lenken Sie die Energie mit Gedankenkraft aus der Erde langsam in den Penis. Dies ist die Grundlage aller männlichen Praxis: Führen Sie die Kraft gedanklich durch das Atmen empor.

Beim Einatmen ziehen Sie die Kraft hinauf, wie eine Flüssigkeit durch einen Strohhalm: Die Kraft ist dabei die Flüssigkeit, und der Penis ist der Halm. Aus dem Penis ziehen Sie die Kraft am Hui-Yin vorbei durch den Chang-Chiang und hinauf bis zum Hinterkopf. Speichern Sie die Yin-Energie im Kopf. Nach einer Weile wird sie überfließen und vorn am Körper hinabströmen, um schließlich in den Hui-Yin zurückzukehren. Ist dies erreicht, können Sie die Energie vorne am Körper in den Nabel leiten und mit den Zentren des Nabels, des Solarplexus und des

Abbildung 38

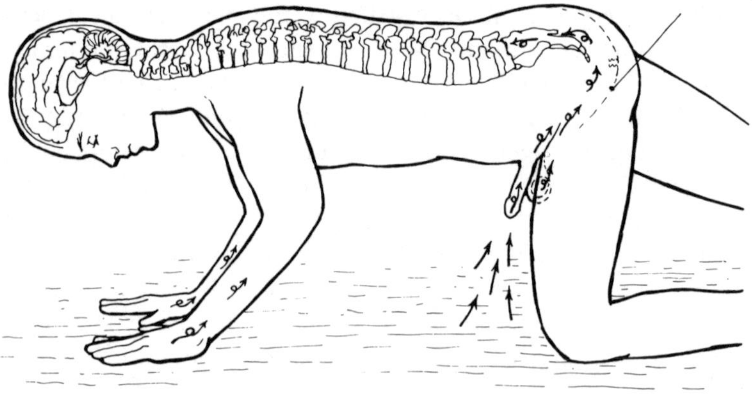

Die Yin-Energie der Erde kann durch die Handflächen aufgenommen werden. Lenken Sie die Erd-Energie mittels Gedankenkraft durch den Penis, am Hui-Yin vorbei in die Wirbelsäule und zum Hinterkopf hinauf.

Herzens, in dieser Reihenfolge, arbeiten, wie beim «Austausch von Yin und Yang» beschrieben. Meiden Sie dabei jedoch alle hartnäckigen erotischen Gedanken, sonst wird die Energie wieder aus Ihrem Körper entweichen.

Das Aufnehmen von Sexualenergie aus der Sonne

In der gesamten zivilisierten Welt erwärmen sich immer mehr Menschen für die Nacktkörperkultur und das nackte Sonnenbaden. Tatsächlich kann unser Körper auch aus der Natur Energie aufnehmen. Manche Körperteile sind dafür allerdings empfänglicher als andere, vor allem die unteren Teile; besonders Penis und Hoden können mehr Energie aufnehmen als die ebenfalls im unteren Körper befindlichen Teile Perineum und Hui-Yin.

Im Laufe der Zivilisation ist der Mensch dazu übergegangen, die Fortpflanzungsorgane versteckt und geheim zu halten. Aus diesem Grund tragen wir auch meistens Unterhosen, um uns damit vor der Außenwelt zu schützen. Dabei verdecken wir damit ausgerechnet jenen Teil des Körpers, der besonders viel Energie aus der Natur aufnehmen kann, mit der wiederum der gesamte Organismus gekräftigt und die Energien sowie die sexuelle Ausdauer gesteigert werden können. Je mehr wir diesen Teil verstecken, um so schwächer werden diese Organe und um so mehr leidet der ganze Körper darunter.

Die Methode der Aufnahme solarer Kraft in den Penis gilt als streng geheim und wurde nur selten enthüllt.

Zum Vorgehen: Die Morgensonne zwischen 7 und 11 Uhr ist für diese Übung wesentlich geeigneter als andere Zeiten, wenngleich man auch zwischen 15 und 18 Uhr üben kann. Wenn die Sonne nicht zu kräftig strahlt, kann die Eichel des Penis ihre Energie viel leichter schrittweise aufnehmen.

Halten Sie den Stiel des Penis mit einer Hand, und reiben Sie damit die Eichel, bis er erigiert. Dann lassen Sie los, zur Sonne gewendet, und stellen sich vor, wie die Kraft in die Eichel einströmt und von ihr aufgenommen wird, so daß das Organ mit warmer Energie erfüllt wird. Wenn Sie dies konzentriert genug tun, wird das ganze Organ sich mit Kraft füllen. Erschlafft das Glied, wiederholen Sie das Ganze. Führen Sie diese Übung 3–4mal durch.

Heben Sie die Hoden hoch, und setzen Sie sie der Sonne aus, während Sie mit der Rechten den Hui-Yin reiben und imaginieren, wie die Kraft durch ihn aufgenommen wird und in den ganzen Genitalbereich strömt, vor allem in die Hoden. Reiben Sie die Hoden einige Minuten lang sanft mit beiden Händen. Als nächstes reiben Sie den Stiel des Penis sowie die Prostata, indem Sie mit einer Hand die Hoden emporhalten und mit der anderen sanft reiben. Führen Sie die Übung anfangs 5 bis 10 Minuten durch, und steigern Sie diese Zeit bis

Abbildung 39

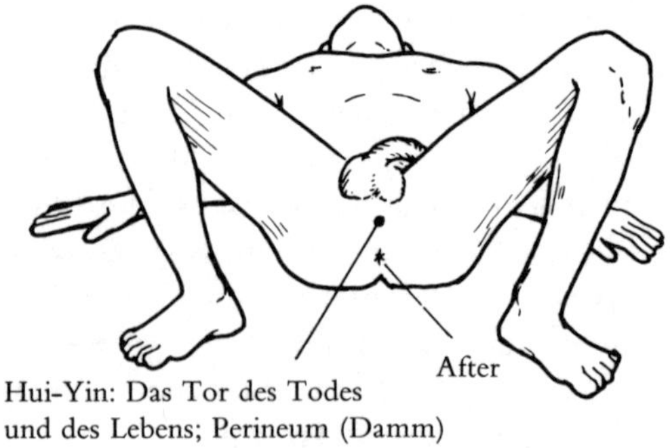

Massieren Sie die Hoden, und setzen Sie den Hui-Yin (Damm) mehrere Minuten der Sonne aus.

zu maximal einer Stunde. Bis dahin können freilich Monate des Übens vergehen.

Der untere Teil unseres Körpers wird nur selten der Sonne ausgesetzt. Eine Besonnung in Maßen, wie sie hier beschrieben wurde, beugt Hauterkrankungen in diesem Bereich vor und kräftigt ihn auch. Der empfindliche Teil des Penis wird dadurch wesentlich kräftiger und verliert an Überempfindlichkeit, was das Einbehalten des Samens erleichtert.

Wenn Sie die Eichel reiben, beginnen Sie mit sanften Bewegungen, und überhitzen Sie sie nicht zu sehr. Das gleiche gilt für die Massage des Hui-Yin. Geben Sie acht, sich nicht zu verletzen, denn Verletzungen im Genitalbereich lassen sich am schwierigsten heilen.

Sorgen Sie auch dafür, daß Sie bei dieser Übung unbeobachtet sind, um keine Schwierigkeiten zu bekommen. Denn es könnte sein, daß manche Menschen diese Meditationen und Hygieneübungen als anstößig empfinden. Die hier vorgestellten Übungen sind eine große Hilfe beim Abbau vorzeitiger Erektion, Impotenz und nächtlicher Samenergüsse im Schlaf.

Weitere Stellungen, die ich Ihnen empfehle, sind der «Kopfstand», der «Schulterstand» oder das Liegen auf dem Rücken mit den Händen unter den Unterschenkeln, um After, Hui-Yin,

Abbildung 40

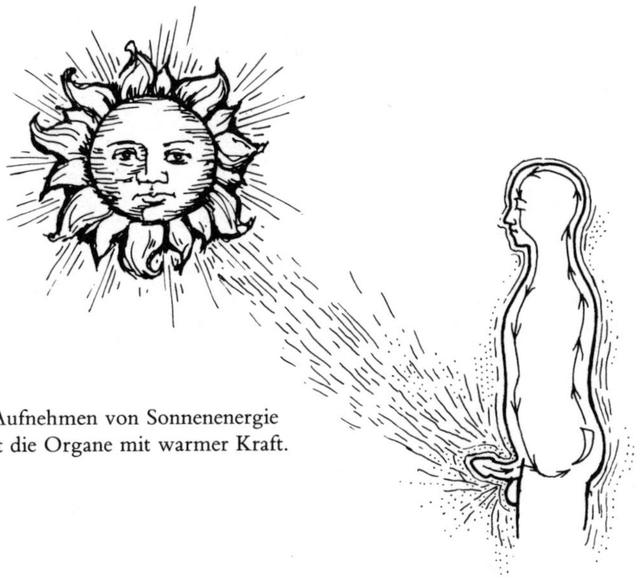

Das Aufnehmen von Sonnenenergie erfüllt die Organe mit warmer Kraft.

Lassen Sie die solare Energie in den Kleinen Energiekreislauf strömen.

Scrotum und Penis der Sonne entgegenzurecken. Diese Körperteile werden so gut wie nie der Sonne ausgesetzt, obwohl doch gerade sie äußerst empfänglich und durchlässig für Energie sind und sie mit Leichtigkeit aufnehmen können.

Weder die männlichen noch die weiblichen Fortpflanzungsorgane werden jemals der solaren Energie ausgesetzt. Dennoch sind sie sehr kraftvoll und mächtig: Sie können Energie ausstoßen oder sie aus dem Universum aufnehmen. Doch weil der Mensch nicht darum weiß, trägt er Kleidung, die ihn von dieser Kraft des Universums isoliert. Die beste Stellung ist übrigens der Kopfstand, wobei beide Beine nach unten zeigen (nicht nach oben). Nehmen Sie die Kraft der Sonne gedanklich durch After und Penis auf, und leiten Sie sie von beiden gleichzeitig zunächst in die Prostata und schließlich nach vorne ins Scrotum. Halten Sie den Hodensack warm, und vermeiden Sie es am Anfang, ihn allzulange der Sonne auszusetzen; fangen Sie mit 1 oder 2 Minuten an. Nehmen Sie nicht zuviel Hitze auf, denn wenn das Scrotum überhitzt ist, tötet das die Samenzellen ab, was unser Ziel vereiteln würde.

16. Kapitel

Die Heilung geschwächter Sexualenergie durch Einsatz von Akupunktur, Moxa und Kräutern

Akupunktur und Moxa bei der Behandlung von Impotenz

Die Moxa-Therapie hat in China eine mehr als fünftausendjährige Tradition, um die Chi-Energie zu erhöhen und Drüsen, Organe, Nerven und Blutkreislauf anzuregen. Dabei werden die Akupunktur-Punkte mit Hitze behandelt. Moxa (auch: «Moxe» bzw. «Brennkegel») oder Moxa-Rollen erhält man in Geschäften, die sich auf Akupunkturzubehör spezialisiert haben. Zwar kann man auch eine Zigarre oder Zigarette verwenden, doch ist die Moxa-Rolle geeigneter, wenngleich beide die Wohnung einräuchern. Sie können es aber auch mit einem Aquariumsheizer versuchen, der an einer langen Glasröhre befestigt wird.

Die beste Methode, um Impotenz zu überwinden, besteht darin, sich ganz allgemein gesundheitlich fit zu halten und jede sexuelle Überreizung zu vermeiden, da diese nur das Gefühl der Impotenz immer wieder aufs neue entfachen und verstärken wird. Wenn Sie unter Impotenz leiden, sollten Sie sich für eine Weile jeglicher sexueller Aktivität enthalten und für ausreichend Schlaf und eine gesunde Ernährung sorgen, bis Gesundheit und Potenz wiederkehren. Wenn Sie Ihren Lebensstil so weit verändern, daß Sie zu einer Erneuerung Ihrer Lebensenergie finden, läßt sich der Prozeß durch Moxa und Akupunktur beschleunigen, weil dadurch das Einströmen von Chi-Energie in Ihren Hormonhaushalt und in die Fortpflanzungsorgane unterstützt wird.

Zwar kann man die meisten wichtigen Punkte selbst behandeln, doch sollten Sie sich zunächst ein gutes Buch über Akupunktur oder Moxa-Therapie beschaffen, damit Sie die hier beschriebenen Punkte leichter finden. BEHANDELN SIE

NICHT WILLKÜRLICH IRGENDWELCHE BELIEBIGEN PUNKTE MIT MOXA, denn das kann sehr gefährlich sein! Ohne weitere Anleitung und Kenntnisse sollten Sie ausschließlich jene Punkte behandeln, die ich hier beschreibe.

Es ist am besten, die Moxe zusammen mit Knoblauch und Zwiebeln oder Ingwer zu verwenden. Knoblauch ist am geeignetsten. Legen Sie eine Scheibe oder eine kleine Zehe in ein dünnes Tuch, und legen Sie es auf den Akupunktur-Punkt, den Sie behandeln wollen; dann erhitzen Sie den Knoblauch mit der glühenden Moxe, der Rolle, der Zigarre oder dem Heizgerät. Achten Sie aber darauf, daß die Hitze nicht zu groß wird, weil Sie sich sonst Schaden zufügen könnten, denn Knoblauch ist ein sehr kräftiges Reizmittel. Beläßt man ihn zu lange an einem Punkt, kann er die Haut «verbrennen», und es kann sogar zu oberflächlichen Brandwunden kommen. Seien Sie also vorsichtig! Sollten Sie allergisch gegen Knoblauch sein, können Sie statt dessen Zwiebeln benutzen, und wenn auch dies nicht geht, genügt die reine Hitze, die auch allein sehr wirkungsvoll ist.

Behandeln Sie die jeweilige Stelle 3 bis 4 Minuten lang mit Moxa, doch halten Sie die Hitzerolle nur wenige Sekunden auf den Punkt selbst, wobei Sie sie ständig auf und ab bewegen und so tief drücken, bis es schmerzt. Führen Sie dies höchstens 3 bis 4 Minuten durch, und achten Sie darauf, daß das Behandlungszimmer warm ist, weil Sie in einem kalten Zimmer eine Menge Chi verlieren, vor allem dann, wenn Sie unbekleidet sind. Wenn Sie eine Zigarre, Moxa-Rollen oder eine Zigarette benutzen, wird das Zimmer nach der Behandlung verqualmt sein, weshalb Sie hinterher gut lüften sollten.

Die Moxa-Behandlung sollte zehn Tage lang einmal täglich durchgeführt werden. Danach machen Sie eine Pause von drei Tagen und beginnen daraufhin eine neue zehntägige Behandlungsphase. Nach der Moxa-Behandlung sollten Sie zwei Stunden lang auf Wein und anderen Alkohol verzichten und nicht baden oder duschen. Während der gesamten Therapie dürfen Sie keinen Sex haben, bis Sie wieder genesen sind. Handelt es sich um einen schweren Fall, sollten Sie 1 bis 3 Monate auf jede

Abbildung 41

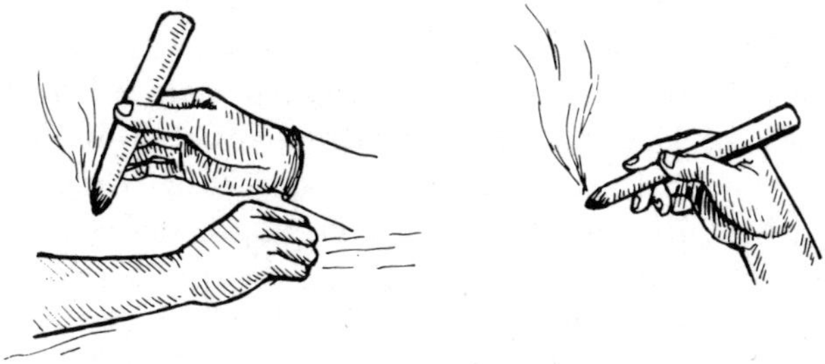

Das Moxa wird in Zellstoffpapier zu einem Zylinder gerollt und entzündet. Dann wird es einen guten Zentimeter über den Akupunktur-Punkt gehalten.

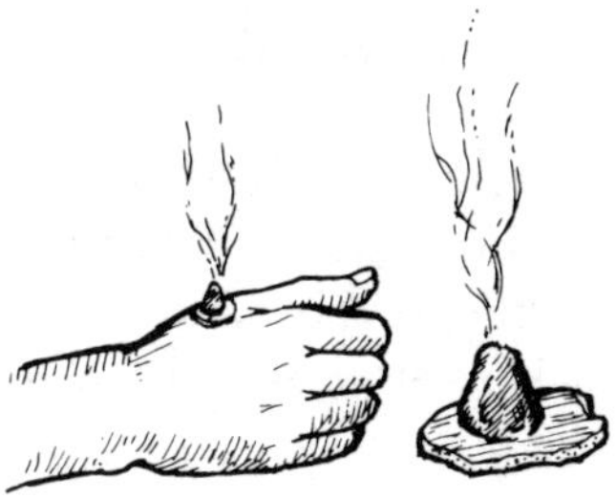

Ein kleiner Moxa-Kegel wird auf einer Scheibe Ingwer entzündet. Dann werden Ingwer und brennende Moxe auf den Akupunktur-Punkt gelegt.

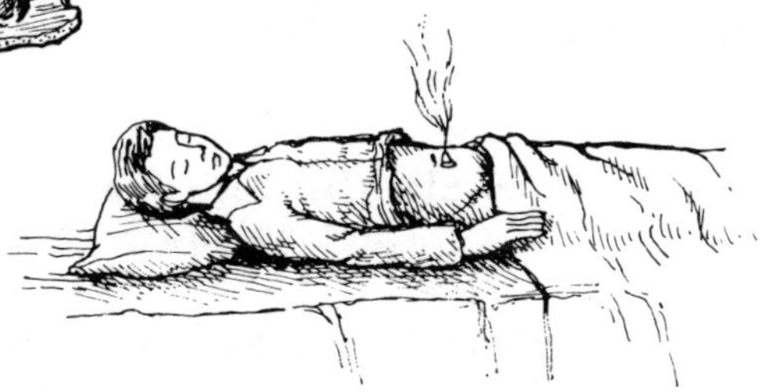

sexuelle Betätigung verzichten. Nach einer Phase gründlichen Ausruhens werden Sie Ihre Kraft und Potenz wiedergewinnen. Wenn Sie sich so weit disziplinieren, auf 10 Tage der Behandlung 3 bis 4 Tage der Ruhe folgen zu lassen, werden Sie in der Regel Ihre Potenz wiedergewinnen, es sei denn, es handelt sich in Ihrem Fall um einen anatomischen Fehler, was jedoch extrem selten vorkommt.

1. Kan-Shu (BL-18) – Der Hauptleberpunkt

Beginnen Sie am Rücken mit dem Harnblasenmeridian, auch Fuß-Tai-Yang genannt. Der erste Punkt ist der Kan-Shu (BL-18). Der Kan-Shu befindet sich eineinhalb tsun neben dem unteren Ende des Dornfortsatzes des Brustwirbels T-9. Eineinhalb tsun (1 tsun = 1 Daumenbreite) entspricht der Breite Ihres Zeige- und Mittelfingers. Der Kan-Shu gilt als der wichtigste Leberpunkt. Die Leber speichert die Energie des Körpers. Bei übermäßiger sexueller Betätigung oder Streß ist der Körper darauf angewiesen, seine Energie aus der Leber zu beziehen und diese somit auszubeuten. Aus diesem Grund hilft diese Behandlung auch bei Hepatitis.

2. Pi-Shu (BL-20) – der Hauptmilzpunkt

Der zweite Punkt ist der Pi-Shu (BL-20), der sich eineinhalb tsun neben dem unteren Ende des Dornfortsatzes des Brustwirbels T-11 befindet. Er ist der Hauptpunkt der Milz. Wird dieser Punkt behandelt, lassen sich auch Rückenschmerzen und Verdauungsstörungen beheben.

3. Shen-Shu (BL-23) – der Hauptnierenpunkt und Tzu-Liao (BL-32)

Der dritte Punkt ist der Shen-Shu (BL-23). Er befindet sich eineinhalb tsun neben dem unteren Ende des Dornfortsatzes des Lendenwirbels L-2. Er wird bei der Nierenbehandlung benutzt und hilft Infektionen zu bekämpfen, Kreuzschmerzen und Sexualbeschwerden zu lindern. Shen-Shu bedeutet «Samenpalast». Behandeln Sie alle Punkte auf beiden Seiten der Wirbelsäule.

Schließlich behandeln Sie den Punkt Tzu-Liao (BL-32) auf dem zweiten Sakralforamen zwischen dem unteren Teil des hinteren oberen Darmbeins und der Medianlinie. Dieser Punkt ist leicht zu finden: Beginnen Sie am Kreuzbein, dem großen

Knochenstück oberhalb des Steißbeins. Legen Sie den Daumen auf den Punkt BL-27, den letzten Punkt zwischen den Rückenwirbeln auf dem Kreuzbein. Legen Sie nun den kleinen Finger auf das Steißbein, und spreizen Sie die Finger: Nun liegt Ihr Zeigefinger auf dem gesuchten Punkt Tzu-Liao. Der Daumen sollte sich am oberen Rand des Kreuzbeins befinden, während die Finger mit gleichem Abstand zueinander gespreizt sind.

Sie können diesen Punkt aber auch noch nach einer anderen Methode finden. Dazu machen Sie den Punkt ausfindig, an dem das Kreuzbein auf die Lendenwirbel trifft. Legen Sie den Daumen auf diese Verbindungsstelle, und spreizen Sie die Finger. Möglicherweise wird Ihnen diese Vorgehensweise leichterfallen. Den Handumriß umgeben nun acht Löcher des Kreuzbeins. Der Punkt Shang-Liao auf dem oberen Loch ist der BL-31. Der wichtigste Punkt jedoch ist der Tzu-Liao (BL-32) auf dem zweiten Loch, dann folgen der Chung-Liao (BL-33) auf dem mittleren und der Hsia-Liao (BL-34) auf dem unteren Loch.

Natürlich gibt es noch mehr Punkte. Auch die erwähnten Punkte benötigen nicht alle eine tägliche Moxa-Behandlung. Wenn Sie jemanden haben, der Ihnen dabei helfen kann, sollten Sie Ihren Rücken von ihm behandeln lassen. Das können Sie einmal alle zwei bis drei Tage tun und die Therapie dabei mit der Behandlung der Punkte vorne am Körper abwechseln.

4. Chang-Chiang (LG-1) und Chi-Hai (DG-6)

Ein weiterer Punkt, der Chang-Chiang (LG-1), liegt auf dem Lenkergefäß, am unteren Ende des Steißbeins zwischen Steißbeinspitze und After. Er ist bei Kreuzschmerzen zu behandeln. Auf dem Dienergefäß befindet sich der Chi-Hai (DG-6), eineinhalb tsun unterhalb des Nabels, man nennt ihn auch den «Energieozean». Hier lassen sich Verdauungsstörungen behandeln. Schließlich sollten Sie auch den Kuan-Yuan (DG-4), drei tsun unterhalb des Nabels, behandeln.

Abbildung 42

DIE WICHTIGSTEN MOXA-PUNKTE FÜR DIE BEHANDLUNG MÄNNLICHER IMPOTENZ

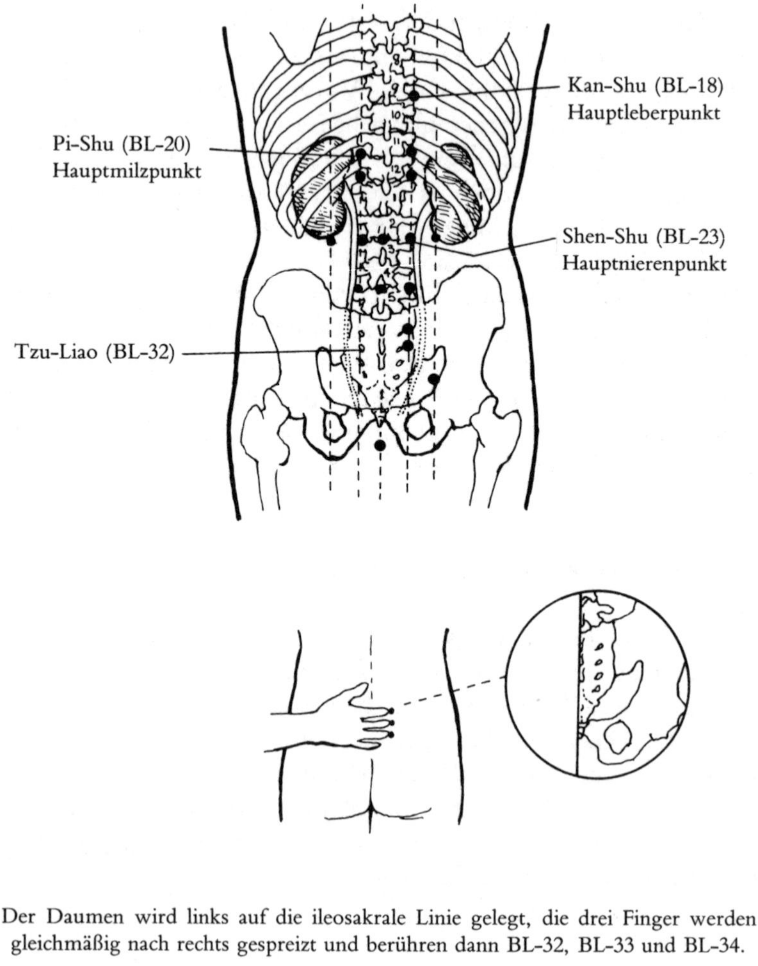

Der Daumen wird links auf die ileosakrale Linie gelegt, die drei Finger werden gleichmäßig nach rechts gespreizt und berühren dann BL-32, BL-33 und BL-34.

Die Spezialpunkte bei Impotenz:

1. Eichel, Peniswurzel, Hui-Yin

Die nun folgenden Punkte sind besonders zur Behandlung von Impotenz geeignet. Der erste Punkt ist die Eichel. Am günstigsten verfährt man, indem man eine Scheibe Knoblauch nimmt (nicht hacken und auch nicht bei Knoblauchallergie verwenden!), die man mit einer Nadel durchbohrt. Die ersten Male sollte man den Knoblauch auf ein Stück Seide legen, um die Eichel nicht zu verbrennen, und dann die Hitzequelle ansetzen. Dann folgen die beiden Punkte an der unteren Peniswurzel. Der dritte Punkt ist der Hui-Yin, das Perineum (der Damm) zwischen After und Hodensack.

Abbildung 43

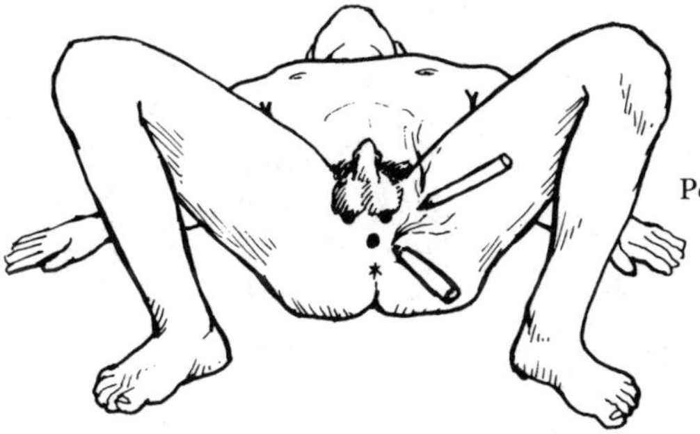

2. Fu-Liu (N-7)

Am Bein findet sich der Punkt Fu-Liu (N-7), zwei tsun oberhalb des hinteren Malleolus am inneren Fußknöchel.

Abbildung 44

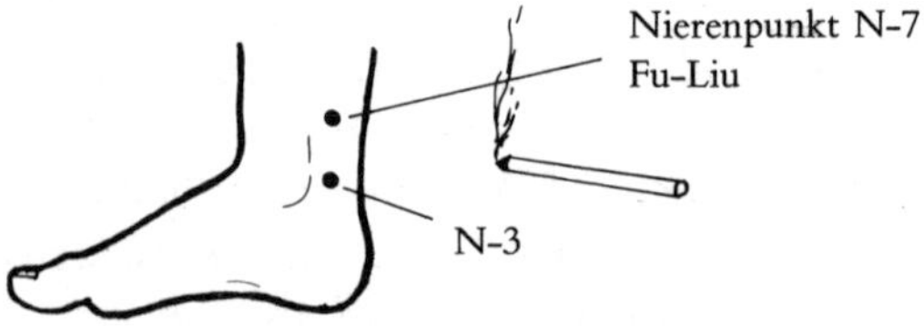

3. Lao-Kung (Nur Massage!)

Dieser Punkt verträgt keine Moxa-Behandlung, reagiert aber auf Massage und Reiben. Er befindet sich zwischen Mittel- und Ringfinger der Hand, wenn man die Finger krümmt, so daß ihre Spitzen auf der Handfläche in einer Linie verlaufen. Massieren Sie diesen Punkt täglich.

Abbildung 45

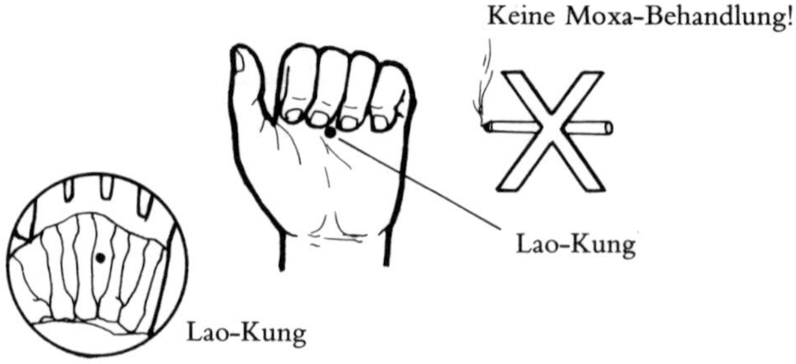

4. Yung-Chuan – Nierenpunkt (Nur Massage!)

Ein weiterer Punkt befindet sich auf dem Nierenmeridian, dem Fuß-Shao-Yin. Dies ist der Punkt Yung-Chuan (N-1) innen auf dem Fußballen (auf dem das Körpergewicht beim Stehen lastet), und zwar auf einer senkrechten Linie unterhalb des zweiten Zehs (wobei der große Zeh als erster gezählt wird). Dieser Punkt darf niemals mit Moxa behandelt werden! Statt dessen sollten Sie ihn täglich mit einem Finger massieren oder ihre Fußsohlen gegeneinander reiben. Das stimuliert die Nierenenergie, die eine äußerst wichtige Rolle für die Steuerung der sexuellen Aktivität spielt.

Abbildung 46

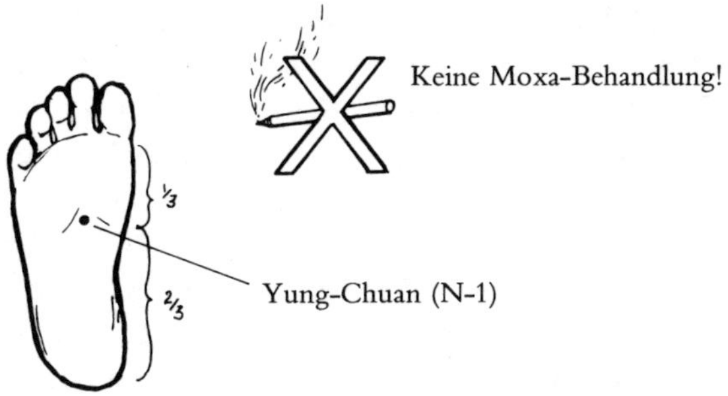

Ich wende die Moxa-Therapie schon seit vielen Jahren an und konnte vielen Patienten und Schülern dadurch helfen, die unter Impotenzproblemen litten, meistens sogar schon nach sehr kurzer Zeit. Manche Männer verlieren auch durch ungewollte nächtliche Samenergüsse zuviel Samenessenz oder Ching, was ihre sexuelle Fähigkeit mindert oder zerstört. Verbindet man die Moxa-Methode mit der Übung der Kraftsperre, wie sie im Kapitel 6 beschrieben wurde, erweist sich dies als wirkungsvollste Therapie. Schüler, die beides anwenden, gesunden am schnellsten. Der Patient sollte zusätzlich täglich morgens und abends 108 dieser Kontraktionen durchführen, bis die Erektion wieder einsetzt.

Viele Männer greifen in ihrer Verzweiflung zu anderen Methoden, um ihre Impotenz zu kurieren. Sie stimulieren sich mit gesteigertem Sex, mit Hormonen, spanischer Fliege usw., doch hat all dies nur die Wirkung, daß ihre Energie noch schneller entweicht und verlorengeht. Daher kann ich jedem

Betroffenen nur raten, die taoistischen Methoden der Höherentwicklung der Sexualenergie anzuwenden. Damit sage ich nicht, daß Sie nicht so viel Sex haben sollen, wie Sie wollen, sondern daß der Liebesakt für Sie zu etwas Sinnvollem, Lebenerfüllendem und Frohem werden sollte.

Jede zwangsbetonte sexuelle Betätigung ist sinnlos und gesundheitsgefährdend. Es ist besser, einen wirklich erfolgreichen Liebesakt auszuführen, als sich zehn- oder hundertmal unvorbereitet und ungeübt auf einen Sexualakt einzulassen. Wenn Sie jeden Liebesakt als eine ganz besondere oder heilige Handlung begreifen, ein Bad nehmen, Duftstoffe benutzen, Ihre Zähne vorher putzen, Penis und After, Haare und Ohren waschen, das Bettzeug wechseln, das Zimmer reinigen, ein paar Blumen aufstellen usw., so wird Ihre Sexualität ihre Zwanghaftigkeit verlieren.

Wenn Sie eine Pistole besitzen, können Sie ja auch nicht einfach auf die Straße gehen und auf jeden schießen, der Ihnen unter die Augen kommt! Damit würden Sie sich nur eine Menge Ärger einhandeln. Ähnlich bei der Sexualität: Sie ist ein mächtiges Werkzeug, das zu einer höchst gefährlichen Waffe werden kann, wenn man unvorsichtig damit umgeht und sie wahllos einsetzt. Wenn Sie Tao Yoga und Sexual-Kung Fu praktizieren, wird Ihr Geschlechtsorgan zwar stark und kräftig, doch brauchen Sie es nicht gleich bei jeder Frau auszuprobieren, die Ihnen über den Weg läuft. Setzen Sie es also sinnvoll ein! Wie mit einer Pistole, kann man mit einem Werkzeug Leben schützen oder sich selbst und andere vernichten. Der Umgang mit diesen Dingen verlangt nach äußerster Vorsicht. Wenn Sie aber erkennen, daß ein Übermaß an ejakulatorischer Sexualität Ihnen schadet, während die Entwicklung harmonischer Sexualenergie durch Liebe Ihr Leben mit Sinn erfüllt, dann können Sie sich selbst von Ihrer Impotenz kurieren und zu sexueller Erfüllung finden.

Sexuelle Vitalität durch richtige Ernährung

Nahrung lebt, und alle Arten von Nahrung haben ihre eigene Energieschwingung, die nach dem Verzehr zu einem Teil unserer eigenen wird. So wird aus der Nahrungsauswahl eine Auswahl von Schwingungen, die nicht nur im Einklang mit dem Universum stehen, sondern uns auch in eine Harmonie zu unserem Liebespartner bringen.

Nahrung läßt sich nach verschiedensten Kriterien unterscheiden: Größe, Form, Farbe, Geschmack, Nährwert, tierischer und pflanzlicher Ursprung usw. Jeder Mensch besitzt ein anderes Gleichgewicht von Chi-Energie und körperlicher Gesundheit, so daß man seine Nahrung stets nach individuellen Gesichtspunkten aussuchen muß, wie es der eigenen Gesundheit entspricht. Aus diesem Grund meidet der Taoist es, spezifische Nahrungsvorschriften zu geben und eine bestimmte Diät vorzuschreiben, sei sie nun makrobiotisch, vegetarisch, obstorientiert oder wie auch immer. Solche Diäten mögen für einzelne gut geeignet sein, vielleicht auch für bestimmte Jahreszeiten. Das Thema «Ernährung» ist sehr umfangreich. Ich will Ihnen hier nur einen kleinen, oberflächlichen Überblick darüber geben, wie man die Yin- und Yang-Energien im Körper durch Diät ins Gleichgewicht bringen kann, indem ich eine schlichte Auflistung einiger Nahrungsmittel und ihre Zuordnung anbiete:

Stark Yin: (Drogen) Zucker, Alkohol; Obst
Yin: Gemüse, Körner, Fisch
Yang: Geflügel, Fleisch, Eier, Salz
Stark Yang: Knoblauch, Ingwer, Peperoni

Ißt der Mann Yin-Nahrung im Übermaß, wird seine sexuelle Aktivität nach einer Weile nachlassen. Ist seine Yang-Energie erschöpft, versiegt sie schließlich gänzlich. Yin sind unter anderem Nahrungsmittel, die unter der Bodenoberfläche wachsen: Wurzeln, Faserpflanzen und Knollengewächse.

Ein Mann, der von sehr yang-betonter Nahrung lebt, wird einen starken, bisweilen vielleicht sogar gewalttätigen sexuellen

Appetit entwickeln, der durch Egoismus, Mangel an Sensibilität und Kurzlebigkeit gekennzeichnet ist.

Ernährt man sich aus beiden Extremen, werden sexuelle Aktivität und Verlangen stark auf und ab schwanken.

Sexualität und jahreszeitabhängige Nahrung

Der Taoist Lui Ching sagte: «Im Frühling kann der Mann es sich gestatten, einmal alle drei Tage Samen auszustoßen, im Sommer und Herbst zweimal im Monat, und im Winter sollte er seinen Samen bewahren und überhaupt nicht ejakulieren. Der Verlust der Yang-Energie durch Ejakulation im Winter gilt als hundertmal schlimmer als eine Ejakulation im Frühling.»

Ganz im Einklang mit der Natur galt den alten Tao Meistern der Winter als Jahreszeit der Energiesammlung und -speicherung. Für den Mann hieß das, daß er seinen Samen bewahren und seine «heiße» Energie durch heiße, wärmende und kräftigende Nahrung im Winter steigern sollte, während im Sommer kühlere Nahrung angezeigt war.

Diätvorschläge für Mann und Frau zur Erhaltung des Gleichgewichts von Yin und Yang

Frauen:	**Männer:**
wenig Salz	etwas mehr Salz
mehr Gemüse	mehr Getreide
kürzere Kochzeiten	längere Kochzeiten
mehr grünes blattreiches Gemüse	mehr wurzelreiches Gemüse
wenig oder kein Fisch	mäßig bis wenig Fisch
wenig oder keine tierische Nahrung	mäßig bis wenig tierische Nahrung

Ein Zuviel an Yang-Nahrung (Fleisch, Eier und Milchprodukte) macht die Frau hart und gefühllos.

Ein Zuviel an Yin-Nahrung kann den Mann verweichlichen und ihm die Fähigkeit zur Erektion nehmen.

17. Kapitel

Die Biologie der weiblichen Sexualität

Kaum etwas verwirrt den Mann mehr als der Körper der Frau und seine Monatszyklen. Weil der weibliche Körper anders ist als der männliche, sind auch Psychologie und spiritueller Entwicklungsweg der Frau von denen des Mannes verschieden. Viele spirituelle Gruppen diskutieren gar nicht erst über den weiblichen Körper, weil er eine solch geballte Ladung sexueller Energie in sich birgt, daß sie sich lieber nicht damit abgeben. Doch ist es von großer Wichtigkeit, daß der Mann die Frau und ihre Biologie wirklich versteht, wenn er über die Ebene des Gefühlskampfs hinausgelangen und zu einer vollkommenen Harmonie mit der weiblichen Yin-Essenz finden will. Da die taoistischen Sexualpraktiken den Mann zum intimsten Körperkontakt mit der Frau führen, den er jemals erfahren kann, will ich hier einige knappe, aber wichtige Informationen über die weiblichen Geschlechtsorgane und ihren Fortpflanzungszyklus anbieten. Im Folgeband über das Ovar-Kung Fu sollen diese Erläuterungen noch erheblich vertieft werden.

Am besten lernen Sie etwas über dieses Thema, indem Sie eine Frau lieben und beobachten, wie ihre subtilen Energien sich zusammen mit den Mondphasen und den Jahreszeiten verändern. Wenn der Mann seine Yang-Energie höherentwickelt, kann er den Körper seiner Geliebten erheblich kräftigen und ihre Energiezyklen stabilisieren helfen. Wenn die subtilen Energien von Yin und Yang sich richtig miteinander vermählen, funktionieren Hormone und Vitalorgane auf einer verfeinerten Ebene und führen zu strahlender Gesundheit.

Der Uterus

Der Uterus (die Gebärmutter), ein muskulöses Organ, das kleiner als eine weibliche Faust ist, ist im Becken an großen Bändern aufgehängt, die mit den Beckenknochen verbunden sind. Von Gestalt gleicht er einer umgekehrten Birne. Der untere Teil, das Cervix oder der Gebärmutterhals, ist der einzige Teil, der in der Scheide sichtbar ist; er befindet sich am Ende des Vaginalkanals. Er ist rosafarben und rund und besitzt in der Mitte eine Öffnung (Os cervix), die durch den ca. 4 cm langen Gebärmutterhals in den eigentlichen Uterus führt. Die Eileiter befinden sich rechts und links seitlich vom Uterus und bilden einen Schirm über den Eierstöcken. Die Eierstöcke sind weiß und von der Größe und Form einer geschälten Mandel.

Der Eisprung

Etwa in der Mitte des weiblichen Zyklus (der genaue Zeitpunkt kann individuell extrem variieren) löst sich ein Ei aus einem der Eierstöcke. Manche Frauen spüren diesen Eisprung als plötzlichen, kurzen Krampf, andere wiederum leiden dabei unter Schmerzen, die ein bis zwei Tage anhalten können. Bei den meisten Frauen jedoch verläuft dieser Prozeß völlig unbewußt.

Wenngleich das Ei nur 12 bis 24 Stunden überlebensfähig ist, kann die Frau während eines Zyklus bis zu fünf Tagen fruchtbar sein. Wie ist das möglich?

Der fruchtbare Schleim

Vor dem Eisprung beginnen die Drüsen im Zervikalkanal (auch: Gebärmutterhalskanal) damit, einen schlüpfrigen, zähen, klaren oder durchsichtigen Schleim zu produzieren, der durch den Gebärmutterhals in die Scheide fließt. Dies kann in solchen Mengen geschehen, daß die Frau sich dessen voll bewußt wird, es kann aber auch vorkommen, daß sie allenfalls eine gewisse

Abbildung 47

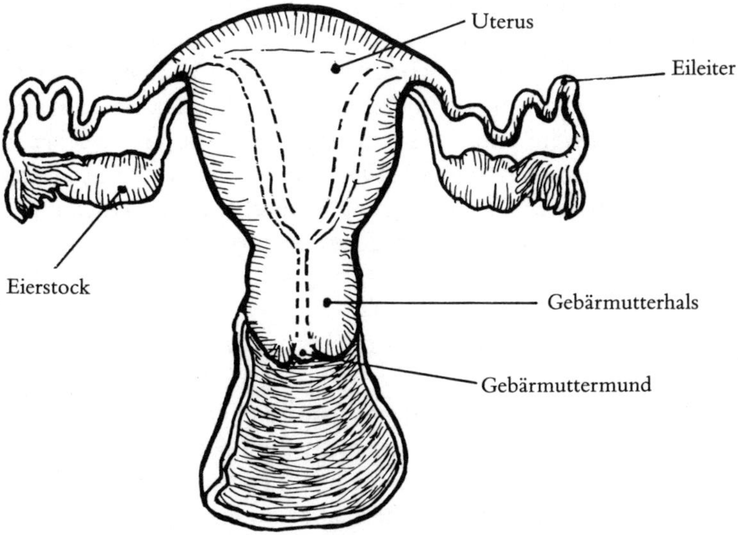

schleimige Konsistenz am Scheideneingang beobachtet. Die Molekularstruktur dieses Schleims gleicht einem System aus Tunneln und Leitern, was den Samenzellen auf ihrer Reise in den Zervikalkanal die Richtung weist und sie den Weg finden läßt.

Zehn Minuten nach der Ejakulation in die Scheide finden sich bereits Spermien im Eileiter. Einige Samenzellen bahnen sich auch ihren Weg in die Vertiefungen innerhalb des Zervikalkanals, wo sie vom Schleim ernährt werden, um nach drei bis fünf Tagen wieder freigesetzt zu werden. Wenn also ein Mann und eine Frau sich an einem Samstagabend miteinander lieben und die Frau fruchtbaren Schleim absondert, aber erst am Dienstag ihren Eisprung hat, könnte sie irgendwann im Laufe des Mittwochs davon schwanger werden.

Der unfruchtbare Schleim

Während ihres restlichen Zyklus kann die Frau Phasen relativer Feuchtigkeit und Trockenheit an sich beobachten. Der Gebärmutterschleim, der während der unfruchtbaren Zeit produziert wird, kann in größeren oder geringeren Mengen auftreten; meistens ist er weiß und klebrig. Die Molekularstruktur dieses Schleims gleicht einem Gitter oder Sieb, durch welches die meisten Spermien daran gehindert werden, in den Gebärmutterhals einzudringen. Viele Frauen beobachten ihren Schleimzyklus, um ihre fruchtbaren Tage zu bestimmen.

Die Menstruation

Etwa zwei Wochen nach dem Eisprung schält sich, sofern die Frau nicht schwanger geworden ist, die Beschichtung des Uterus, die sich gebildet hatte, um einem etwaigen sich entwickelnden Embryo ein Nest zu bieten, ab, und ein neuer Zyklus setzt ein.

Als Menstruationszyklus gilt die Zeit zwischen den Perioden, wobei der erste Tag der Blutung als «Tag 1» gezählt wird. Die meisten Frauen menstruieren ungefähr einmal im Monat, wenngleich nur wenige Frauen genau alle 28 Tage ihre Periode bekommen, was als «Norm» oder «Idealzyklus» gilt. Auch durchaus regelmäßige Zyklen können zwischen drei und sieben Wochen umfassen, und es gibt auch Frauen, die nur zwei- oder dreimal im Jahr menstruieren und sich oft keinerlei Zyklen bewußt sind.

Für viele Frauen ist die Periode ein Beweis für das gesunde Funktionieren ihres Körpers. Sie tritt mehr oder weniger «pünktlich» ein, dauert drei bis fünf Tage und bedarf einer gewissen Menge an Zubehör und hygienischer Vorkehrungen. Für sexuell aktive Frauen dient die Monatsblutung auch als Zeichen dafür, daß sie nicht schwanger sind. Vom taoistischen Standpunkt betrachtet, bedeutet der Blutverlust zugleich einen Verlust wertvoller Energie; dieser läßt sich auf ein Minimum beschränken oder sogar völlig vermeiden, wenn die Frau keine Kinder mehr austragen will. Die taoistische Methode läßt sich aber auch wieder rückgängig machen, falls die Frau es sich wieder anders überlegen sollte und doch noch Kinder bekommen will.

Die typische Periode beginnt oft ganz leicht mit einer kleinen Menge rosagefärbten Schleims oder wenigen Blutstropfen, aus denen am zweiten Tag ein hellroter Strom wird, der mehrere Tage anhalten kann, bis der Ausfluß gegen Ende der Periode braun und fleckig wird. Manche Frauen verlieren sehr viel Blut; einige erleben den Anfang und das Ende der Periode auf recht dramatische Weise, als würde eine Art «Wasserhahn» plötzlich auf- und schließlich wieder abgedreht. Andere wiederum bluten nicht sehr stark. Manche Frauen scheiden sehr dunkles Blut aus, das auch Klumpen von Stecknadelkopfgröße bis zur Größe einer kleinen Münze enthalten kann; andere wiederum verlieren eine Menge Schleim, der sich mit dem Blut vermengt. So wie es aus dem Zervikalkanal strömt, besitzt das Blut kaum einen Eigengeruch oder -geschmack. Das ändert sich erst, sobald es der Luft ausgesetzt wird und die Zellen sich mit der Zeit auflösen.

Viele Frauen erleben die Menstruation als etwas recht Unangenehmes. So gibt es verschiedene körperliche Begleiterscheinungen wie etwa geschwollene, schmerzende Brüste, Flüssigkeitsstau, Pickel, Kopfschmerzen, Kreuzschmerzen, Durchfall oder auch Verstopfung. Chronischer Herpes kann um die Zeit der Periode verstärkt ausbrechen, was ein Hinweis auf den «Streß» ist, dem der Körper durch die Menstruation ausgesetzt wird. Der Uterus, der ein muskulöses Organ ist, kann sich zusammenziehen, was sich manchmal wie ein gewöhnlicher Muskelkrampf anfühlt, wie er in jedem anderen Körpermuskel auch auftreten kann; manchmal wird es aber auch als Druck, schmerzendes Ziehen oder als Gefühl der Mattigkeit empfunden. Einige wenige Frauen werden durch ihre Periode völlig außer Gefecht gesetzt, etwa durch überstarke Schmerzen oder ständige Brechanfälle. Bisher sind diese leidigen Begleiterscheinungen fast völlig unerforscht geblieben, und westliche Allopathen haben den Frauen nichts Besseres anzubieten als starke und möglicherweise gefährliche Medikamente, mit denen allenfalls die Symptome beseitigt, nicht aber ihre Ursachen geheilt werden können.

Emotionale Veränderungen während der Periode

Einige Frauen durchlaufen Stimmungsschwankungen während ihrer Periode, doch haben bisherige Studien keine eindeutigen Muster solcher Veränderungen aufgezeigt, die für eine größere Zahl von Frauen zutreffen würden.

Die meisten Frauen kennen einen Teil ihres Zyklus, an dem sie sich voll Verlangen fühlen, und tatsächlich wurde von Frauen schon von jedem Abschnitt des Zyklus, einschließlich der Menstruation, behauptet, daß dies die Zeit sei, da sie ihr sexuelles Verlangen besonders stark wahrnähmen.

Die geschlechtliche Anatomie der Frau

Die weiblichen Genitalien beginnen am Venushügel (Mons veneris). Die Schambehaarung kann variieren, von wenigen glatten Haaren bis zu einem buschigen Bewuchs, der sich den Unterleib empor oder die Oberschenkel hinabzieht. Der Venushügel ist ein Fettpolster, welches die darunterliegenden Schambeinknochen schützt, die wiederum durch ein Band verbunden sind, welches während der Schwangerschaft an Straffheit verliert, damit die Schambeinknochen sich während des Geburtsvorgangs öffnen, d. h. auseinanderklaffen können. Der Venushügel teilt sich unten in die großen Schamlippen (Labia majora).

Die kleinen Schamlippen

Innerhalb der großen befinden sich die kleinen Schamlippen (Labia minora). Diese sind von ganz anderer Farbe und Gewebebeschaffenheit und sind mit schleimbedeckten und -absondernden Flächen wie etwa den Lippen des Mundes verwandt. Im nichterregten Zustand variiert ihre Farbe zwischen rosa bis schwarz oder dunkelkastanienfarben bzw. purpur. Manchmal sind die kleinen Schamlippen recht lang und ragen aus den großen heraus. Während der sexuellen Erregung werden die an Gefäßen reichen kleinen Schamlippen mit Blut gefüllt und schwellen auf das Zwei- bis Dreifache ihrer Größe an. Kurz vor dem Orgasmus können sie einen Farbwandel durchlaufen und manchmal scharlachrot oder dunkelweinrot werden (Masters & Johnson).

Die Klitoris

Folgen wir nun den kleinen Schamlippen nach oben, wo sie sich miteinander vereinen, um die Haube zu bilden, welche die Eichel (Glans) der Klitoris (Kitzler) schützt. Meistens ruht diese Eichel im unerigierten Zustand unter der Haube, und man kann sie nur sehen, wenn man die Haube zurückzieht. Die Eichel der Klitoris steckt voller Nerven, und für die Mehrzahl der Frauen ist sie auch der empfindlichste Teil ihrer geschlechtlichen Anatomie. Bei manchen Frauen ist sie derart sensibel, daß sie jede direkte Reizung als schmerzhaft empfinden.

Der Stiel der Klitoris fühlt sich wie ein kräftiges Gummiband unter der Oberfläche zwischen Eichel und Venushügel an. Mit steigender sexueller Erregung verdickt sich der Stiel und wird kürzer, während Eichel, Stiel und Stützgewebe erigieren. Wie beim Mann auch, kommt es dabei oft zu beachtlichen Veränderungen von Größe und Form.

Der G-Punkt

Unterhalb der Eichel befindet sich die Öffnung der Harnröhre. Darunter liegt der Scheideneingang. Die Länge der weiblichen Harnröhre beträgt vom äußeren Ende bis zum Blaseneingang etwa 4 cm. Umgeben wird die Harnröhre von einem Netz aus Blutgefäßen. Da diese Blutgefäße in keinem medizinischen Werk benannt werden, hat eine Gruppe von Frauen ihr den Namen «Harnröhrenschwamm» gegeben (in dem Buch *A New View of A Woman's Body).* Während der sexuellen Erregung schwellen diese Blutgefäße an und können durch die Scheidenwand hindurch gefühlt werden. Diese Schwellung wurde «G-Punkt» getauft (nach Grafenberg, einem der ersten Sexologen). Man kann den G-Punkt erkunden, indem man den vorderen und oberen Teil der Scheide abtastet. (Es wurde auch schon gesagt, daß sich der G-Punkt etwa einen guten Zentimeter tiefer befindet, als der längste Finger der Frau in die Scheide hineinreicht.)

Liegt man beim Liebesakt aufeinander, kann es schwierig werden, den G-Punkt direkt zu erreichen, mit Ausnahme jener Männer, deren Glied im erigierten Zustand gegen ihren Bauch drückt. Flache Stöße kommen dem G-Punkt am nächsten und können die für ihn typische unterschwellige und kitzlige Erregung auslösen.

Möchte die Frau ihren G-Punkt jedoch auf unmittelbarere Weise stimulieren lassen, kann es erforderlich werden, die Stellung zu wechseln. Finger finden oft den wirkungsvollsten und direktesten Zugang. Stimuliert die Frau sich selbst, kann sie sich dazu hinkauern oder die Beine anziehen, um ihn besser zu erreichen. Ihr Partner wird ihn möglicherweise leichter erreichen, wenn sie auf dem Bauch liegt. Liegt sie beim Koitus oben, kann die Frau leichter die richtige Stellung finden.

Manche Frauen genießen es, wenn sie ihren Mann fest umarmen und spüren, wie ein erigierter Penis ihren Unterleib direkt oberhalb des Schambeins und damit den G-Punkt von der anderen Seite aus reizt.

Wird der G-Punkt massiert, so erfährt die Frau dies oft

zunächst als Reiz, Harn lassen zu müssen. Doch versichern die Sexualforscher, daß daraus eine sexuelle Erregung wird, wenn der Druck fortgesetzt wird. Es ist auch möglich, daß einige Frauen den sexuellen Respons auf die Stimulierung des G-Punktes erst noch lernen müssen, und es kann mehrere Male dauern, bis daraus ein angenehmes Gefühl wird. (Perry & Whipple)

Manche Frauen haben festgestellt, daß die Stimulierung ihres G-Punkts ihren Orgasmus auslösen kann, während andere diese Stimulierung als Teil einer allgemeinen sexuellen Stimulierung genießen.

Ob mit oder ohne Stimulierung des G-Punktes, es gibt Frauen, die beim Orgasmus ejakulieren. Dieses Ejakulat, das in recht großen Mengen ausgestoßen werden kann, gleicht in hohem Maße der Samenflüssigkeit. Es ist kein Urin, obwohl viele Frauen, die eine Ejakulation erlebt hatten, berichteten, daß sie darüber bestürzt gewesen waren, weil sie geglaubt hatten, uriniert zu haben. Aus diesem Grund haben sie sich angewöhnt, diese Reaktion zurückzuhalten. Nun, da sich die Ejakulationsfähigkeit der Frau herumgesprochen hat, werden solche Frauen wahrscheinlich sehr erleichtert sein und den Vorgang genießen. Bisher konnte noch nicht festgestellt werden, wo diese Flüssigkeit im Körper erzeugt oder gespeichert wird.

Die Scheidenwand

Innerhalb der Scheide stützen die Wände einander und erschaffen so einen Innenraum. Die Scheidenwand ist rosa und besitzt viele Falten, was auch ihre große Elastizität erklärt. Während der sexuellen Erregung tritt Gleitflüssigkeit aus den Wänden, ähnlich wie beim Schwitzen.

Gegenüber dem Harnröhrenschwamm befindet sich eine Gruppe von Blutgefäßen, welche den After schützen; diese nennt man den Dammschwamm. Man kann ihn durch die Vagina fühlen. Während der Plateau-Phase verdickt er sich, was den Scheideneingang weiter verengt.

Der Gebärmutterhals

Am Ende des Scheidenkanals befindet sich der Gebärmutterhals. Die meisten Sexologen sind sich darüber einig, daß die Frau jenseits des ersten (äußeren) Drittels der Scheide nur wenige Reize wahrnimmt. Doch gibt es viele Frauen, die dem heftig widersprechen und davon berichten, daß sie starke Lust empfinden bei tiefen Stößen bis in die hinterste Vagina am Gebärmutterhals, und viele Frauen erfahren auch eine sehr angenehme Kontraktion des Uterus während des Orgasmus.

Das Perineum ist das Verbindungsstück zwischen Scheideneingang und After. Für manche Frauen stellt der After eine sexuell erregende Öffnung dar, für andere wiederum ist er beim Liebesakt streng tabu. Frauen, die Analverkehr lieben, benutzen in der Regel große Mengen Gleitflüssigkeit oder spermizide Gelees, um eine Reizung und ein Schmerzen der empfindlichen Schleimhäute im Anus zu vermeiden. Aus hygienischen Gründen sollte der Mann Finger oder Penis nach dem Einführen in den After nicht ungereinigt in die Scheide stecken.

Der Liebesmuskel

Unterhalb der Oberfläche der sichtbaren Genitalien befindet sich die Achterschlaufe des «pubococcygealen» (P-C) oder «Liebesmuskels». Der P-C-Muskel umschlingt Harnröhre, Scheide und After. Ein gut trainierter P-C-Muskel gilt vielen Sexologen als Schlüssel zu einer gesunden, intakten Sexualität, und zwar sowohl für Frauen als auch für Männer. Ein schlechter Muskeltonus führt zu sexuellen und physiologischen Beschwerden wie Geburtskomplikationen und Schwierigkeiten beim Einbehalten des Harns. Der erste Forscher, der die Bedeutung eines guten P-C-Tonus erkannte, war übrigens ein Mann, der Frauen in Schwangerschaftsgymnastik unterwies. Noch heute wird sein Name, Kegel, mit diesen Übungen in Verbindung gebracht.

Mann und Frau können ihren P-C-Muskel dadurch überprüfen, daß sie einen Harnstrahl unterbrechen und wieder einsetzen lassen. Diese Fähigkeit beruht einzig und allein auf dem P-C-Muskeltonus. Viele Frauen haben ganz instinktiv für sich entdeckt, wieviel Freude sie sich und ihren Männern bereiten können, indem sie diesen Muskel zusammenziehen.

Der Zyklus der sexuellen Reaktion

Masters und Johnson haben den Sexualrespons der Frau in vier Phasen unterteilt: Erregung, Plateau-Phase, Orgasmus und Auflösung. Diese Phasen gehen einher mit physiologischen Verän-

Abbildung 48

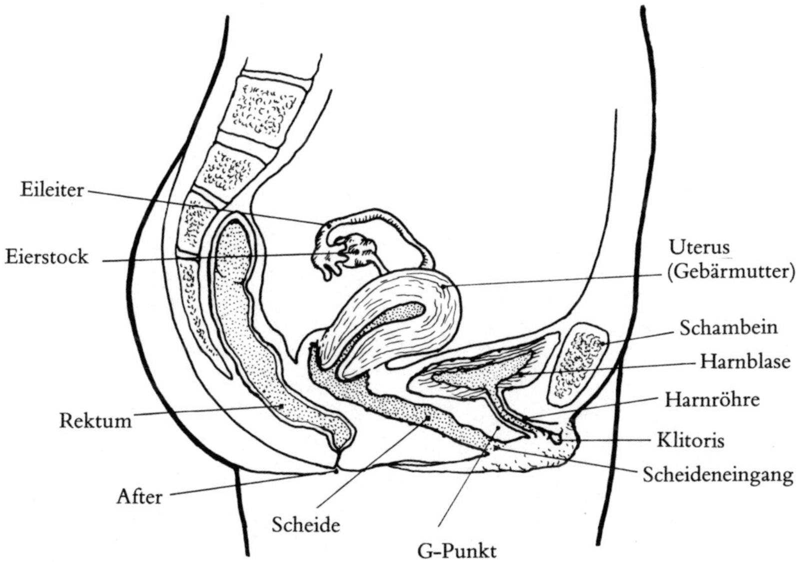

derungen in den Sexualorganen: In der Erregungsphase erfolgt eine Schwellung bei gleichzeitigem Ausstoß von Gleitflüssigkeit in der Vagina; das breite Band, welches die Gebärmutter hält, wird emporgezogen, was wiederum den hinteren Teil der Vagina während der Plateau-Phase vergrößert; beim Orgasmus erfolgen zahllose Veränderungen, bei manchen Frauen verfärbt sich die Haut auf Rücken und Brust, und Hände sowie Füße verspüren ein Prickeln oder ziehen sich zusammen; schließlich klingt die Reizung in der letzten Phase aus. Beachtenswert ist vor allem, daß Frauen eine sehr lange Erregungsphase durchlaufen. Freilich berichtet Shere Hite, daß die meisten Frauen von sich behaupten, sehr schnell zum Orgasmus zu gelangen, sobald sie mit dem Masturbieren beginnen. Ob dies nun daran liegt, daß die Frau ihre sexuelle Lust ausdehnen kann, oder daran, daß ihre Liebhaber unfähig sind oder die Frau in der Regel zu zurückhaltend ist, um sie richtig zu unterweisen (Hite-Report), ist unklar, stellt aber durchaus eine wichtige Frage dar.

18. Kapitel

Die sieben Stufen des esoterischen Tao Yoga – eine Zusammenfassung

Der Kleine Himmelszyklus
(Kleiner Energiekreislauf)

Eingeleitet werden die sieben höheren Stufen der taoistischen Esoterik durch das Öffnen des Kleinen Energiekreislaufes, einem Prozeß der Wiedergeburt durch «Rückkehr in den Mutterleib». Die Bahn des Energiekreislaufs besteht aus dem Diener- und dem Lenkergefäß, die zuerst gereinigt und dann miteinander verbunden werden müssen, damit die Energie frei kreisen kann.

Menschliches Leben beginnt mit dem Eindringen einer Samenzelle in ein Ei. Aus diesem ursprünglichen Kung Fu-Akt entsteht ein äußerst kompliziertes menschliches Wesen, das zu echtem Genius befähigt ist. Der Fötus entwickelt sich um den Punkt herum, den man Nabel nennt. Von diesem Punkt aus werden Nährstoffe von dem heranwachsenden Lebewesen aufgenommen und Abfallstoffe ausgeschieden. Bei der Übung des warmen Energiestroms kommt dem Nabel aus diesem Grund eine überragende Bedeutung zu. Im Mutterschoß atmet das menschliche Wesen keine Luft, seine Lungen funktionieren noch nicht. Statt dessen empfängt der Fötus Energie und Sauerstoff durch die Nabelschnur. Die Energie tritt an dem Punkt in seinen Organismus ein, der später, nach der Geburt und dem Durchtrennen der Nabelschnur, zum Nabel wird. Von dort strömt sie nach unten zum Steißbein, dann die Wirbelsäule empor bis zum Scheitelpunkt des Kopfes, in der Mitte des Gesichts hinab und weiter zum Nabel, wodurch der Kreislauf geschlossen wird.

Es heißt, daß der Fötus seine Zunge instinktiv an den Gaumen lege. Dies dient dazu, die beiden Energiebahnen miteinander zu verbinden, damit die Kraft richtig fließen kann. Der Scheitel des

Säuglings ist noch offen und bewegt sich auf und ab. Das beruht auf dem Anschwellen und Abebben des Kraftstroms in diesem Körperteil.

Die Zunge ist der Endpunkt des Diener-Gefäßes. Diese Energiebahn beginnt unten am Rumpf, an dem Punkt in der Mitte zwischen After und Hoden, dem Hui-Yin. Von dort strömt die Energie vorne durch den Kuan-Yuan oder Jing-Gong den Körper empor und passiert den Tan-Tien (Nabel). Sie durchströmt den Chung-Kung (Solarplexus) und fließt bis zum Shuan-Chung (Herzzentrum), von wo aus sie den Hsuan-Chi (Hals) durchzieht und in der Zungenspitze endet. Wird diese Energiebahn mit dem Lenker-Gefäß verbunden, so kehrt sich ihre Fließrichtung um, und die Energie strömt von der Zunge hinunter zum Nabel und zum Hui-Yin.

Das Lenker-Gefäß beginnt ebenfalls im Hui-Yin. Von dort strömt es durch die Rückseite des Körpers hinauf, und zwar durch den Chang-Chiang (Steißbein) zum Ming-Men, dem »Tor des Lebens«, von wo aus die Bahn zum Chi-Chung zwischen den Nebennieren weiterführt, bis sie den Yu-Chen, das »Smaragdkissen« des Rückenmarks, erreicht. Von dort strömt die Energie dann zum Scheitelpunkt oder Pai-Hui, dann zum Shen-Ting und schließlich zum Yin-Tang zwischen den Augenbrauen, von wo aus sie entlang dem San-Ken (Nasenspitze) zum Gaumen strömt, wo das Lenker-Gefäß endet.

Die Zunge ist ein Energiestromschalter

Der Kreislauf läßt sich dadurch schließen, daß man die Zungenspitze, also das Ende des Diener-Gefäßes, an den Gaumenendpunkt des Lenker-Gefäßes legt. Deshalb muß unsere Zunge beim Üben auch stets den Gaumen berühren. Wenn man die Zunge gegen den Gaumen drückt, so hat dies einen beruhigenden Effekt auf die Schüler, welche die Methode des Warmen Energiestroms üben. Darüber hinaus regt dies auch die Speichelproduktion an. Speichel gilt in der taoistischen Praxis als Wasser des Lebens, als das Hauptgleitmittel aller Körperfunktionen. Die

Taoisten sehen im weichen Gaumen eine direkte Verbindung zur Hirnanhangdrüse (Hypophyse).

Mit zunehmendem Alter geraten im Körper des Menschen die Energie von Yin (weiblich) und Yang (männlich) aus dem Gleichgewicht. Je mehr sich diese Disharmonie verstärkt, um so mehr leiden die Körperorgane darunter, ein Zuviel oder ein Zuwenig an Energie empfangen zu müssen. Wie anders dagegen noch die Vitalkraft des Säuglings! Er wird jeden Tag fast fünfundzwanzig Gramm schwerer. Das ist eine erstaunliche Leistung des Körpers, der solche gewaltige Energiemengen zu assimilieren versteht. Doch der Körper des Säuglings vermag diesen geradezu herkulischen Zellenaufbau nur deshalb voranzutreiben, weil in ihm sämtliche Energiebahnen noch völlig offen sind und der Energiestrom entsprechend stark ist.

Das Lenker-Gefäß beherrscht die Yang-Organe des Körpers, also die Lungen, die Milz, das Herz, die Nieren, die Geschlechtsorgane und die Leber. Das Diener-Gefäß kontrolliert dagegen die Yin-Organe, also den Dickdarm, den Magen, den Dünndarm, die Blase, den Dreifachen Erwärmer und die Gallenblase. Das Gewebe besitzt Yang-Natur, während das Blut Yin-geprägt ist.

Die sieben Formeln der sieben Bücher des Tao*

1. Die erste Formel:
Die Verschmelzung der fünf Elemente

Diese Formel verbindet die unterschiedlichen Energien der fünf Hauptelemente zu einem harmonischen Ganzen. Diese Meditation übt einen besonders starken Filter- und Reinigungseffekt auf das menschliche Nervensystem aus.

Die Erde ist die Mutter aller Elemente, alles Leben entspringt ihrem fruchtbaren Schoß. Dadurch werden die anderen vier Elemente der chinesischen Kosmogonie mit der gebärenden Erde verbunden. Mit anderen Worten: Metall, Holz, Wasser und Feuer werden in die Erde zurückgezogen und leicht erhitzt. So wird jedes Element zwar gereinigt, doch wird es nicht unter einer derartigen Hitze mit den anderen verschmolzen, daß es sich auflösen und zu Asche zerfallen würde.

Diese Formel gilt als hochgeheime Methode der taoistischen Meditation. In der chinesischen Philosophie entspricht jedes Element einem bestimmten Organ. Die Erde entspricht der Milz, Metall den Lungen, Wasser den Nieren, Holz der Leber und Feuer dem Herzen. Die fünf Elemente können auf zweifache Weise in Beziehung treten: sich aufbauend oder sich abbauend. Der Aufbauende oder Schöpfungszyklus verläuft folgendermaßen: Holz brennt, um Feuer hervorzubringen, die Asche zerfällt und sickert in die Erde ein, wo Metalle geboren und gewonnen werden, die zu Wasser (Flüssigkeit) geschmolzen

* Die taoistischen Meister bezeichnen jede esoterische Übungsstufe als «Buch», das eine «Formel» enthält, wenngleich diese Anweisungen bisher noch niemals schriftlich festgehalten, sondern nur mündlich weitergegeben wurden.

werden, welches wiederum Bäume und Pflanzen nährt. Der Abbauende oder Zerstörungszyklus sieht so aus: Holz wird von Metall gehauen, Feuer wird von Wasser gelöscht, Erde wird von Holz durchdrungen, Metall wird von Feuer geschmolzen, und Wasser wird von Erde in seinem Strom unterbrochen und abgeschnitten.

Der Lebenszyklus kennt ebenfalls seine Elementbeziehungen: Geburt entspricht dem Holz, Wachstum dem Feuer, Reife der Erde, Ernte dem Metall und Speicherung dem Wasser. Klimatische Analogien sind: Wind gleich Holz, Hitze gleich Feuer, Feuchtigkeit gleich Erde, Trockenheit gleich Metall und Kälte gleich Wasser. Die ihnen entsprechenden Gefühle (Mitgefühl, Trauer, Freude, Zorn, Furcht) verschmelzen zu einem harmonischen Ganzen, wodurch sie die Moral heben und Güte, Sanftmut, Rechtschaffenheit, Respekt und Humor fördern. Die Formel der zu einer Einheit verbundenen fünf Elemente beinhaltet die Vermengung von Yin und Yang, um zu einem Zustand größerer körperlicher Harmonie und Schönheit zu gelangen. Die alte alchemistische Formel SOLVE ET COAGULA (Löse und binde) entspricht der zweiten Stufe der Meditation.

Auf dieser Stufe erkennt man den großen Nutzen der Fünf Elemente, die bereits im eigenen Körper existieren und die man vielleicht bereits studiert, aber noch nicht durch eigene Erfahrung verstanden haben mag. Die Verschmelzung der Fünf Elemente wird Ihnen eine solche Erfahrung bringen: Auf dieser Stufe wird der ganze Körper intensiv gereinigt. So werden viele Gase freigesetzt, und es kommt vielleicht zu heftigen Darmbewegungen mit sehr schwarzem, übelriechendem Stuhl.

Nun müssen noch weitere sechs Bahnen oder Kanäle freigemacht werden (die sogenannten «Besonderen Gefäße»), so daß wir schließlich acht Bahnen zur Verfügung haben. Die ersten beiden sind das Lenker- und das Diener-Gefäß. Als nächstes muß der Chung-Ma entwickelt werden.

Der Chung-Ma oder das «Aufsteigende Gefäß» entspringt im unteren Rumpfbereich im Hui-Yin und verläuft entlang zwei Linien zum Mittelpunkt zwischen den Brustwarzen, wo es sich zu den Schultern teilt und sich am Schlüsselbein wieder mit sich selbst vereint. Von dort verläuft es zum Gesicht hoch, über den Mund und zu dem Punkt zwischen den Augen, um am Scheitelpunkt zu enden.

Eine weitere Bahn des Chung-Ma beginnt im Yung-Chuan (dem Erdgrund), führt an der Innenseite der Beine entlang bis zu den Oberschenkeln und vereint sich wieder im Hui-Yin. Von dort verläuft die Bahn durch die Körpermitte, passiert dabei Dick- und Dünndarm, Niere, Bauchspeicheldrüse, Leber, Magen, Herz, Lunge und Luftröhre, um schließlich ins Gehirn zu gelangen, wo sie über Hypophyse, Zirbeldrüse und Mittelhirn zum Scheitelpunkt Pai-Hui verläuft.

Das zweite Besondere Gefäß ist das Tai-Ma. Dieser Energiekanal entspringt dem Rippenbereich und schlingt sich wie ein Band kreisförmig um die Hüfte. Man nennt ihn auch das «Gürtel-Gefäß», weil er wie ein Gürtel die Yin- und Yang-Kanäle zusammenbindet. Ist er richtig geöffnet, so bewegt sich die Energie durch diesen Kanal spiralförmig um den ganzen Körper. Sieht man von oben nach unten, so erscheint das Band in einer Drehbewegung gegen den Uhrzeigersinn, also von rechts nach links; gleichzeitig bewegt es sich den ganzen Körper hoch und verbindet alle Körperkanäle miteinander. Bei Frauen verläuft die Spiraldrehung *im* Uhrzeigersinn.

Das dritte der sechs bisher nicht behandelten Besonderen Gefäße ist das Yang-Chiao-Ma, das «Positive Bein-Gefäß». Dieses beginnt außen an den beiden Knöcheln, verläuft entlang der äußeren Schenkel die Beine hoch, um von dort zu den Hüften emporzusteigen, einem sehr starken Energieaufnahmezentrum, dann steigt es außen am Rücken hinauf über die linke und rechte Schulter, die kraftvolle Energieaufnahmezentren sind, um als nächstes den Hals entlang hinauf zu den Mundwinkeln zu verlaufen, von dort in die Augenhöhlen einzudringen und über Stirn und Schädel schließlich im Rückenmarksbereich zu enden.

Das vierte Besondere Gefäß ist das Yin-Chao-Ma oder das «Negative Bein-Gefäß». Dieser Kanal beginnt im Mittelpunkt der Fußsohlen, windet sich nach innen zu den Knöcheln und steigt von dort die Innenseite der Beine hinauf. Dann führt es von der Innenseite der Oberschenkel außen an den Geschlechtsorganen vorbei und hinauf zum Brustkorb, anschließend durch Schlüsselbein und Hals über das Gesicht zu den inneren Augenwinkeln. Diese Bahn besteht eigentlich aus zwei Bahnen, eine auf jeder Seite, an denen auch getrennt gearbeitet werden kann.

Das fünfte Besondere Gefäß ist das Yang-Wei-Ma. Es beginnt vorne am äußeren Knöchel, läuft in gerader Linie an der Außenseite des Beines hoch und weiter seitlich am Körper, biegt um die Schulter zur Halsseite und läuft über Gesicht, Stirn und Schädel, um im Rückenmark (Hinterhauptloch) zu enden.

Das sechste Besondere Gefäß ist das Yin-Wei-Ma. Es beginnt an der Innenseite des Schienbeins und läuft in gerader Linie an der Vorderseite des Körpers hoch, über Knie, Oberschenkel, seitlich am Unterleib und am Brustkorb vorbei zu den Brustwarzen. Dort wendet es sich nach innen zum Hals, wo es sich mit dem Diener-Gefäß vereint.

Alle Energiebahnen des Körpers sind also durch ein Netzwerk miteinander verbunden: das Diener- und das Lenker-Gefäß, die sechs Besonderen Gefäße und die vierundzwanzig regulären Kanäle, die den Organen zu beiden Seiten des Körpers entsprechen. Diese Bahnen lassen sich jeweils mit Autobahnen, Schnellstraßen und Landstraßen vergleichen, auf denen die Energie durch den Körper strömt.

2. Die zweite Formel:

Die Kleine Erleuchtung von Kan und Li

Diese Formel wird im Chinesischen Siaow Kan Li genannt. Bildhaft wird mit ihr der Samen (Ching) zu Lebensenergie (Chi) gedämpft. Man könnte es auch so ausdrücken, daß hier die Übertragung der Kraft der Sexualhormone in den gesamten Organismus und in das Gehirn beginnt. Das entscheidende Geheimnis dieser Formel besteht darin, die üblichen Positionen von Yin und Yang zu vertauschen, um auf diese Weise die Samenenergie zu befreien.

Die ersten beiden Anweisungen sind eine Vorbereitung der

Bahnen, damit die Energie des Samens freier strömen kann und der Körper dazu befähigt wird, den großen Einstrom gewaltiger Energie (die man mit dem Erwecken der Kundalini vergleichen kann) zu verkraften. Zu dieser Formel gehören Pflege und Entwicklung des Wurzel- (Hui-Yin) und des Herz-Chakras, wie auch die Transformation der Samenenergie zu Samenkraft im Nabel.

Diese Umkehrung stellt die Hitze des Körperfeuers unter die Kühle des Körperwassers. Wenn diese Vertauschung von Yin und Yang nicht erfolgt, lodert das Feuer einfach nur in die Höhe und verbrennt den Körper von innen. Das Wasser (Samen und Samenflüssigkeit) hat die Tendenz, in die Tiefe zu strömen und den Körper zu verlassen. Wenn es eingetrocknet ist, hat es auch sein Leben ausgehaucht. Diese Formel kehrt den normalen, energievergeudenden Vorgang um, indem mit Hilfe einer äußerst fortgeschrittenen Technik das Wasser im Körper in ein verschlossenes Gefäß (Tiegel) gegeben wird, worauf man den Samen von unten mit Feuer erhitzt und kocht. Wird das Wasser (Samenkraft) nicht versiegelt, strömt es direkt ins Feuer und löscht es, oder es wird selbst vom Feuer verzehrt. Diese Formel sorgt dafür, daß beide Elemente ihre Integrität bewahren können, wodurch der Prozeß des Dämpfens über lange Zeit ausgedehnt werden kann. Grundlegend für diese Formel ist das Prinzip, niemals Feuer emporsteigen zu lassen, ohne darüber Wasser zu haben, das von ihm erhitzt werden kann, und andererseits stets dafür zu sorgen, daß kein Wasser ins Feuer fließt. Auf diese Weise erhält man einen warmen, feuchten Dampf, der eine gewaltige Energie in sich trägt und außerordentlich gesundheitsfördernd ist.

Die Zweite Formel besteht aus folgenden Prozessen:

a) Vermischung des Wassers (Yin) und des Feuers (Yang) (oder von männlich und weiblich), um zu gebären;

b) Transformation der Samenkraft (Zeugungskraft) in Vitalenergie (Chi), Sammeln und Reinigen des äußeren alchemischen Agens im Kleinen Energiekreislauf;

c) Öffnen der zwölf Hauptmeridiane;

d) Beginn der «Halb-Unsterblichkeit» (Vereinigung und Sublimation von Körper und Seele);

e) Kreisenlassen der Kraft im Solaren (oder Kosmischen) Kreislauf;

f) Umkehrung des Stromes der Zeugungsenergie, um Körper und Gehirn zu kräftigen und in den organischen Zustand vor der Pubertät zurückzuversetzen;

g) Stufenweises Einschränken der Nahrungsaufnahme, und ein Sichverlassen auf das innere Selbst, auf Sonne, Mond und Wasser, das Einsetzen der kosmischen Energie (Beginn der «Halb-Unsterblichkeit»).

3. Die dritte Formel:

Die Große Erleuchtung von Kan und Li

Die Vermischung des Großen Yin und Yang (1)

Diese Formel besteht aus der taoistischen Praktik des Dah Kan Li (Ta Kan Li). Auch hierbei wird die Umkehrung von Yin und Yang angewandt, doch wird durch diese Technik die Energie, die in den Körper hineingezogen wird, erheblich vermehrt. Auf dieser Stufe wird die Vermengung, die Transformation und die Harmonisierung der Energie im Solarplexus (was in etwa dem Manipura Chakra entsprechen könnte) durchgeführt. Die Kraftverstärkung resultiert daraus, daß die zweite Formel Yin- und Yang-Energie aus dem Körper selbst bezieht, während die dritte Formel die Kraft direkt aus dem Himmel (oben) und aus der Erde (Erdleitung – entsprechend Yang und Yin) holt und diese Elementarkräfte denen des Körpers hinzufügt. Tatsächlich läßt sich aus jeder Energiequelle Kraft beziehen, etwa vom Mond, einem Wald, aus der Erde, dem Licht usw.

Die dritte Formel besteht aus folgenden Prozessen:

a) Verlegung des Ofens und Umwandlung des Tiegels;

b) Vermischung des Größeren Wassers und Feuers (Verkehr zwischen Mann und Frau);

c) Große Transformation der Samenkraft auf die höhere Ebene;

d) Verwandlung des äußeren und des inneren chemischen Agens, um die Zeugungskraft wiederherzustellen und das Gehirn zu stärken;

e) Pflege und Entwicklung von Körper und Seele;

f) Beginn der Verfeinerung der Samenkraft (Zeugungskraft, Vitalkraft, Ching Chi);

g) Aufnehmen der Mutter-Erde-Kraft (Yin) und der Vater-Himmel-Kraft (Yang); Vermischung mit Samenkraft (Körper) und Geist;

h) Aufsteigen der Seele;

i) Bewahrung der aktiven Zeugungs- (Samen-)kraft und Verhinderung ihres Abfließens;

j) Stufenweiser Verzicht auf Nahrung und Verlaß auf sich selbst und die Universale Energie.

4. Die vierte Formel:

Die Größte Erleuchtung von Kan und Li
(Tai Kan Li)

Die Vermischung des Größten Yin und Yang (2)

Kern dieser Formel ist die Vermischung von Yin und Yang in einem höheren Zentrum im Körper. Damit wird der Altersprozeß umgekehrt und die Thymusdrüse wiederhergestellt, um die natürliche Immunität zu erhöhen. Dies beinhaltet, daß die Heilungsenergie aus einem kraftvolleren Zentrum im Körper ausgestrahlt wird und damit dem physischen und dem Ätherleib großen Nutzen bringt.

Die Vierte Formel besteht aus folgenden Prozessen:

a) Umwandeln des Tiegels und Verlegen des Ofens in ein höheres Zentrum;

b) Aufnahme der Sonnen- und der Mondkraft;

c) Die Größte Vermischung, Transformation, Verdampfung und Reinigung der Samenkraft (Zeugungsenergie), der Seele, Mutter Erde, Vater Himmel, Sonnen- und

Mond-Kraft, um das innere alchemische Agens des Kleinen Energiekreislaufs zu sammeln;
d) Vermengung der Visual- mit der Vitalkraft;
e) Vermengung (Sublimation) von Körper, Seele und Geist. Mystische Atmung.

5. Die fünfte Formel: Das Versiegeln der fünf Sinnesorgane

Diese sehr fortgeschrittene Formel bewirkt eine echte Transmutation des Warmen Energiestroms oder des Chi in Mental- oder Seelenenergie. Dazu müssen jedoch erst die fünf Sinnesorgane versiegelt werden, da jedes von ihnen ein Tor ist, durch das Energie verlorengeht. Mit anderen Worten: Werden diese Tore nicht auf esoterische Weise versiegelt, verlieren wir Energie durch die Sinnesorgane. Sie dürfen nur dann Energie freisetzen, wenn sie spezifisch zu dem Ziel angerufen werden, um Informationen weiterzuleiten. Dies könnte man mit dem Augenbrauen- (Ajna) und dem Kehlkopf-Chakra (Vissuddha) gleichsetzen.

Ein Mißbrauch der Sinne führt zu einem viel größeren Energieverlust und Zerfall, als die meisten Menschen glauben. Hier sind einige Beispiele für den Mißbrauch der Sinne und seine Folgen: Zu vieles Sehen schadet der Samenflüssigkeit; zu vieles Hören beeinträchtigt den Verstand; spricht man zuviel, schadet dies den Speicheldrüsen; weint man zuviel, schadet man dem Blut; zu häufiger Geschlechtsverkehr schädigt das Rückenmark usw.

Jedes der Elemente hat sein entsprechendes Sinnesorgan, durch das seine Elementarkraft gesammelt oder verströmt werden kann. Das Auge entspricht dem Feuer; die Zunge dem Wasser; das linke Ohr dem Metall; das rechte Ohr dem Holz; die Nase der Erde.

Die Fünfte Formel besteht aus folgenden Prozessen:
a) Versiegeln der fünf Diebe: Ohren, Augen, Nase, Zunge und Körper;

b) Meisterung des Herzens und der sieben Emotionen (Vergnügen, Zorn, Trauer, Freude, Liebe, Haß und Verlangen);
c) Vereinigung und Umwandlung des inneren alchemischen Agens in lebenserhaltende wahre Vitalität;
d) Reinigung des Geistes;
e) Aufsteigenlassen und Schulung des Geistes; Verhindern seines Umherwanderns auf der Suche nach Sinneseindrücken;
f) Verzicht auf kraftlose Nahrung, Ernährung durch kraftvolle Nahrung, die universale Energie.

6. Die sechste Formel:

Die Vermählung von Himmel und Erde / Unsterblichkeit

Die sechste, fortgeschrittenste Formel läßt sich schwer mit Worten beschreiben. Zu ihr gehört die Inkarnation einer männlichen und einer weiblichen Wesenheit im Körper des Adepten (dies könnte dem Scheitel-Chakra, dem Sahasrara, entsprechen). Diese beiden Wesenheiten haben innerhalb des Körpers Geschlechtsverkehr. Dazu gehört die Vermischung der Yin- und Yang-Kräfte auf dem und um den Scheitel; ferner muß der Adept vollkommen offen sein, um Energie von oben empfangen zu können, damit die Zirbeldrüse wieder völlig hergestellt wird. Hat die Zirbeldrüse ihre größte Fülle erreicht, so dient sie ihm als Kompaß, der ihm sagt, in welcher Richtung sein Lebensziel zu finden ist. Der Esoterische Taoismus ist eine Methode der Meisterung des Geistes, und dies findet seinen Ausdruck im Tao Yoga. *Ohne den Körper kann das Tao nicht erlangt, doch mit dem Körper kann die Wahrheit niemals erkannt werden.* Der praktizierende Taoist sollte seinen physischen Körper mit derselben Sorgfalt pflegen und behandeln, die er auf einen kostbaren Diamanten verwenden würde, denn durch ihn kann er die Unsterblichkeit erlangen. Wenn man den Körper aber nicht preisgibt, wenn man am Ziel angekommen ist, so wird man die Wahrheit nicht erkennen.

Die Sechste Formel besteht aus folgenden Prozessen:

a) Vermischung (Vereinigung) von Körper, Seele, Geist und Universum (Kosmischer Energiekreislauf).

b) Vollständige Entwicklung des Positiven, um das Negative völlig auszulöschen;

c) Rückkehr des Geistes ins Nichts.

7. Die Siebte Formel:

Wiedervereinigung von Mensch und Himmel. Der wahrhaft unsterbliche Mensch

Wir können den Körper mit einem Schiff vergleichen, dessen Motor und Antriebsschraube die Seele ist. Dieses Schiff befördert einen sehr kostbaren und sehr großen Diamanten, den es an ein äußerst fernes Ufer bringen soll. Wenn Ihr Schiff beschädigt ist (= ein kranker Körper), kann Ihre Seele so intakt sein, wie sie will – sie werden nicht sehr weit kommen und möglicherweise sogar untergehen. Deshalb raten wir auch von jeglichem spirituellen Training ab, bevor alle Kanäle im Körper richtig geöffnet und darauf vorbereitet worden sind, die 10.000 oder gar 100.000 Volt an Hyperenergie aufzunehmen, die in sie hineingeleitet werden. Die taoistische Methode, die uns schon seit über fünftausend Jahren überliefert wurde, besteht aus vielen Tausenden von Methoden. Die Formeln und Praktiken, die wir in diesen Büchern beschreiben, beruhen auf solchem Geheimwissen und auf der über zehnjährigen persönlichen Erfahrung des Autors sowie auf den Erfolgen, die er bei der Unterweisung Hunderter von Schülern erzielen konnte.

Die Hauptziele eines Taoisten sind:

1. *Jetzige Stufe:* Überwindung der Reinkarnation;
2. *Die Höhere Stufe:* der unsterbliche Geist;
3. *Die Höchste Stufe:* der unsterbliche Geist und der unsterbliche Körper (ähnlich einem beweglichen Wohnort für Geist und Seele).

TABELLE DES VOLLSTÄNDIGE
TA

1. Verschmelzung der Fünf Elemente Teil I Teil II Teil III	Eisenhemd Chi Kung Teil I: Faszien Teil II: Sehnen Teil III: Reinigen des Marks	Tai Chi Chi Kung Teil I: Verwurzelung Selbstverteidigung Teil II: Schulter-Kraft Sehnen-Kraft	Hsing I Chi Kung (Fünf Elemente)
2. Kleine Erleuchtung Kan & Li			Hsing I Chuan
3. Große Erleuchtung Kan & Li		Tai Chi Chuan	
4. Größte Erleuchtung Kan & Li		Push Hands	
5. Versiegeln der Fünf Sinnesorgane			
6. Vermählung von Himmel & Erde Unsterblichkeit			
7. Wiedervereinigung von Mensch & Himmel Wahre Unsterblichkeit			

YSTEMS DES ESOTERISCHEN OGA

Pa Kua Chi Kung Einfache & doppelte Hand (Zehn Große Himmlische Dämpfe)	Samen- und Ovar-Kung Fu	Fünffinger Kung Fu	Fünf Elemente Vollwertkost-Ernährung
		Heilende Hand	
		Chi Akupunktur	
Die Acht Kreisförmigen Trigramme in der Natur		Überprüfen der Aura- und Meridianenergie	
Der Spätere Himmel			
Pa Kua (Die Linearen 64 Hexagramme in Aktion)			
(Das I Ging im eigenen Inneren lesen)			

19. Kapitel

Seminare zum Tao Yoga

Es gibt mittlerweile 9 Zentren für Esoterischen Tao Yoga in den Vereinigten Staaten, die Kurse und Seminare aus den unterschiedlichsten Gebieten der Praxis anbieten, vom Kleinen Energiekreislauf bis zu Tai Chi Chuan, Pa Kua und Hsing I.

Diese auch als «Meditation des Warmen Stroms» bekannten Praktiken erwecken die schöpferische Lebenskraft Chi durch die Hauptakupunkturpunkte im Körper, bringen sie zum Kreisen, lenken und erhalten sie. Auf den fortgeschrittenen Stufen kann dieses uralte esoterische System dabei helfen, Streß und nervöse Verspannungen zu beheben, die inneren Organe zu massieren und zerstörtes Gewebe wiederherzustellen.

Dieses System ist auch von besonderem Interesse für Therapeuten, die mit Polarity, Shiatsu, Kundalini Yoga, Schwedischer Massage und anderen Heilmethoden arbeiten, bei denen ein Austausch und Kreislauf von Lebensenergie (Ki, Prana, Chi) aufrechterhalten werden muß. Die ersten beiden Anweisungen des Tao Yoga sollen im folgenden beschrieben werden. Die anderen Anweisungen werden beschrieben, sobald sie ins Angebot aufgenommen wurden.

Das Herstellen des kleinen Energiekreislaufes ist die erste Stufe der esoterisch-taoistischen Meditation des Warmen Stroms. Durch einzigartige Entspannungs- und Konzentrationstechniken sorgt es für eine Reinigung der beiden wichtigsten Akupunktur-Meridiane des menschlichen Körpers, nämlich des Diener- und des Lenker-Gefäßes. Meister Chia unterstützt die Schüler bei der Meisterung dieser Technik, indem er ihnen mit den eigenen Händen Energie in ihre Energie-Kanäle leitet. (Kurs Nr. 1)

Die vollständige Herstellung des Kleinen Energiekreislaufs ist die Grundvoraussetzung für jeden, der sich den höheren Stufen des Tao Yoga widmen will, zu denen verschiedene Formen des Chi Kung, des Samen- und Ovar-Kung Fu und der langen und kurzen Form des Tai Chi Chuan gehören.

Die Verschmelzung der fünf Elemente und das Reinigen der Organe ist die zweite Stufe der esoterisch-taoistischen Meditation des Warmen Stroms. Auf dieser Stufe lernt der Schüler, wie die fünf Elemente (Erde, Metall, Feuer, Holz, Wasser) auf zweifache Weise mit den ihnen entsprechenden Organen (Milz, Lungen, Herz, Leber, Nieren) zusammenarbeiten: aufbauend und abbauend. Diese Formel verbindet die ungleichartigen Energien der fünf Hauptelemente (und der ihnen entsprechenden Emotionen Mitgefühl, Trauer, Freude, Zorn und Furcht) zu einem harmonischen Ganzen. Diese miteinander verbundenen Energien zirkulieren im Kleinen Energiekreislauf und durch die Sechs Besonderen Meridiane. Sie filtern dadurch auf höchst wirkungsvolle Weise das gesamte psychische und physische System. (Kurs Nr. 9)

Die Zweite Formel wird in drei Teilen unterrichtet:

TEIL I: Die zwölf Stufen der Sammlung, Verschmelzung, Harmonisierung und Reinigung der Organe;

TEIL II: Das Öffnen der drei Chung-Ma (Aufsteigende Gefäße) und der neun Tai-Ma (Gürtel-Gefäße);

TEIL III: Das Öffnen der Positiven und Negativen Bein- und Armkanäle.

Die sechs Heilenden Laute

Bei dieser Methode der Selbstheilung werden einfache Armbewegungen und Stimmübungen dazu benutzt, die inneren Organe zu kühlen. Die Sechs Heilenden Laute beseitigen schnell jeden Streß, verbessern die Verdauungsvorgänge, lindern Schlafstörungen, Kopfschmerzen und Mattigkeit. Diese Methode ist sowohl für Meditierende als auch für Athleten und

Kampfsportler nützlich, die mit Systemen arbeiten, bei denen ein Übermaß an Hitze im Körper erzeugt wird. (Kurs Nr. 2)

Chi Massage – Taoistische Verjüngungspraxis

Mit Hilfe von innerer Chi-Kraft und sanfter äußerer Stimulierung läßt sich mit dieser einfachen und doch äußerst wirkungsvollen Selbstmassage Chi sammeln und zu Heilungszwecken in die Sinnesorgane und andere Körperteile lenken.

Die taoistische Verjüngungstechnik beruht auf dem fünftausend Jahre alten klassischen Taoismus-Text des Gelben Kaisers über Innere Medizin. (Kurs Nr. 3)

Eisenhemd Chi Kung
Die Höchste Stufe des Chi Kung

Durch das Sammeln und Kreisenlassen der inneren Kraft Chi in den lebenswichtigen Organen wird der physische Körper in seiner Gesamtheit erhalten und geschützt. Diese Energie wird in den Faszien gespeichert, einer Gewebeschicht, welche die Muskeln und die inneren Organe bedeckt, stützt oder miteinander verbindet. Praktiziert man es über längere Zeit, so stärkt Eisenhemd Chi Kung sowohl die inneren Organe als auch die Sehnen, die Muskeln, das Knochenmark und die Knochen.

Historisch betrachtet, war Eisenhemd Chi Kung die Grundvoraussetzung für das erfolgreiche Studium und das schließliche Meistern der verschiedenen Kampfstile des Kung Fu. Doch dient es nur in zweiter Linie dem Kampf und der Selbstverteidigung: Sein Hauptziel ist, eine ausgezeichnete Gesundheit und erhöhte Widerstandskraft zu erhalten und die Abwehr des Körpers gegen Krankheiten und plötzliche Verletzungen zu stärken. (Kurs Nr. 4)

Eisenhemd Chi Kung wird in drei Ausbildungsstufen unterrichtet. (Vgl. die detaillierte Beschreibung weiter unten.)

Tai Chi Chi Kung –
Die Grundlage des Tai Chi Chuan

Wird das Chi nicht durch die Meridiane, Muskeln und Sehnen des Körpers gelenkt, so sind die Bewegungsabläufe des Tai Chi Chuan nur Gymnastik. Die Praktik des Tai Chi Chi Kung hingegen weckt die Chi-Energie und läßt sie im Körper kreisen – weshalb sie auch die Voraussetzung für die Beherrschung des Tai Chi Chuan ist. Durch den Kleinen Energiekreislauf lernen wir das Strömen dieser Energie kennen und erschließen uns damit unser eigenes Potential der Selbstheilung. Dieser Kreislauf wird durch die Praxis des Tai Chi Chi Kung unterstützt und verstärkt. Auch wirkt sich dabei gesundheitsfördernd aus, daß auf korrekte Körperhaltung und -bewegungen geachtet und der Geist beruhigt wird. Die in diesem Kurs gelehrte Variante besteht aus einem Zyklus von 13 Bewegungen. (Kurs Nr. 6)

Dah Uh Gong Nei Kung
Fünffinger Kung Fu

Das System des Dah Uh Gong Nei Kung vereint sowohl statische als auch dynamische Übungen, um das Chi zu entwikkeln und zu nähren, das sich in den Organen sammelt, die Faszien, Sehnen und Muskeln durchdringt und schließlich in die Hände und Finger strömt. Ausübende von Körpertherapien wie Chiropraxis, Polarity, Shiatsu und Schwedischer Massage können von dieser Technik viel profitieren. Übt man sie regelmäßig, so erweitert sie das Atemvolumen und beruhigt Atmung und Geist; außerdem korrigiert sie die Körperhaltung. Diese Technik läßt sich leichter erlernen als Tai Chi Chuan und ist einfacher in der Durchführung als Yoga. Durch Dah Uh Gong lernt der Schüler:

- das Atemvolumen zu steigern;
- die inneren Organe zu kräftigen;
- die Muskulatur anzuregen und zu strecken;

- den unteren Wirbelsäulenbereich und die Unterleibsmuskeln zu stärken;
- das Körpergewicht zu normalisieren;
- die Konzentrationsfähigkeit für die Selbstheilung zu steigern.

Vorausgesetzt wird die Teilnahme am Kurs Nr. 1. (Kurs Nr. 5)

Samen- und Ovar-Kung Fu

Diese uralte Methode des Tao Yoga sublimiert und transformiert die Sexualenergie, indem sie in den Kleinen Energiekreislauf eingebracht wird. Die Bewahrung dieser kostbaren biochemischen Kraft wurde von den Weisen unterschiedlichster Geheimtraditionen stets sowohl als wichtiger Faktor für die körperliche Gesundheit als auch für die geistige Entwicklung von Mann wie Frau anerkannt. Indem diese Zeugungskraft zurückgelenkt und in die höheren Energiezentren befördert wird, kräftigt und verjüngt sie alle lebenswichtigen Körperorgane. Wirkliche sexuelle Erfüllung besteht darin, die achtlose Vergeudung dieses Lebensstroms zu verhindern und zu einer höheren, intensiveren Stufe des Orgasmus vorzustoßen. Diese Technik läßt sich für die persönliche Transformation anwenden – die physische wie die geistige. (Kurs Nr. 7)

Tai Chi Chuan – Lange und Kurze Form

Will man aus den stillen, langsamen und sanften Bewegungen des Tai Chi Chuan wirklich Nutzen ziehen, muß man zuvor das Chi-Bewußtsein und innere Kraft durch das Eröffnen des Kleinen Energiekreislaufs und durch Tai Chi Chi Kung erlangt haben. Tai Chi Chuan erzieht den Körper darüber hinaus dazu, durch Entspannung und Kräftigung dem Geist zu dienen. Außerdem kann Tai Chi Chuan als Technik der Selbstverteidigung verwendet werden, doch nur, wenn man die innere Chi-

Energie so kreisen lassen und einsetzen kann, daß jede Bewegung des Körpers von ihr gelenkt wird.

Bevor das Studium des Tai Chi Chuan begonnen werden kann, muß der Schüler folgende Disziplinen gemeistert haben:

1. Eröffnen des Kleinen Energiekreislaufs;
2. Tai Chi Chi Kung (13 Bewegungsabläufe);
3. Eisenhemd Chi Kung, Stufe I;
4. Samen- und Ovar-Kung Fu, Stufe I.
   (Kurse Nr. 11 und 12)

Zum Seminarstab gehören westliche Ärzte, Ernährungswissenschaftler usw. Meister Chia stattet jedem der Zentren regelmäßige Besuche ab, um dort Vorträge zu halten und Einzelberatungen durchzuführen. Er unterstützt seine Schüler auch beim Kreisenlassen des Chi, indem er ihnen «Energie überträgt», insbesondere jenen, die, aus welchen Gründen auch immer, Blockaden in sich verspüren. Doch hat dies nichts mit «Blitz-Erleuchtung» zu tun! Es dient der Erfahrung eines stärkeren Chi-Stromes, damit der Schüler besser lernt, wie er ihn selbst erzeugen kann.

In den folgenden Bänden der Enzyklopädie des Esoterischen Tao Yoga werden auch die uralten Disziplinen, deren Techniken dem westlichen Menschen bisher weitgehend vorenthalten wurden, gründlich abgehandelt.

Samen-Kung Fu: Das Taoistische Geheimnis der Lebensenergie

In über fünf Jahrtausenden chinesischer Geschichte wurde die Technik des «Zurückhaltens der Samenflüssigkeit» während des Liebesakts streng geheimgehalten. Zunächst durften nur der Kaiser und sein innerster Kreis sie praktizieren. Später wurde das Geheimnis dann nur vom Vater an den Sohn weitergegeben, wobei Ehefrauen, Töchter und alle anderen weiblichen Familienmitglieder von der Überlieferung ausgeklammert blieben. Diese Methode gestattet es dem Mann, seine Körpersäfte einzubehalten, da diese eine unschätzbare Energiequelle sind, wenn sie gespeichert werden und man sie in den Lebenszentren kreisen läßt.

Zu allen Zeiten haben Weise überall auf der Welt gewußt, daß die Bewahrung der kostbaren Samen- und Ovar-Energien das Leben des Menschen zutiefst beeinflussen kann. Wer seinen lebenspendenden Samen einbehält, wird feststellen, daß er ganz instinktiv damit beginnt, alles Lebende vor Zerfall, Vergeudung und Schaden zu bewahren. Wer dagegen den Lebenssaft und seine Energie achtlos und im Übermaß vergeudet, wird um jeden Preis nach neuen äußeren Reizen suchen, um dadurch die eigenen, verlorengegangenen Energien wieder zu ersetzen.

Man vermeidet den Verlust dieser biochemischen Energie, indem man die Ejakulation verhindert. Doch darf man das Vermeiden des Samenergusses nicht mit einer Verhinderung des Orgasmus verwechseln! Im Gegenteil: Die Methode des Einbehaltens erschließt uns eine völlig neuartige und höhere Form des Orgasmus!

Durch diese Praxis werden sämtliche Lebensprozesse vitalisiert, weil man die Lebensenergie nicht mehr durch die Genitalien entläßt. Wahre sexuelle Erfüllung besteht nicht darin zu fühlen, wie die Lebenskraft aus dem Organismus austritt, sondern vielmehr darin, die Aufmerksamkeit für den Energiestrom im Genitalbereich zu steigern. Darüber hinaus wird der Körper durch eine Methode der «Dämpfung» gestärkt, bei der die Vitalkraft von den Sexualzentren ins Gehirn und in die inneren Organe hochgeleitet wird. Dieser lebensbereichernde Prozeß wird dadurch vollendet, daß man in Augenblicken großer Erregung mit dem Partner Energie austauscht.

Die Weisen meinten, daß die Vitalkraft eines einzigen Samentropfens der von hundert Tropfen Blut entspräche. Die Inder sprechen wiederholt vom Lebenselixier «Amrita», einer verjüngenden Substanz, die aus der Sexualenergie gewonnen wird. Die Produktion dieses Elixiers, das Westliche eine erhöhte hormonelle Sekretion nennen würden, erlaubt es dem Körper, immer höhere Energiestufen zu erreichen.

In unserer Konsumgesellschaft geben die meisten Menschen mehr aus, als sie verdienen. Sie borgen sich so lange Geld, bis sie tief verschuldet sind. Das gilt auch für ihr Innenleben: Durch schlechte Angewohnheiten vergeuden sie mehr Lebensenergie, als sie aufnehmen.

Stellen wir uns einmal vor, daß ein Mensch durch Atmen, Essen und Ruhen 100 Einheiten Lebenskraft zu sich nimmt, durch Völlerei, Überarbeitung, Streß, konstitutionelle Schwächen und häufigen Verlust der vitalen Flüssigkeit jedoch 125 Einheiten Lebenskraft ausgibt. Dies führt dazu, daß dieser Mensch sich ständig vom Gehirn und anderen lebenswichtigen Organen Vitalität «ausleihen» muß. Dieses Leben von der Substanz, von den eigenen Energiereserven, führt zu geistiger und körperlicher Erkrankung und zu vorzeitigem Altern. Wir möchten Ihnen dagegen beibringen, wie Sie durch Überwindung weltlicher Sexualgelüste in Verbindung mit unserer Methode 125 Einheiten aufnehmen können, aber nur 100 oder noch weniger Einheiten auszugeben brauchen. Das eigene Ungleichgewicht im persönlichen Energiehaushalt wird zunächst dadurch ausgeglichen, daß die katastrophal verschwenderische Praxis der Ejakulation unterbunden wird, während man zugleich mit dem eigenen Sexualpartner einen aufbauenden, ausgleichenden Energieaustausch erlebt.

Eisenhemd Kung Fu

Bevor in China die Feuerwaffen eingeführt wurden, verließ man sich weitgehend auf Kung Fu. Damals praktizierte etwa ein Zehntel aller Chinesen diese Kampfart, die uns bis heute überliefert wurde. Zuerst mußte man für das Kung Fu die innere Kraft entwickeln – der Warme Energiestrom mußte freigesetzt werden, der Kleine Energiekreislauf mußte eröffnet werden, und die sechs Besonderen Meridiane mußten zusammen mit den 24 normalen Meridianen durchströmt werden, damit die innere Kraft ungehindert im Körper fließen konnte. Erst danach lernte der angehende Kung Fu-Schüler, wie er seine Vitalorgane kräftigen und durch die Praxis des «Eisenhemds» vor äußeren Schäden schützen konnte. Erst dann ging es an die eigentliche Kampfpraxis, da die verschiedenen Kampfstile nur dann wirkungsvoll eingesetzt werden konnten, wenn die innere Kraft voll entwickelt worden war.

Die Schriften weisen darauf hin, daß es viele Jahre dauerte, bis die innere Kraft voll entwickelt werden konnte. So mußte man beispielsweise drei bis fünf Jahre lang zweitausend Mal am Tag einen gerade Stoß mit der Faust üben; oder man mußte über tausend Mal täglich auf die Wasseroberfläche eines Brunnens einschlagen, und dies bis zu zehn Jahre lang, bis das Wasser durch die Wucht des Stoßes verdrängt wurde und aus dem Brunnen spritzte.

Hauptziel der Eisenhemd Praxis ist jedoch nicht die Kampfkunst, sondern die Vervollkommung des Körpers, dessen Gesundheit damit gefördert wird, so daß die inneren Organe gegen Krankheiten und Verletzungen gefeit sind. Die wichtigsten Übungen beim Eisenhemd Kung Fu sind die der «Verwandlung der Sehnen und Reinigung des Marks» sowie die der «Sich selbst erneuernden Hormone».

Stufe I:

- Eisenhemd Kung Fu Atmungstechnik;
- Erwecken und Kreisenlassen der inneren Chi-Energie und die Verwurzelung durch Übungen;
- Lenken der inneren Kraft zur Stärkung der Organe;
- Füllen der 12 Sehnen-Kanäle mit Chi;
- Trainieren und Öffnen der Faszien und ihr Anfüllen mit Chi.

Stufe II:

- Reinigen des Marks;
- Verwandlung der Sehnen und Reinigen des Marks;
- Trainieren und Öffnen der Faszien und Anfüllen mit Chi;

- Selbststimulierung der lebenswichtigen Organe;
- Kräftigung der Sehnen und Verschmelzung von Faszien, Sehnen, Knochen und Muskeln zu einer Einheit.

Stufe III:
- Regeneration der Sexualhormone;
- Speicherung der Sexualhormone in Faszien und Sehnen;
- Lenkung der inneren Kraft in die höheren Energiezentren.

Hat man diese drei Stufen des Eisenhemd Chi Kung gemeistert, geht es an die wirkungsvolle Anwendung der durch sie hervorgerufenen Energie. Diese lernt der Schüler in der Technik der «Heilenden Hand».

Die Heilende Hand

a. Buddha-Hand;
b. Pa Kua Hand;
c. Überprüfung der Aura auf schwache Energiefelder;
d. Korrektur und Harmonisierung des Blutkreislaufs, des Lymphsystems, des Nervensystems, des Chi-Strom-Systems;
e. Punktgerichtetes Energie-Übertragen zur Befreiung von Schmerz und Streß.

Übertragung der Kraft zur Öffnung der Energiebahnen

a. Sammeln der Kraft in Handfläche und Finger;
b. Wiederherstellung der Kraft;
c. Entzug der feuchten Krankheit und der kalten Energie.

Adressen

Hauptsitz:

Universal Tao Fulfillment Center
274 Moo 7, Luang Nua, Doi Saket, Chiang Mai,
50220, Thailand
Tel. (++66 53) 49 55 96
Fax (++66 53) 49 58 52
Kostengünstige Faxverbindung nach Thailand:
(++31 20) 5 24 13 74
E-Mail: universaltao@universal-tao.com
oder ip@universal-tao.com
Website: www.universal-tao.com
(Informationen über Kurse und Produkte.
Bestellung von englischsprachigen Büchern,
Audio- und Videokassetten und Postern)
und www.taogarden.com

Tao Garden Health Spa & Resort
E-Mail: info@tao-garden.com sowie
taogarden@gmx.net
Website: www.tao-garden.com

Universal Tao Center Lehrervereinigungen:

Europa:

European Instructors Association (EIA)
c/o Zentrum Waldegg
CH-3823 Wengen
Tel.(++41 33) 8 55 44 22,
Fax (++41 33) 8 55 50 68
E-Mail: info@waldegg.ch
Website: www.waldegg.ch